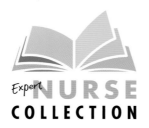

Expert NURSE
COLLECTION

これだけおぼえて安心

人工呼吸ケア

編集

三浦まき

中村綾子

照林社

序　文

　生命維持装置の一つである人工呼吸器は、医療の進歩とともに進化し続けています。使用範囲もICUなどのクリティカル領域から、一般病棟、在宅までと拡大しています。それに伴い、人工呼吸器による事故も増加しています。安全な看護を提供するために、私たち看護師には専門性の高い知識・技術の習得が求められています。

　私は、約30年前に中規模病院の内科病棟に看護職として就職しました。その病棟は呼吸器内科で、喘息の患者さんが多く、季節の変わり目に急変することがありました。新人のときに、初めて人工呼吸器装着患者さんに出会ったことを今でも鮮明に覚えています。当時は、とてつもなく大きな人工呼吸器で驚いたと同時に、どんなしくみなのかまったく理解できなかったことを記憶しています。しかし、先輩看護師はテキパキと取り扱っていたのが印象的でした。そんな姿を見て、私は安全な看護を自分自身が提供するために、人工呼吸器の学習を始めました。正直、難しい本が多く、自己学習には限界がありました。

　人工呼吸器を装着した患者さんは、発声できないことや常時人工呼吸器が装着されていることの苦痛や、1日中ベッドの上で過ごし、1人で日常生活ができないなどさまざまな不安と恐怖を抱えています。ベッドサイドの一番近くにいる私たち看護師が人工呼吸器装着時の患者さんの身体的・精神的状態を理解し、患者さんやご家族が安心した看護ケアが受けられるように、専門職として日々自己研鑽する必要があります。しかし、人工呼吸器にはさまざまな機種や機能があり、本を読むだけでは理解が難しい分野であることも確かです。

　本書では、日ごろから人工呼吸器を管理している医療従事者の方々によって、一般病棟で使用する人工呼吸器について、エビデンスに基づいた医療や看護、リハビリテーション、在宅に向けた家族指導などについて、明日から実践できるようにわかりやすく執筆していただいております。本書が、一般病棟で人工呼吸器装着患者さんのために日々努力されている多くの看護師にとって、適切な看護ケアの一助となれば幸いです。

2023年11月

昭和大学病院 看護部次長

三浦まき

CONTENTS

PART 3 人工呼吸器装着患者マネジメント

装丁・本文デザイン：山崎平太（ヘイタデザイン）　カバーイラスト：pai
本文イラスト：ワタナベモトム、ヨモギ田リョオコ、日の友太、今﨑和広　本文DTP：明昌堂

執筆一覧

| 編著 |

三浦まき　　昭和大学病院 看護部次長、救急看護認定看護師

中村綾子　　昭和大学病院 看護部次長
　　　　　　　昭和大学保健医療学部 講師

| 執筆者（掲載順） |

五十嵐友美　　昭和大学医学部 集中治療医学講座 助教

宮川牧子　　昭和大学病院 臨床工学室 呼吸治療関連専門臨床工学技士

原田　周　　昭和大学病院 5階ICU・CCU 看護師、呼吸療法認定士

染井將行　　昭和大学医学部 集中治療医学講座 助教

髙森修平　　昭和大学病院 臨床工学室 臨床工学技士

宇賀田 圭　　松江赤十字病院 集中治療科 副部長

水流洋平　　昭和大学病院 5階ICU・CCU 係長、集中ケア認定看護師

住永有梨　　昭和大学病院 eICU 係長、急性・重症患者看護専門看護師

境　香織　　昭和大学病院 5階ICU・CCU 看護師

岡本まとか　　昭和大学薬学部 臨床薬学講座 臨床栄養代謝学部門 助教

玉造竜郎　　昭和大学薬学部病院 薬剤学講座 講師

和田麻依子　　昭和大学病院 入院棟11階病棟 係長、慢性呼吸器疾患看護認定看護師

小野寺敦啓　　昭和大学病院 HCU、急性・重症患者看護専門看護師
　　　　　　　　昭和大学保健医療学部 講師

戸室真紀子　　昭和大学病院 6階ICU 看護師長、集中ケア認定看護師

山本友依　　昭和大学病院救命救急センター 係長、救急看護認定看護師

宮里優子　　昭和大学病院 救命救急センター 係長、救急看護認定看護師

篠原大輔　　昭和大学江東豊洲病院 内視鏡室・放射線室・血液浄化センター 看護師長、
　　　　　　　救急看護認定看護師

荒井亮介　　昭和大学病院 入院棟12階病棟 係長
　　　　　　　昭和大学保健医療学部 講師

濵田杏子　　　昭和大学病院 6階ICU 特定行為看護師

本間隆史　　　昭和大学病院 6階ICU 係長

小松﨑 渚　　昭和大学病院 看護部 eICU 係長、集中ケア認定看護師

百石仁美　　　昭和大学江東豊洲病院 8A 病棟 看護師長、クリティカルケア認定看護師
　　　　　　　昭和大学保健医療学部 講師

柴田由美　　　昭和大学歯科病院 歯科衛生室
　　　　　　　昭和大学大学院 保健医療学研究科 講師

山口麻子　　　昭和大学病院 病院歯科 歯科医師
　　　　　　　昭和大学歯学部 全身管理歯科学講座 医科歯科連携診療歯科学部門 講師

中根香織　　　昭和大学病院 5階ICU・CCU、感染症看護専門看護師

路川 　環　　昭和大学藤が丘病院 看護部次長、摂食・嚥下障害看護認定看護師

武田かおり　　昭和大学江東豊洲病院 ICU・CCU 係長、集中ケア認定看護師

室伏美帆　　　昭和大学病院 看護部 係長

山﨑正雄　　　昭和大学病院 褥瘡ケアセンター 係長、皮膚・排泄ケア認定看護師

小林宏栄　　　昭和大学江東豊洲病院 看護部長、皮膚・排泄ケア認定看護師

杉野亜紀　　　昭和大学病院 2階ICU・CCU・SCU、クリティカルケア認定看護師

鈴木康平　　　昭和大学病院 入院棟14階病棟 看護師
　　　　　　　昭和大学保健医療学部 講師

鶴田かおり　　昭和大学江東豊洲病院 リハビリテーション室 理学療法士

松本有祐　　　昭和大学病院 リハビリテーション室 理学療法士

横田裕子　　　昭和大学病院 入院棟11階病棟 看護師

呼吸のしくみ（喉頭気管分離術とは）

| 五十嵐友美 |

呼吸器の構造を理解しよう

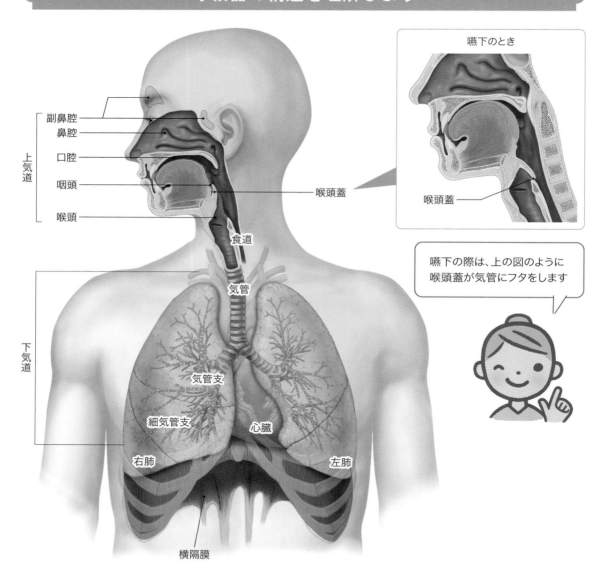

嚥下のとき

喉頭蓋

嚥下の際は、上の図のように
喉頭蓋が気管にフタをします

上気道
- 副鼻腔
- 鼻腔
- 口腔
- 咽頭
- 喉頭

喉頭蓋

食道

気管

下気道
- 気管支
- 細気管支
- 右肺
- 左肺

心臓

横隔膜

　呼吸器は鼻腔、副鼻腔、口腔、咽頭、喉頭、気管、気管支、細気管支、肺胞で構成されます。
　機能的には、ガスの通り道である気道とガス交換（酸素を吸収し二酸化炭素を排出する）の場である肺胞に分けられます。

下気道の構造を理解しよう

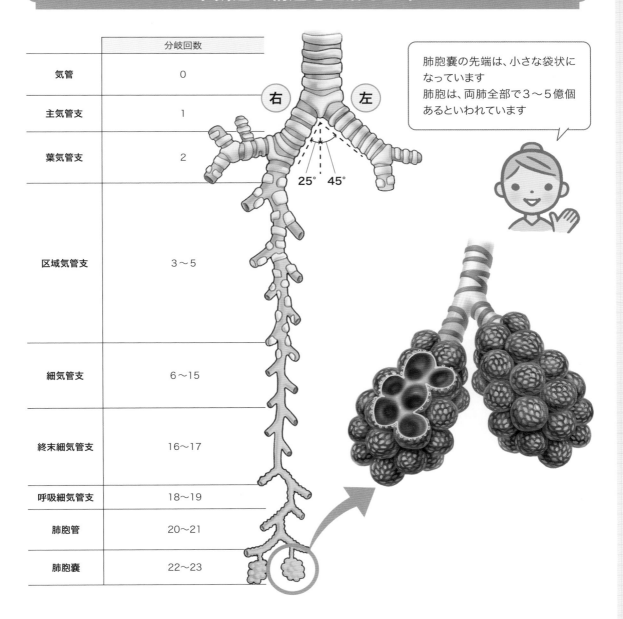

	分岐回数
気管	0
主気管支	1
葉気管支	2
区域気管支	3〜5
細気管支	6〜15
終末細気管支	16〜17
呼吸細気管支	18〜19
肺胞管	20〜21
肺胞嚢	22〜23

右　左

25°　45°

肺胞嚢の先端は、小さな袋状に
なっています
肺胞は、両肺全部で3〜5億個
あるといわれています

　気管は左右の主気管支に分かれ、その後も分岐を
続け、肺胞に到達するまで23回も枝分かれします。
最初の分岐部である**左右主気管支**は、分岐のしかた
が左右対称ではありません。心臓が存在するため、
右主気管支よりも左主気管支のほうが持ち上がって
いて、やや水平に分岐しています。右主気管支は**分
岐の角度**が左主気管支よりも浅いため、異物を誤嚥
した際に右主気管支側に異物が落ち込みやすくなっ
ています。

　また、左右主気管支に分かれた後、次の分岐まで
の距離が左主気管支のほうが長くなっています。下
気道は末梢まで何度も分岐を繰り返すことで、肺胞
の表面積は増大し（両肺で約100m^2＝テニスコート
半分）、効率よくガス交換を行うことができます。ガ
ス交換は肺胞のみで行われ、ガス交換が行われない
場所は**死腔**と呼ばれます。

換気のしくみを理解しよう

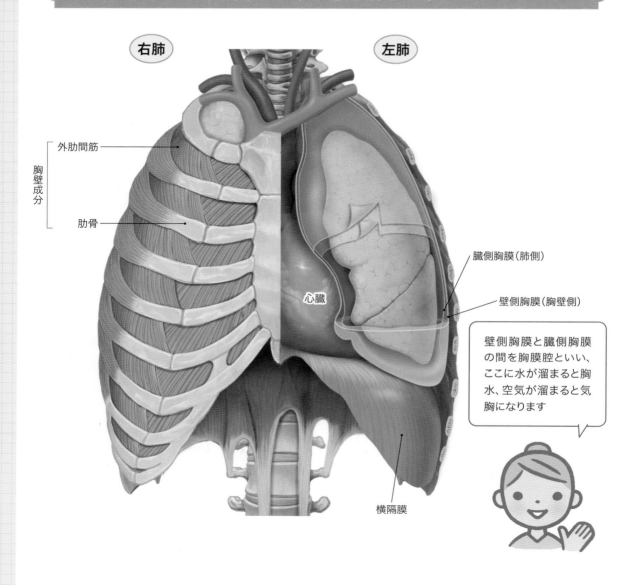

右肺　　左肺

胸壁成分
外肋間筋
肋骨

臓側胸膜（肺側）

壁側胸膜（胸壁側）

心臓

横隔膜

壁側胸膜と臓側胸膜の間を胸膜腔といい、ここに水が溜まると胸水、空気が溜まると気胸になります

　肺は胸郭と呼ばれる空間内にあります。胸郭は胸壁（背骨、肋骨、肋間筋などで構成される）と横隔膜でつくられたスペースで、胸郭内の空間が胸腔です。また、肺は二重の胸膜（胸壁側の壁側胸膜と肺側の臓側胸膜）で覆われていて、二重の胸膜の間にある空間を胸膜腔と呼びます。

　胸腔内は常に大気圧よりも低い圧（陰圧）になっているため、肺はつぶれずに広がった状態を保つことができるのです。胸郭が膨らんだり縮んだりすることで、換気が行われます。

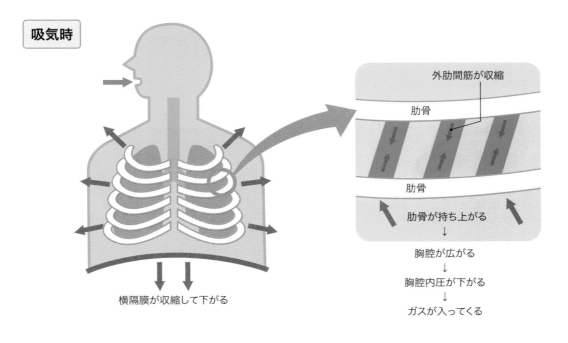

外肋間筋が収縮

肋骨

肋骨

肋骨が持ち上がる

胸腔が広がる
↓
胸腔内圧が下がる
↓
ガスが入ってくる

横隔膜が収縮して下がる

呼気時

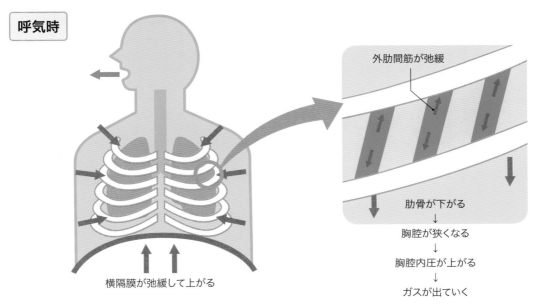

外肋間筋が弛緩

肋骨が下がる
↓
胸腔が狭くなる
↓
胸腔内圧が上がる
↓
ガスが出ていく

横隔膜が弛緩して上がる

　呼吸にかかわる筋肉を総称して「呼吸筋」と呼びます。安静吸気時にかかわる呼吸筋は横隔膜と外肋間筋で、息を吸うときに呼吸筋は収縮します。横隔膜が収縮して尾側に下がり、外肋間筋も収縮して肋骨が持ち上がり、胸郭が拡大します。その結果、胸腔内圧が低下して肺が膨らみガスが流入します。息を吐くときは肺自体の弾性収縮力（元に戻ろうとする力）と、収縮していた横隔膜と外肋間筋が弛緩するこ

とで膨らんだ胸郭が縮小し、胸腔内の陰圧が弱まりガスが排出されます。吸気は能動的な動きですが、呼気は受動的な動きで行われます。
　通常はこのように換気しますが、COPDなど気道抵抗が上昇して胸郭が過膨張する病態では、横隔膜や外肋間筋が伸びてしまうため、効果的に筋肉が縮小できません。そのため胸鎖乳突筋や斜角筋などの呼吸補助筋も使用するようになります。

ガス交換の機序とは？

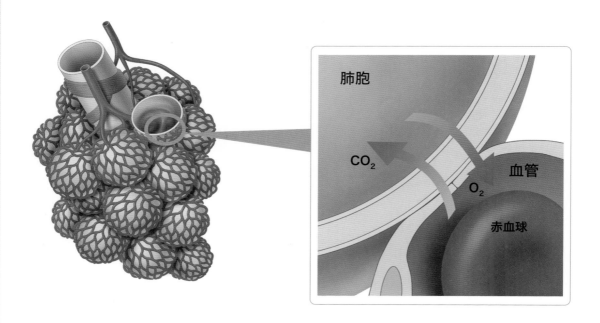

肺胞

CO_2

血管

O_2

赤血球

　ガスが肺胞に到達すると、酸素と二酸化炭素の入れ替えが行われます。肺胞は袋状になっていて、表面は毛細血管で囲まれています。吸い込んだガスは酸素濃度が高く、全身から肺に戻ってきた静脈血は酸素濃度が低いです。ガスと血液は肺胞の細胞壁と毛細血管の細胞壁を隔てて接しており、酸素が濃度の高いほうから低いほうへ拡散し、血液は酸素濃度の高い動脈血になります。二酸化炭素も同じ原理で拡散します。これがガス交換です。

　肺胞はガス交換に非常に有利な構造を持っています。前述のとおり、気管は23回分岐を繰り返すこと

で肺胞の表面積を増大させ、効率よくガス交換の場を広げています。さらに、毛細血管と接している肺胞壁は約0.3μmと非常に薄く、拡散もスムーズです。

　ガスの種類によって拡散速度は異なり、二酸化炭素は酸素の約20倍早く拡散するという特徴があります。肺線維症などで肺胞壁が分厚くなると、酸素は二酸化炭素より影響を受けやすいため拡散が遅くなります。体動時など多くの酸素が必要なときには、拡散が遅いため低酸素になることがあります。

気管切開と喉頭気管分離術の違い

気管切開

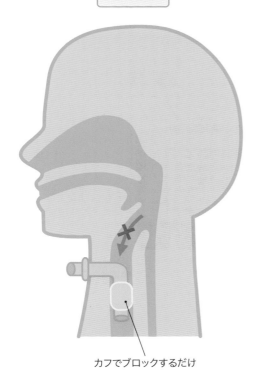

カフでブロックするだけ

喉頭気管分離術

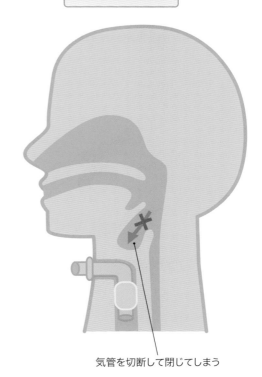

気管を切断して閉じてしまう

気管の後側には食道がありますが、喉頭蓋には嚥下のときに食物が気管側に落ち込まないように、複雑なしくみが備わっています（p.viii参照）。このしくみに異常が起こると、気管側に食物が入ってしまう「誤嚥」が発生します。

嚥下機能が低下した人は自分の分泌物ですら誤嚥してしまうため、気管切開が行われることがあります。気管切開は、気管切開孔という孔を気管に作成して気管切開チューブを挿入します。パイプ部分のカフを膨らますことで誤嚥を防ぎますが、誤嚥を完全に防ぐことはできません。

そのような難治性の誤嚥に対して、誤嚥防止術という手術があります。接している気管と食道を外科的に完全に分離する方法です。誤嚥防止術にはいくつかの術式があり、そのうちの一つに喉頭気管分離術があります。喉頭気管分離術では気管を切断し、頭側の気管は閉じてしまいます。切断した尾側の気管を頸部の皮膚に縫い付けて気管孔をつくります。喉頭気管分離術では誤嚥を確実に防ぐことができます。

〈参考文献〉
1．Drake LR, Vogl AW, Mitchell AWM：秋田恵一訳，グレイ解剖学 原著第4版．エルゼビア・ジャパン，東京，2019：110-155．
2．West JB, Luks AM：桑平一郎訳，ウエスト呼吸生理学入門：正常肺編 第2版．メディカルサイエンスインターナショナル，東京，2017．

人工呼吸器ってどんな構造?

| 宮川牧子 |

人工呼吸器回路(人工鼻 回路)の全体像

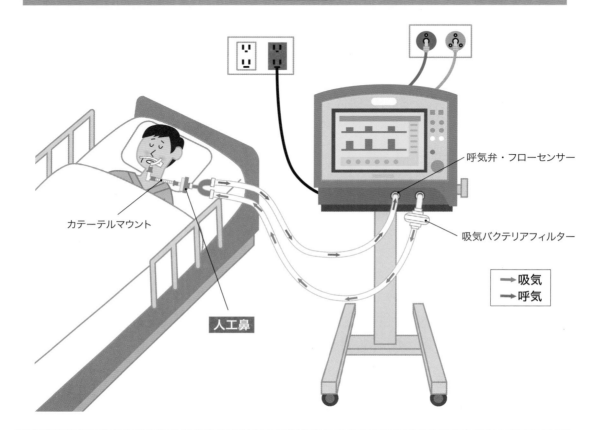

呼気弁・フローセンサー

カテーテルマウント

吸気バクテリアフィルター

人工鼻

→ 吸気
→ 呼気

人工鼻回路の特徴

患者さん自身の呼気に含まれる湿気と熱を再吸入できる構造であり、人工鼻自体に加温加湿機能はない

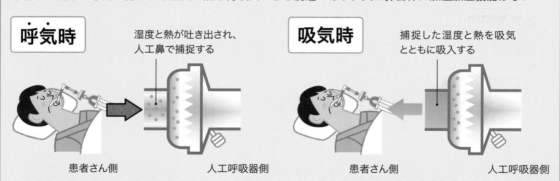

呼気時 湿度と熱が吐き出され、人工鼻で捕捉する

吸気時 捕捉した湿度と熱を吸気とともに吸入する

患者さん側　　　　人工呼吸器側　　　　　患者さん側　　　　人工呼吸器側

人工呼吸器回路（加温加湿器（ウォータートラップなし）回路）の全体像

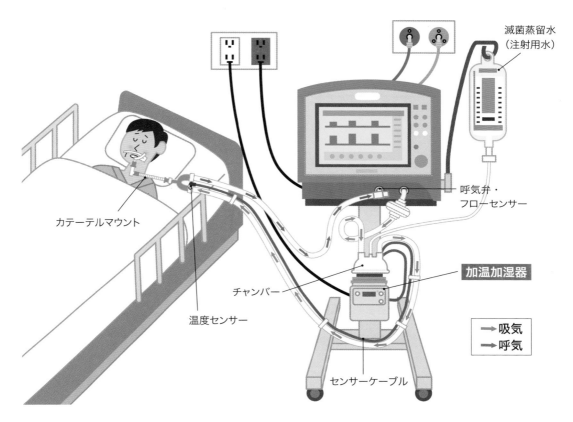

滅菌蒸留水
（注射用水）

呼気弁・
フローセンサー

加温加湿器

カテーテルマウント

チャンバー

温度センサー

→ 吸気
→ 呼気

センサーケーブル

加温加湿器回路（ウォータートラップなし）の特徴

吸気・呼気回路にヒーターが内蔵され、材質も改良されたため水閉塞しないような構造になっている

吸気側回路

回路の外側（冷たい）　　　　冷気

回路の内側（暖かい）　　水蒸気

呼気側回路

水蒸気　　　　　　　水蒸気

回路の外側（冷たい）

水蒸気透過性素材

水蒸気　　　　回路の内側（暖かい）

回路の材質の拡大図

（画像提供：フィッシャー＆パイケルヘルスケア株式会社）

人工呼吸器のしくみとタイプ

あなたの施設の人工呼吸器（搬送用含む）はどのしくみか照らし合わせてみましょう

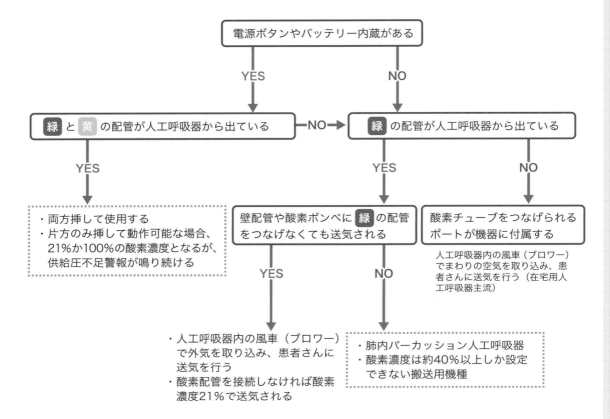

　自施設で使用している人工呼吸器がどのようなタイプであるか知っておくことが必要です。呼吸器本体のバッテリーの有無、バッテリーがあったとしても配管を接続しないと動作しない、など知っておく

ことが安全対策につながります。患者さんに装着する前に回路とテスト肺を使用して確認しておきましょう。

まず知っておこう！
人工呼吸療法と
人工呼吸器

● 人工呼吸療法の概要

人工呼吸療法とは何か

| 原田　周 |

- 人工呼吸療法が必要な状態を大別すると以下の3つとなる
  - ・酸素化が不良な状態（酸素が不足）
  - ・十分な換気量を維持することができない状態（二酸化炭素が貯留）
  - ・呼吸筋が呼吸仕事量を維持することができなくなった状態（呼吸する力が不足）

人工呼吸療法を必要とする患者さんって、どんな患者さん？

人工呼吸器はどのような患者さんに使用しているか、皆さんは見たことがありますか？　集中治療室であれば、心肺停止に至った患者さんや、重症肺炎、急性呼吸窮迫症候群（acute respiratory distress syndrome：ARDS）の患者さんなどに装着されています。一般病棟であれば、重症筋無力症やギラン・バレー症候群などの神経系疾患の患者さんに装着されています。

さまざまな病気をもつ患者さんに使用される人工呼吸器ですが、適応となる状態を考えていきたいと思います。

人工呼吸器を装着する患者さんを理解するには、どのような目的で人工呼吸療法が開始となったのかを考えることが重要です。

「呼吸」とは、生理学的に肺に空気を入れて酸素を血液の中に取り込み、不要となった二酸化炭素は吐き出すことを指します。当然のことですが、人工呼吸療法が適応となる呼吸不全の患者さんは、この呼吸にかかわる要素がうまく機能していない状態です。具体的には、次の3つのパターンに分類できます。

まず、酸素を血液中に取り込むことができなくなってしまった「①酸素化が不良な状態」です。2つ目は、肺に空気を入れることや吐き出すことができず、「②十分な換気量を維持することができない状態」です。この場合、ガス交換がうまくできないため、血液中では二酸化炭素が貯留します。3つ目は、絶え間なく呼吸を行う筋肉に過度な負担が長時間かかることで、「③呼吸筋が呼吸仕事量を維持することができなくなった状態」です。つまり、①酸素が不足している状態、②二酸化炭素が貯留している状態、③呼吸する力が不足している状態とイメージすると理解しやすいです（表1）。

表1 ▶ 人工呼吸療法が適応となる病態と疾患

①酸素が不足	②二酸化炭素が貯留	③呼吸する力が不足
●肺炎 ●間質性肺炎 ●無気肺 ●肺血栓塞栓症 ●肺胞出血 ●心不全による肺水腫 ●ARDS　など	●COPD ●気管支喘息の重症発作 ●脳血管疾患（脳出血、脳梗塞、くも膜下出血など）による意識障害 ●神経筋疾患（重症筋無力症、ギラン・バレー症候群など）による呼吸筋の萎縮など	●低酸素血症を代償するために努力呼吸、頻呼吸（呼吸回数25回/分以上）となった状態 ●呼吸筋の萎縮により十分な換気量を維持できなくなった状態

（文献1、p.25を参考に作成）

人工呼吸器は何をする器械?

1. 酸素が不足している場合

さまざまな疾患や病態により呼吸不全となってしまった患者さんに人工呼吸器を装着しますが、どのようにして患者さんの呼吸を補助してくれるのでしょうか。

まず、酸素の取り込みができなくなった場合は吸入気酸素濃度(fraction of inspiratory oxygen：F_IO_2)を設定し、酸素需要と供給のバランスを調整します。さまざまな病態により大気中の酸素を血液に取り込むことができなくなることに加えて、これを代償しようと呼吸筋の仕事量が増加し、代謝が亢進することによって酸素需要は増加します。血液ガスデータやサチュレーションの推移を観察して、過不足なく人工呼吸器の設定を変更する必要があります。

2. 二酸化炭素が貯留している場合

人工呼吸器により換気量を維持し、二酸化炭素の貯留を是正することができます。その際、患者さんの身長から予測体重を導き出し、適切な換気量を維持できるよう呼吸器条件を変更します。これにより体内に貯留した二酸化炭素を排出していきます。成人の1回換気量は、以下のようにして求めることができます。

成人の安静時における1回換気量
＝予測体重※×6〜8mL/kg
・男性の予測体重：50＋0.91×[身長(cm)−152.4]
・女性の予測体重：45.5＋0.91×[身長(cm)−152.4]

※1回換気量は性別と身長によって規定されるため、予測体重を算定する

慢性閉塞性肺疾患(chronic obstructive pulmonary disease：COPD)や肺気腫などで肺が膨らみにくい、または縮みにくい状態の患者さんや、呼吸筋が麻痺して換気量を維持することが困難な神経系疾患の患者さんの場合、換気量の観察には特に注意する必要があります。

3. 呼吸する力が不足している場合

必要な呼吸仕事量が呼吸筋により維持できなくなると、私たちの呼吸は破綻してしまいます。これは、低酸素血症を代償するために呼吸回数を増やし、呼吸補助筋を使って1回換気量を増やしているにもかかわらず酸素の供給が間に合わない状態などを指します。例えるならば、全力疾走した後の呼吸が長時間続く状態です。どんなに苦しいか、想像に難くないでしょう。

人工呼吸器は、酸素化の改善と換気量の担保を行ったうえで、陽圧換気により呼吸を補助することで、条件次第では呼吸筋を休ませることができます(図1)。

図1 呼吸筋力と呼吸仕事量の関係

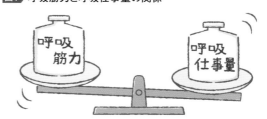

呼吸仕事量と呼吸筋力はバランスが重要

人工呼吸器は患者さんの呼吸を補助する器械

　注意しなければいけないのは、人工呼吸器は疾患を直接治療する機器ではなく、あくまで補助的な機器であることです。例えば、肺炎を治療できるのは人工呼吸器ではなく抗菌薬などの薬剤です。人工呼吸器は自分の力で呼吸をすることができなくなってしまった患者さんに代わって、適切な塩梅で補助する器械です。患者さんにとって呼吸器のサポートが不足していないか、または過剰になっていないかを、バイタルサインや血液ガスデータ、あるいは患者さんからの訴えなども含めて観察と聴取を行い、評価していくことが重要です。

　人工呼吸器を装着することで快適な呼吸ができるというメリットもあれば、デメリットもあります。長期間の人工呼吸器管理による呼吸筋の萎縮や人工呼吸器関連肺炎(ventilator-associated pneumonia：VAP)[1]、人工呼吸器関連肺損傷(ventilator-associated lung injury：VALI)[2]がその一例です。

　患者さんへの苦痛が少ない人工呼吸ケアを提供できるように心がけることが重要です。

〈参考文献〉
1．讃井將満監修, 自治医科大学附属さいたま医療センターRST：これならわかる！　人工呼吸器の使い方〜初期対応から設定，管理，抜管まで〜．ナツメ社，東京，2018：24-28.
2．小谷透監修：ゼロからわかる人工呼吸器ケア．成美堂出版，東京，2017.

＊1【VAP】気管挿管下の人工呼吸器患者に人工呼吸開始48時間以内に新しく生じる肺炎。
＊2【VALI】機械的人工換気に関連する肺胞および末梢気道の損傷。

● 人工呼吸器の概要

人工呼吸器導入の目的

| 染井將行 |

POINT
● 人工呼吸器は、「酸素化」「換気」「呼吸仕事量」に問題があり、状態が回復しない場合に用いられる
● 人工呼吸器によって換気を是正することができるが、長期的な使用にはデメリットが多いため、可能な限り早期に離脱をめざす

人工呼吸器導入の目的 **酸素化の改善・換気の是正・呼吸仕事量の軽減**

1. 人工呼吸器導入の基準

酸素マスクなど通常の酸素療法、さらには高流量鼻カニュラシステム（high flow nasal cannula：HFNC/nasal high flow：NHF）や非侵襲的陽圧換気（non-invasive positive pressure ventilation：NPPV）を行っても「酸素化」「換気」「呼吸仕事量」に問題があり、患者さんの状態が改善しない場合に気管挿管による人工呼吸器が用いられます。また、酸素化が維持されていても高二酸化炭素血症となれば、人工呼吸器の適応となります。

高流量酸素療法としてHFNCが普及しています。HFNCでは30〜50L/分の流量で高濃度酸素の投与が可能で、高流量のため口腔・鼻腔内の死腔に溜まった呼気（二酸化炭素）を洗い流すことができます。しかし、あくまで酸素療法の1つであり、換気補助についての効果はあまり期待できません。そのため、HFNCを行っても低酸素、高二酸化炭素血症が改善しない場合は、人工呼吸器の導入を常に考える必要があります。

一方、NPPVは、人工呼吸器と同様に陽圧換気を行うことができますが、「患者さんが非協力である」「意識が低下している」「排痰困難である」「血行動態不安定である」場合には中止する必要があり、そのような場合には気管挿管による人工呼吸管理を検討します。人工呼吸器は意識レベルや循環動態などの全身状態を考慮しての導入が重要であるとも言えます。

2. SpO₂やPaO₂などの数値だけではなく、総合的な評価が大事

人工呼吸器の開始基準として明確なものは示されていませんが、**表1**に示した開始基準においては、具体的な数値よりも「呼吸仕事量を軽減」させることが重要となります。経皮的動脈血酸素飽和度（arterial oxygen saturation of pulse oximetry：SpO_2）や動脈血酸素分圧（partial pressure of arterial oxygen：PaO_2）が保たれていても、頻呼吸や呼吸様式の異常がある場合には人工呼吸器の適応となる場合があります。酸素や二酸化炭素などの数値ばかりを見てしまいがちですが、呼吸回数や呼吸様式を観察することで異常を早期に発見することができます。

表1 人工呼吸器開始基準

酸素化の障害	● PaO_2≦60mmHg（100%酸素10L/分以上の酸素吸入下） ● SpO_2≦90%（100%酸素10L/分以上の酸素吸入下）
低換気	● $PaCO_2$≧60mmHg（COPDなどの慢性呼吸不全では20mmHg以上の上昇）
理学所見などの異常	● 呼吸回数≧35回/分 ● 呼吸様式の異常（陥没呼吸、鼻翼呼吸、下顎呼吸） ● 高度の呼吸困難 ● 意識レベルの低下（頭蓋内病変など） ● ショック

（文献1より引用）

通常は、肺炎や無気肺などにより1回換気量が低下すると、これを代償するために呼吸回数で補う、つまり頻呼吸になります。頻呼吸を放置すると、その代償機構もやがて破綻して徐呼吸、さらには呼吸停止に陥ります。つまり、頻呼吸を呈するということは、呼吸器系に何らかの異常が生じていることを示すサインです。例えば、SpO_2の値が変化していなくても、呼吸回数が15回/分から35回/分に上昇していれば、呼吸器系に何らかの異常が発生している可能性が高く、早急な対応が必要になります。もちろん、SpO_2などの値も呼吸の異常を検知するための重要な指標です。し

かし、呼吸様式などの理学所見の変化や呼吸仕事量を意識することで、呼吸器系の異常をより早期に発見し、急変を未然に防ぐことができるかもしれません。

呼吸様式は視診で評価可能で、胸部の挙上の程度や呼吸補助筋の使用の有無（胸鎖乳突筋・肋間筋の使用、胸骨上切痕の陥没などの呼吸筋疲労）、呼吸回数などから判断します。SpO_2が維持されていても、頻呼吸などの呼吸様式の異常を認める場合には、人工呼吸器の適応とすべきであると認識することが非常に重要です。

人工呼吸器のサポート　過剰にも過小にもならないよう注意する

人工呼吸管理を導入し、陽圧換気することで呼吸仕事量を軽減し、潰れた肺胞を開くことで換気を是正することができます。しかし、肺に過剰な圧がかかってしまうと人工呼吸器関連肺傷害（ventilator-induced lung injury：VILI）／人工呼吸器関連肺損傷（VALI）を起こし、人工呼吸期間が長引いてしまうだけでなく、生命を脅かす危険もあるので注意が必要です。また、過剰なサポートは横隔膜の筋萎縮を起こすことが知られています。一方で、呼吸のサポートが少なすぎると患者さんの呼吸困難感が増悪するだけでなく、呼吸仕事量・酸素消費量も増加してしまいます。また、患者さんは気管チューブという管を通して呼吸しており、

最低でも気管チューブ分の気道抵抗に対してはサポートが必要です。

人工呼吸器の使用期間が長引けば、人工呼吸器関連肺炎（VAP）や、横隔膜を含めた全身の筋萎縮などの合併症（図1）のリスクが増加します。これらは患者さんの生命を脅かすだけでなく、回復したとしてもその後の社会復帰にまで影響を与える恐れがあるため、人工呼吸管理を始めたら可能な限り早期に離脱をめざす必要があります。

〈引用文献〉
1. 妙中信之：血液ガスから人工呼吸治療へ—人工呼吸が必要になる病態. Clinical Engineering 2004；15（4）：341-347.

図1 人工呼吸器装着に伴う合併症と原因

①人工呼吸器関連肺炎（VAP）

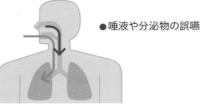

- 人工気道内の細菌の波及
- 唾液や分泌物の誤嚥

③呼吸筋の廃用性萎縮

- 長期装着の場合の筋力低下
- 鎮静薬の長期使用
- ステロイドなど薬剤

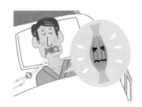

②人工呼吸器関連肺傷害（VILI）／人工呼吸器関連肺損傷（VALI）

肺胞の虚脱と開通の繰り返しに伴う肺胞傷害

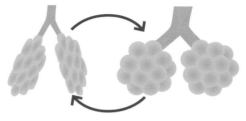

高い最高気道内圧に伴う肺胞の過膨張

- その他、循環動態の変動（心拍出量低下、血圧低下、尿量低下など）も生じる

● 人工呼吸器の概要

人工呼吸器のしくみ

| 宮川牧子 |

POINT ● 人工呼吸器はさまざまな用途で使用されるようになったため、駆動源と呼ばれるガス配管や電源コンセント、呼吸回路の種類について知っておくことが必要である

　一般病棟では、20分程度のCT検査や転室・転院、歩行リハビリテーションなど、患者さんに人工呼吸器を装着させたまま移動することもあると思います。そのため、人工呼吸器の医療ガス配管や電源コンセントを外したときにどのような動きをするのか、事前に知っておくことをお勧めします。患者さんにつなげていないときにテスト肺を使用して動作のチェックを行い、p.xviの「人工呼吸器のしくみとタイプ」を参照して確認してみてください。

人工鼻回路

　人工鼻回路は、麻酔中や搬送用人工呼吸器、手術後の抜管が早く行われると予測される患者さんに使用されます。近年では、新興感染症などによる室内のウイルス浮遊を抑えるために人工鼻回路が推奨されていたことも記憶に新しいです。

　人工鼻は、患者さんから呼出するガスに含まれた熱と湿度を一時的に捕捉し、次の吸気で吸い込めるようにつくられたディスポーザブル製品です。人工鼻自体が加湿機能を有するわけではなく、患者さんの息に含まれる湿度と熱を再吸入できるものです。フィルターの役割も担う(製品が多い)ため、呼出したガスに含まれるウイルスや細菌が、呼吸器ないしは外気に排出されないようにできます。

　ただし、添付文書上の交換頻度(24時間)を守る必要があります。これは、水分が人工鼻のフィルターまで浸透したときにウイルスの除去能力が下がってしまうことや、閉塞因子となって吸気・呼気が安全にできなくなる恐れがあるためです。製品の添付文書に記載されている禁忌事項を確認のうえ、使用しましょう。

1. 人工鼻回路使用時の特徴 (p.xiv参照)
①吸気と呼気につなぐとき、どちらをつないでもよい
　人工呼吸器から送気される吸気ガスは乾燥していま

すが、患者さんの気道に必要な湿度と熱は、人工鼻で捕捉され次の吸気で吸い込むため、人工呼吸器につなぐときは吸気・呼気どちらを接続しても問題ありません。

②呼気終末二酸化炭素分圧(E_tCO_2)の測定
　人工呼吸器装着中の患者さんの気管チューブ・気管切開チューブから呼吸器回路が外れたときにE_tCO_2を測定すると0mmHgになるため、一般病棟でも推奨される安全対策となります。測定部位は、患者さん側ではなく人工鼻を挟んで、人工呼吸器側に接続しましょう。

2. 人工鼻回路の使用禁忌例
● 気道分泌物が粘稠であったり、痰の切れが悪かったり、血性の場合。
● 呼気時の1回換気量が、吸気の70%以下の場合(大きな気管支胸腔瘻や気管チューブカフがない、もしくはカフのエアが十分でない)。
● 体温が32℃以下の場合。
● 自発呼吸の分時換気量が多い場合(10L/分以上)。
● ネブライザーを回路に組み込んで治療している場合。

加温加湿器回路

1. 加温加湿器回路の構造
（加湿器出口から患者さん側）（図1）

①吸気側

加温加湿器回路は、加温加湿器チャンバ（以下チャンバ）でできた蒸気を、回路の内側（もしくは外側に巻かれている）ヒーターワイヤーによって、蒸気のまま気道に湿度や熱を提供する回路です。

②呼気側

患者さんから呼出したガス・湿度は、以下のいずれかの方式で人工呼吸器の呼気弁まで流れ、排出されます。

- 呼気側回路の途中にウォータートラップがある場合、溜まった水を適宜捨てる。
- 呼気側回路にもヒーターが内蔵され、呼出したガスに含まれる水蒸気が、回路外に拡散し、残りは呼気弁から蒸気のまま排出される。

呼気弁が回路に組み込まれている（Ｙ字構造ではない）場合は吸気側だけヒーターワイヤーを温めて、チャンバから温められた蒸気と熱が気道に提供されるため、呼気弁や呼気排出口が布団やタオルで塞がれないように気をつけましょう。

③温度センサーと、ヒーターワイヤー駆動コード

温度センサーでは、回路内の温度を検知し、チャンバを温めるヒータープレートや回路内のヒーターワイヤーと連動します。加温加湿器の種類によっては、チャンバ出口にある温度センサー部分で気流の有無を検知し、ヒーターのON/OFFと連動します。回路内に気流がないときは、患者さんの肺に湿度・熱・ガスが流入されていない可能性がありますので、痰の吸引や設定の検討、回路内の水による閉塞が起きていないか、回路を確認しましょう。

2. 加温加湿器回路使用時の注意点
（p.xv参照）

①加温加湿器の電源の消し忘れ・入れ忘れ

加温加湿器回路の目的は、気道に不可欠な湿度と熱を、吸気ガスとともに供給することです。患者さんが使用しない待機中は、機械の吸気側根元の**バクテリアフィルター**に水蒸気が付着することで目詰まりする可能性があります。このため、加温加湿器の電源を切りましょう。また、電源の入れ忘れにも気をつけましょう。

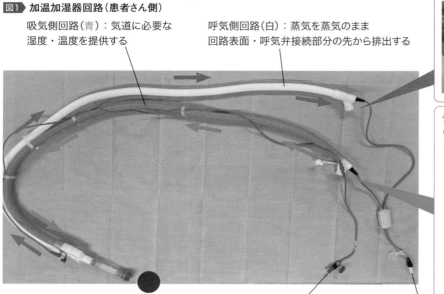

図1 加温加湿器回路（患者さん側）

吸気側回路（青）：気道に必要な
湿度・温度を提供する

呼気側回路（白）：蒸気を蒸気のまま
回路表面・呼気弁接続部分の先から排出する

呼気弁に接続

チャンバ出口に接続
（背面からの図）

患者

温度・気流を常にチェックするセンサー

回路内ヒーターに電気を供給し、水滴発生を防止

②**吸気側でたわんでしまうU字部分は、水が溜まりや すいため加温加湿器側に返す**

　加温加湿器でできた蒸気が、回路の中で蒸気のまま 患者さんの気道まで行くのが望ましいですが、外気に 冷やされて水になってしまうため、回路のセッティン グは加湿器から患者さんまで昇り勾配になることが望 ましいです。

　しかし、患者さんの転落事故防止の観点からベッド の位置が低くなっているため、吸気回路の最も低い位 置に水が溜まりすぎて閉塞していることがあります。 そうすると、患者さんに正しく送気されないため、こ まめにチャンバに返します。また、水が溜まりすぎて いると呼吸回路が揺れることがあり、患者さんの呼吸 と同調できない原因にもなるため確認が大事です。

③**ウォータートラップは下向きになるように回路を設 置する**

　ウォータートラップがある回路を使用する場合は、 回路内で水が正しくウォータートラップに溜まるよう に下向きにしましょう。また、水で閉塞するまで溜ま

らないように、こまめに捨てましょう。ウォータート ラップの水受け部分を外したときは、構造上、回路が リークしないようになります。水受け部分を再接続し たときにずれていると、リークで警報が鳴ってくれる こともありますが、ずれないように気をつけることが 大切です。

3. 加温加湿器回路（器械側）の 自動注水システム（図2）

　加温加湿器のチャンバは滅菌蒸留水（注射用水）を常 に絶やさないようにします。以下の点を確認すること が必要です。
- 患者使用中は電源が入っていること。
- チャンバに適度な水位まで滅菌蒸留水（注射用水）が 入っていること。
- 滅菌蒸留水（注射用水）が自動で滴下されるチャンバ を使用する際は、滅菌蒸留水（注射用水）バッグの残 量を、**毎日定期的に確認すること**。

図2 **自動注水システム**

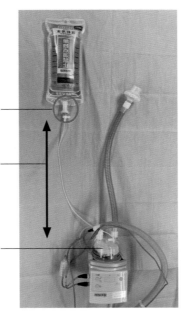

エア抜きキャップ（○）は、添付文書を 確認し開放する必要があるため、チャ ンバに水が注水されることを使用前に 確認する

50cm

加湿器チャンバ内の水が減ると、蒸 留水バッグから落差圧で注水されるし くみ（50cm以上の高低差が必要）

滅菌蒸留水の残量は、勤務交代 時に必ず確認しましょう

人工呼吸器に必要な医療ガス

　人工呼吸器は、病室の壁配管（アウトレット）に差し込んで使用します。酸素濃度100％の純酸素と、酸素濃度21％の圧縮空気が人工呼吸器内部で設定酸素濃度に調整され、吸気側から送気されます。

　緑色は純酸素、黄色は圧縮空気が高圧ガスで流れるため、耐圧ホースとなっています。接続するピンの角度は医療ガスの種類によって決まっています（図3）。

　古い建物等では、酸素配管（緑色）のみしか病室に設備されていない場合があります。空気配管を接続しないと通常駆動できない人工呼吸器を使用する場合、接続可能なコンプレッサーが必要となります。しかし、新興感染症における使用は、コンプレッサー内の汚染があるため避けましょう。当院の一般病棟では酸素配管のみを接続し、空気は人工呼吸器内にある風車（ブロワー）で外装の隙間から取り込み、設定濃度に調整できる人工呼吸器を使用しています。

> **使用上の注意**
>
> 　壁配管に対して耐圧ホースを抜き挿しするときは、患者さんや自分に当たらないよう、両手で操作しましょう。

図3　人工呼吸器に必要な医療ガス

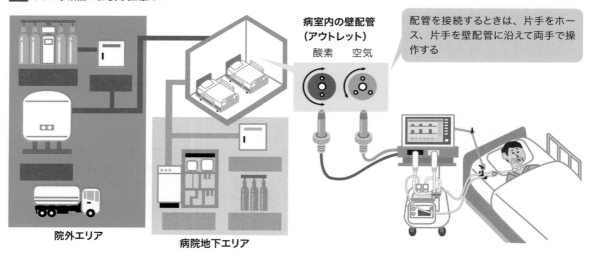

病室内の壁配管
（アウトレット）
酸素　空気

配管を接続するときは、片手をホース、片手を壁配管に沿えて両手で操作する

院外エリア

病院地下エリア

酸素■は、院外のタンクから高圧ガス、かつ酸素濃度100％で病室の壁配管まで供給される。
圧縮空気■は、地下室のコンプレッサーから高圧ガス、かつ酸素濃度21％で病室の壁配管まで供給される。

人工呼吸器の電源コンセント

人工呼吸器本体は生命維持管理装置です。一般病棟では、人工呼吸器の電源コンセントを非常電源に接続しましょう（図4）。

非常電源は、停電が起こってから約40秒以内に電気を供給できるよう自家発電が起動し、電気を供給できる電源です（自家発電機の駆動に必要なオイルが枯渇するまで電気供給が可能）。非常電源のコンセント口は赤色の施設が多いですが、自施設では何色か確認しておきましょう。

> **使用上の注意**
> 非常電源に接続しているテーブルタップ（タコ足配線）の付近に、輸液や吸引で使用する蒸留水が垂れるとコンセント内でショートし、人工呼吸器への電源供給が停止する可能性があります。コンセントの配線状態に注意しましょう。

図4 人工呼吸器に必要な電源

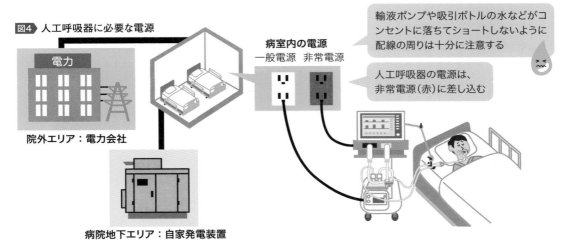

輸液ポンプや吸引ボトルの水などがコンセントに落ちてショートしないように配線の周りは十分に注意する

人工呼吸器の電源は、非常電源（赤）に差し込む

院外エリア：電力会社

病室内の電源 一般電源 非常電源

病院地下エリア：自家発電装置

搬送途中でない限り、未使用時も常に充電しておく。しかし、バッテリーが劣化していると、いざバッテリーで使用開始するときに「バッテリー不良・不足」の警報が鳴る。このため、バッテリー使用可能時間を自施設であらかじめ確認しておくとよい。

加温加湿器の電源コンセント

加温加湿器の電源コンセントを挿す目的は以下の3点です（図5）。
- 蒸留水を温めるヒータープレートの駆動。
- 吸気回路内の熱線ヒーターの駆動、呼気回路内の熱線ヒーターの駆動。
- 吸気回路に接続されている温度センサーと気流検知センサーと電子基盤への駆動源。

加温加湿器の電源コンセントは非常電源への接続でなくてもよいですが、患者使用時の確認が必要です。温度表示がされていること、警報が鳴っていないこと、挿管・マスクモード機能がある場合は、医師の指示と合っているかを確認しましょう。

図5 加温加湿器の電源コンセント

ヒータープレート

熱線ヒーター駆動源

センサー基盤駆動源

気をつけよう！ 回路のトラブル

呼吸器回路におけるトラブルについて、日常で起きやすい注意点を以下に示します。

- 加温加湿器回路も吸気・呼気回路の接続部分の形状は同じなため、人為的に逆に接続される可能性があります。人工呼吸器の吸気側・呼気側に正しい接続がされているか確認しましょう。逆接続の場合は、患者さんに加温加湿されていないことになります（図6）。

- 患者さんと吸気回路の間にあるホース内には熱線ヒーターがないため、外気に冷やされた水蒸気が水となり、閉塞しやすい場所です（図7）。E_tCO_2センサーにも影響が出やすいため、患者さん側に流入させないよう、院内のルールに従って取り除きましょう。

- 人工鼻と加温加湿器の併用は禁忌です（図8）。搬送から病室に戻ったときに、搬送用の人工呼吸器回路から病室用の人工呼吸器回路に切り替えたときに併用が起きやすいため、注意しましょう。

図6 加温加湿器を使用した吸気・呼気回路の接続

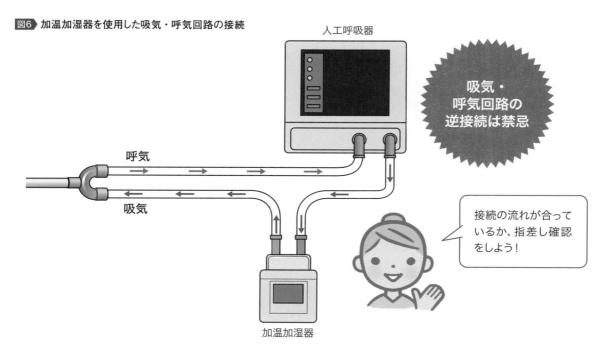

人工呼吸器

吸気・呼気回路の逆接続は禁忌

呼気

吸気

加温加湿器

接続の流れが合っているか、指差し確認をしよう！

図7 外気に冷やされたホース内の水蒸気

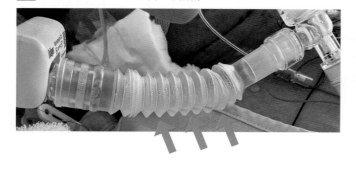

図8 人工鼻と加温加湿器の併用は禁忌

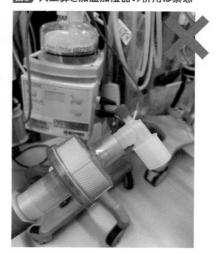

知っておこう！ 用手換気との違い

用手換気で使用するジャクソンリースやバッグバルブマスクは、人工呼吸器のそばに待機させておく必要があります（『人工呼吸器安全使用のための指針』などガイドラインも多数）。酸素濃度や機能、簡便性の違いについて**表1**にまとめます。

ジャクソンリースは壁配管に接続された酸素流量計、もしくはボンベ残圧がある状態の流量計に接続しないと使用できません。また、バッグバルブマスクは、自発呼吸がある患者さんには使用できません。一方、人工呼吸器は、呼吸させるのと同時に圧・流量の測定やグラフィック画面で患者さんの呼吸を可視化したり、測定値の時系列変化やアラームが鳴ったときの履歴などをいつでも確認できるようになっています。

用手換気で患者さんに送気するときは、手で感じる肺の硬さや、肺が膨らんでいく感覚を知れるのは操作者だけになりますが、人工呼吸器では患者さんの呼吸を可視化するため、呼吸状況をその場の医療スタッフで共有することが可能です。

表1 用手換気と人工呼吸器の違い

	換気方式	自発呼吸	駆動源	酸素濃度	呼気時陽圧	電源
ジャクソンリース	用手	可能	酸素流量計	呼気が混ざるがほぼ100%	バルブ付きは少し可能	不要
バッグバルブマスク	用手	不可能	外気	21%	不可能	不要
			酸素流量計	100%	不可能	不要
人工呼吸器	人工呼吸器	設定によって可能	p.10のチャートで確認	機器本体で設定	PEEP[*1]設定	要充電

＊1【PEEP】positive end-expiratory pressure：呼気終末陽圧

● 人工呼吸器の概要

人工呼吸器の種類

| 髙森修平 |

POINT
- 「人工呼吸器」という名のもとに、さまざまな種類の器械がある
- それぞれの特徴をつかみ、ケアに活かす

ひと口に「人工呼吸器」といっても、さまざまな種類があります。ここでは、それぞれの特徴を解説します。

（汎用）人工呼吸器

気管挿管・気管切開の患者さんに対して使用し、呼吸の手助けをします。対象患者さんは、成人はもちろん、最近では小児にも使える装置が多くなっています。

私たちが行う自発呼吸では、筋肉である横隔膜が収縮し下方に動くことで、胸腔内圧が下がり、空気が肺に入り込みます。言わば、勝手に空気が入ってきます。

しかし、人工呼吸器では肺に空気を送り込むため、陽圧の換気です。これは、非生理的な呼吸です。強すぎる圧力は気道や肺に損傷を与えます。また、静脈が心臓に戻ってくる（静脈還流）量が低下し、循環にも影響を及ぼします。

新生児／小児用人工呼吸器

新生児・乳幼児・小児のように、体重が軽い（1回換気量が少ない）患者さんの呼吸管理に特化した人工呼吸器です。

こうした患者さんの自発呼吸は、小さくて弱いものです。これを見逃さない目的で、口元側回路にフローセンサー（または回路内圧測定チューブ）があります。

非侵襲的陽圧換気（NPPV）

自発呼吸があり、この治療に対して受け入れが良好な、意思疎通の図れる患者さんに対して行われる、マスクによる呼吸の手助けです。患者さんがマスクの装着を嫌がってしまうと、この治療は継続できません。

大事なポイントは、マスクサイズと顔面への装着加減（フィッティング）です。

慢性閉塞性肺疾患（COPD）の急性増悪や心原性肺水腫などがよい適応となります。

睡眠時無呼吸症候群（sleep apnea syndrome：SAS）などで使用される持続陽圧呼吸（continuous positive airway pressure：CPAP）療法（次項目）とは、別の治療です。

CPAP療法

睡眠中に塞がってしまう気道を、圧力をかけることによって広げた状態にし、呼吸が止まらないようにすることを目的に行われます。

マスクを装着し、一定の圧力をかけるだけの装置です。その圧力を自動で調整する装置もあります。

睡眠時無呼吸症候群の患者さんが、自身で装着して就寝することが多いです。

可搬型（搬送用）人工呼吸器

病棟で人工呼吸器装着中の患者さんが、検査や治療のために移動するときや、転棟・転院搬送などで使用される小型の人工呼吸器です。移動する際は酸素ボンベが必要です。また、回路構成はシンプルになっており、多くは人工鼻回路を使用します。

病棟で使用している人工呼吸器とこの可搬型人工呼吸器を替える際にインシデント（間違って人工鼻と加温加湿器を併用してしまうなど）が起こりやすいため、装置の電源やガス配管、呼吸回路構成、酸素ボンベ残圧などを確認することが大切です。

MRI対応人工呼吸器

磁気共鳴断層撮影(magnetic resonance imaging：MRI)室には一般の人工呼吸器は持ち込めません。酸素ボンベも持ち込んではいけません。

そこでMRI専用に設計された装置が、この人工呼吸器です。ガス配管は壁のアウトレットに差します。

繰り返しますが、これは「MRI対応なので、持ち込める人工呼吸器」です。一般の人工呼吸器や酸素ボンベはMRI室に持ち込んではいけません。

在宅人工呼吸器

自宅や療養型の施設に入所している患者さんが使用しています。

装置の多くはガス配管がなく外気を利用して送気するため、酸素を付加する際は酸素濃縮器や酸素流量計から酸素チューブを機械に、もしくは回路に接続して投与します。厳密な酸素濃度の設定はできません。呼吸回路はディスポーザブル（単回使用）回路の場合もあ

りますし、リユーザブル（再使用可能）回路の場合もあります。

加温加湿器を使用している場合、加湿用の水は病院のように自動給水タイプではなく、継ぎ足しタイプが多いです。

このように、在宅人工呼吸器は病棟で使われる人工呼吸器と異なる点が多くあります。

用手換気

1. ジャクソンリース回路

　ペラペラな材質のバッグに酸素を流し込んでこのバッグを膨らませます。膨らんだバッグを手で押し潰すことで酸素を患者さんに送り、このときの手応えで送り先である気道の分泌物や肺のやわらかさを手で感じ取ることができます。

　ガス供給がないとバッグが膨らまないため、移動時に使用する際は酸素ボンベ残圧の確認が大切です。

2. バッグバルブマスク

　手で押し潰しても膨らんだ形状に戻るような、硬さがあるバッグが特徴です。

　このバッグに酸素を流し込んで手で押し潰せば、高濃度酸素を患者さんに送ることもできますし、災害など何らかのトラブルで酸素が使えない場面でも、空気を送ることができます。

体外式膜型人工肺

　肺の傷害が重篤な場合、人工呼吸器の助けを受けても肺胞でのガス交換がほぼ機能しなくなってしまい、図1のように、酸素化がなされず、また、二酸化炭素を多く含んだ血液が全身に送られてしまいます。人工呼吸器での手助けは限界です。

　そのようなときに「体外式膜型人工肺(extracorporeal membrane oxygenation：ECMO)」の使用が検討されます。血液を体外に取り出して人工肺と呼ばれるものでガス交換を行ったのち、血液を患者さんに送り戻します。

　呼吸を補助する目的で使用されるこのECMOは、静脈(vein)の血管から血液を取り出して、静脈(vein)の血管に血液を戻すので、V-V ECMOと呼ばれます(このほかに、循環を補助する目的で、静脈〈vein〉から脱血し動脈〈artery〉に送血するV-A ECMOもあります)。

　患者さんの肺が機能しなくても、体外に取り出した血液に対して人工肺で直接ガス交換を行うことで図2のように「酸素化がなされ二酸化炭素を減じた血液」が全身に流れることになります。

図1 人工呼吸器を使用してもガス交換が不十分な肺胞

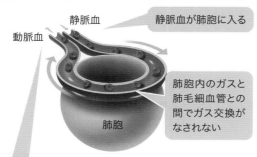

静脈血
動脈血
静脈血が肺胞に入る
肺胞内のガスと肺毛細血管との間でガス交換がなされない
肺胞
本来は行われるはずの動脈血化がなされないまま肺胞を出て行ってしまう

図2 V-V ECMOを使用し、ガス交換がなされた肺胞

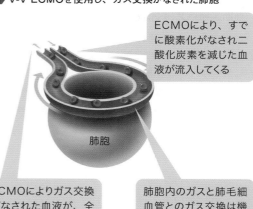

ECMOにより、すでに酸素化がなされ二酸化炭素を減じた血液が流入してくる
肺胞
ECMOによりガス交換がなされた血液が、全身へ向かって出て行く
肺胞内のガスと肺毛細血管とのガス交換は機能していない

● 換気モード

3つの基本換気モード

| 宇賀田 圭 |

POINT

● 人工呼吸器には「強制換気」「補助換気」という換気方法があり、これらを組み合わせて換気設定(モード)として用いられている
● 人工呼吸器には「人工呼吸器関連肺傷害」「人工呼吸器非同調」という合併症があり、これらを減らすため、各モードに応じた観察ポイントを理解しておくことが重要である

これだけ覚えよう! 基本となる3つのモード

　人工呼吸器は、どのようなしくみで呼吸をサポートするのでしょうか。ここでは、人工呼吸器を管理するうえで最も基本となる設定について確認していきましょう。

　人工呼吸器の換気方法は、強制換気と補助換気の2つに分けられます(図1)。それぞれに対する設定2つと、強制換気と補助換気を合わせた設定を加えたものが、図2に述べる基本となる3つの換気設定(モード)として用いられています。

1. 補助調節換気 (A/C、図2-①[1])

　補助調節換気(assist control ventilation:A/C)は、自発呼吸がない、あるいは弱い患者さんに対して使用されます。

　患者さんに自発呼吸がなければ、設定された呼吸パターン(呼吸数、1回換気量、吸気時間)の呼吸を行います(controlを訳して調節呼吸)。自発呼吸があれば、患者さんが息を吸うタイミングに合わせて人工呼吸器の補助が入り、後は設定した通りのパターンで呼吸を行います(assistを訳して補助呼吸)。

　自発呼吸の有無にかかわらず呼吸パターンが一定となるため、3つのモードのなかで呼吸仕事量が最も少なくなります。

図1 人工呼吸器の換気方法

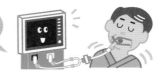

強制換気

任せて!

● 設定した換気量や圧、吸気時間で呼吸が行われる器械呼吸
● 自発呼吸がない患者さんにも使用可能
● 量規定換気で1回換気量を、圧規定換気で吸気圧を設定する(p.19)

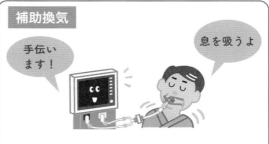

補助換気

手伝います!　　息を吸うよ

● 人工呼吸器のサポートが加わった自発呼吸
● 自発呼吸がある患者さんのみに使用可能

図2　人工呼吸器の換気設定（モード）

①補助調節換気：A/C（従量式の場合）の気道内圧の変化

強制換気

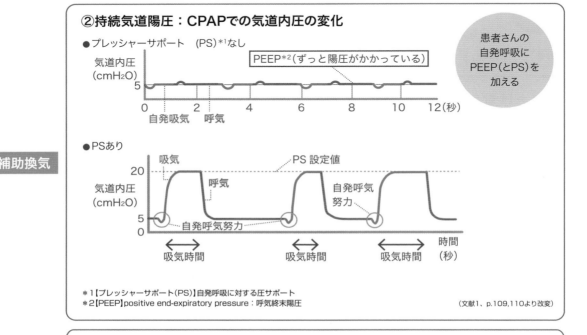

気道内圧
（cmH₂O）

吸気　呼気　自発呼吸なし　自発呼気努力を感知（自発呼吸）

調節呼吸（Control）　　補助呼吸（Assist）

自発呼吸があってもなくても、呼吸パターンが一定

（文献1、p.107より改変）

②持続気道陽圧：CPAPでの気道内圧の変化

補助換気

●プレッシャーサポート（PS）*¹なし

気道内圧（cmH₂O）

PEEP*²（ずっと陽圧がかかっている）

自発吸気　呼気

●PSあり

気道内圧（cmH₂O）

吸気　呼気　PS設定値　自発呼気努力　自発呼気努力

吸気時間　吸気時間　吸気時間　時間（秒）

患者さんの自発呼吸にPEEP（とPS）を加える

*1【プレッシャーサポート（PS）】自発呼吸に対する圧サポート
*2【PEEP】positive end-expiratory pressure：呼気終末陽圧

（文献1、p.109,110より改変）

③同期式間欠的強制換気：SIMVでの気道内圧の変化

強制換気
補助換気

●PSなし

気道内圧（cmH₂O）

強制換気　呼気　自発呼吸　強制換気　自発呼吸
吸気　自発吸気　自発吸気なし

自発呼吸が設定回数を超えると、強制換気の間に補助換気が入る

●PSあり

気道内圧（cmH₂O）

強制換気　自発呼吸＋PS　強制換気　自発呼吸＋PS
呼気　　　PS設定値
吸気　自発吸気　自発吸気　自発吸気なし　自発吸気

自発呼吸があると、PSが加わる

（文献1、p.108より改変）

2. 持続気道陽圧 (CPAP、図2-②[1])

持続気道陽圧（CPAP）は、自発呼吸が十分にある患者さんや呼吸器の離脱に向かう患者さんに用いられます。完全に自発呼吸であり、人工呼吸器と患者さんの同調性が最もよい設定です。

患者さんの自発呼吸に呼気終末陽圧（positive end-expiratory pressure：PEEP。息を吐くときに、陽圧をかけて肺胞虚脱や気道閉塞を防ぐ。後述）を加えただけの設定であり、気管チューブを介して行う呼吸は、ストローをくわえて息をするようなもので苦しい（＝呼吸仕事量が増大してしまう）ため、通常はプレッシャーサポート（pressure support：PS）を加えて自発呼吸を補助するのが一般的です。

3. 同期式間欠的強制換気

（SIMV、図2-③[1]）

同期式間欠的強制換気（synchronized inter-mittent mandatory ventilation：SIMV）は、「強制換気」と「補助換気」の2種類を合わせたモードです。自発呼吸の回数が設定した呼吸数と同じか、それより少ない場合は「強制換気」となり、自発呼吸の回数が多くなると「強制換気」の間に自発呼吸が入ります。自発呼吸にはCPAP同様にPSを加えるのが一般的です（補助換気）。

以前はよく使用されていましたが、呼吸パターンが一定ではないことから呼吸仕事量が増え、人工呼吸器との非同調が増加し[2]、人工呼吸器離脱までの期間が延びる[3]ことが示されたため、現在は人工呼吸器を離脱するときにSIMVを使用することはほとんどありません。

強制換気における換気様式 「量規定換気」と「圧規定換気」

強制換気では、1回換気における換気様式を決めます。換気様式には、量規定換気と圧規定換気があります。どちらがよいというのはなく、患者さんの状態や管理する条件により選択します。

1. 量規定換気 (VCV)

量規定換気（volume control ventilation：VCV）は、目標となる「1回換気量」を設定します。量規定換気では、換気量が保証される反面、痰や喘息、線維化した硬い肺の場合、換気量を得るためにより強い圧力をかけてガスを押し込むため、気道内圧が上昇し肺損傷を起こす恐れがあります。

逆に言えば、量規定換気における気道内圧の急な上昇は、何らかの気道トラブルを発見する手がかりとなります。

2. 圧規定換気 (PCV)

圧規定換気（pressure control ventilation：PCV）は、「どれだけの圧でガスを肺へ送るか＝吸気圧」を設定し、間接的に1回換気量を調節するものです。圧規定換気では、気道内圧が一定に保たれるため肺の過膨張による肺損傷のリスクが少なく、肺にやさしい設定といえます。呼吸不全では圧規定換気が好まれます。

一方で、肺の硬さや気道抵抗に応じて換気量が変わってしまうため、換気量が減り、酸素化が不良となる恐れがあります。それを防ぐため、アラームを適切に設定して換気量をモニターする必要があります。

以上が基本となる3つの換気モードと換気様式の設定です。今担当している患者さんの設定がどれに該当するかわかりますか？　実際は、各メーカーによりモードの名称が異なるため混乱しがちですが、代表的なメーカーのモードの名称を列記したので参考にしてください（表1）[4]。

> 量規定換気は気道内圧の変化、
> 圧規定換気は換気量に
> 注意しましょう

表1 主なメーカーによるモードの名称の違い

メーカー名		ドレーゲル	コヴィディエン	ハミルトン	マッケ
設定（モード）	換気様式				
A/C	VCV	IPPV assist	VC-A/C	CMV（+）	VC
	PCV	BIPAP assist	PC-A/C	PCV（+）	PC
SIMV	VCV	SIMV	VC-SIMV	SIMV（+）	VC-SIMV
	PCV	BIPAP	PC-SIMV	PSIMV（+）	PC-SIMV
CPAP	PSV	CRAP/ASB	SPONT	SPONT	CPAP-PS

【IPPV】intermittent positive pressure ventilation：間欠的陽圧換気
【BIPAP】biphasic positive airway pressure：二相性気道陽圧
【ASB】asissted spontaneous breathing：自発補助呼吸
【VC】volumu control：量規定

【PC】pressure contorol：圧規定
【SPONT】spontaneous：自発呼吸

（文献4を参考に作成）

「酸素化」と「換気」のために設定すべきその他の項目

呼吸の主な役割は何でしょう。それはズバリ、「酸素化」と「換気」です。これらにかかわる具体的な項目をみてみましょう。

酸素化にかかわる設定項目として、PEEPと吸入気酸素濃度（F_IO_2）があり、SpO_2、血液ガス分析のPaO_2で評価します。もちろんチアノーゼなど、患者さんの観察も必須です。換気にかかわる設定項目としては、1回換気量、吸気圧、PS、呼吸回数があり、呼気CO_2モニター、血液ガスのpH、$PaCO_2$で評価します。

1. 酸素化にかかわる設定項目

1）PEEP（呼気終末陽圧）

PEEPとは、息を吐くときに肺胞の虚脱を防ぐための圧設定で、5〜10cmH_2Oが目安です。肺胞が虚脱すると、ガス交換ができる肺胞が少なくなり酸素化が低下します。そのため、何らかの理由がない限りは、最低限のPEEPは設定しておくべきでしょう。

病棟では少ないと思われますが、急性呼吸窮迫症候群（ARDS）や心不全などでは、10〜15cmH_2Oと高いPEEPを必要とする場合があります。高いPEEPでは、胸腔内圧の上昇により静脈還流が減少するため、血圧低下に注意が必要です。

2）F_IO_2（吸入気酸素濃度）

F_IO_2は、人工呼吸器が送るガスにどの程度の酸素が含まれているかを表します。大気中の酸素濃度は21

%なので、「$F_IO_2＝0.21$」と表します。100％の純酸素は「$F_IO_2＝1.0$」です。

酸素は生命に必要不可欠ですが必ずしも無害ではなく、過量投与は肺の線維化や吸気性無気肺などを引き起こす恐れがあります。したがって、必要最低限の投与が基本です。F_IO_2は60％以下の設定が推奨されており、目標SpO_2は90％台半ばであれば十分です。

2. 換気にかかわる設定項目

1）1回換気量

強制換気の圧規定換気で設定します。

これまでは1回換気量の設定は6〜10mL/kgというのが一般的でした。しかし、1回換気量が大きくなると肺傷害を起こす頻度が高くなることがわかってきて、現在は6〜8mL/kg（体重が50kgなら300〜400mL）が推奨されています。ちなみに、ここでいう体重は予測体重*3のことですので、注意してください。

2）吸気圧

強制換気の量規定換気で設定します。目安は、5〜15cmH_2Oです。

6〜8mL/kgの1回換気量が得られるように調節します。機種によりPEEPに上乗せする圧（＝above PEEP）を設定するのか、PEEPを含めた圧（＝最高気道内圧）を設定するのか異なる場合がありますので注意してください。

*3【予測体重】男性：50.0+0.91×（身長−152.4cm）
女性：45.5+0.91×（身長−152.4cm）

図3 換気設定確認の流れ

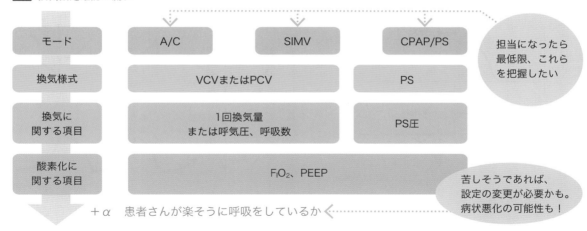

モード	A/C	SIMV	CPAP/PS	担当になったら最低限、これらを把握したい
換気様式	VCVまたはPCV		PS	
換気に関する項目	1回換気量または呼気圧、呼吸数		PS圧	
酸素化に関する項目	F_IO_2、PEEP			苦しそうであれば、設定の変更が必要かも。病状悪化の可能性も！

＋α　患者さんが楽そうに呼吸をしているか

3）プレッシャーサポート（PS）

補助換気であるCPAPで設定します。目安は、5〜15cmH$_2$Oです。

自発呼吸を感知して息を吸うのをサポートすることで、呼吸仕事量を減らします。人工呼吸器の離脱の方法として、このプレッシャーサポートを徐々に下げていく方法が一般的です。

4）呼吸数

呼吸数は、人工呼吸器が1分間で強制的に患者さんへガスを送り込む回数です。目安は、8〜15回/分で

す。A/C、SIMVで設定します。自発呼吸数が少ない場合でも、最低限設定しただけの換気回数が保証されます。

以上が人工呼吸器の最も基本的な設定項目です。患者さんを受け持った際の設定確認の流れを**図3**に示しますので、参考にしてください。これ以外にも、トリガー、吸気時間、吸気：呼気時間比（I：E比）[*4]などの設定項目がありますが、これらはデフォルト（初期設定）のままでも大きく問題になりませんので、ここでは割愛します。

*4【I：E比】inspiratory-expiratory ratio

モード別 知っておきたい観察ポイント

人工呼吸器の目的は、患者さんの呼吸（酸素化、換気）をサポートすることです。しかし、人工呼吸器が呼吸・肺を悪くしてしまう危険性もあるのです。人工呼吸器による合併症は大きく分けて**表2**の2つです。

これらの合併症を減らすために、各モードに応じた観察ポイントを理解しておくことが重要となります。

では、具体的に何を観察するのでしょうか。

ポイントは、基本的な人工呼吸器設定に対応した観察項目、患者さんの**呼吸状態**、そして**グラフィック**（人工呼吸器の波形）です。グラフィックは別項目（p.32〜）に譲り、ここでは基本的な3つのモードであるA/C、CPAP/PS、SIMVの観察項目について説明します。

表2 人工呼吸器による合併症

A. 人工呼吸器関連肺傷害
- 人工呼吸器による肺への過剰な圧や肺の過膨張による損傷の総称

B. 人工呼吸器非同調
- 患者さんの呼吸と人工呼吸器がうまく合わないこと
- 呼吸仕事量増加の原因となる

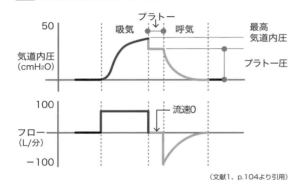

図4 最高気道内圧とプラトー圧

(文献1、p.104より引用)

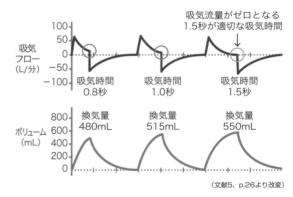

図5 PCVにおける吸気時間と1回換気量の関係

(文献5、p.26より改変)

1. A/C（VCV、PCV）での観察項目

　強制換気であるA/Cには、前述のとおり1回換気量を設定するVCVと吸気圧を設定するPCVがあります。

1）VCV-A/C

　VCV-A/Cでは、あらかじめ設定した1回換気量を送るため換気量は一定になりますが、その換気量を達成するためにどれだけの圧が必要かは患者さんの状態によって変化します。モニタリングすべき圧には、最高気道内圧とプラトー圧があります（図4）。

　最高気道内圧は気道抵抗により生じる圧で、痰などの分泌物や喘息など気道抵抗が増える病態で上昇します。逆に患者さんの吸気努力が強い場合は、吸気流量や換気量不足によって最高気道内圧は低下するため、低くても安心はできません。

　プラトー圧は吸気相でフロー（流量）がゼロになる時間に平衡状態となった圧力で、直接肺胞にかかる圧力を意味します。肺の線維化や肺水腫など、肺の膨らみが悪くなる（コンプライアンスが低下する）病態で上昇します。ARDSの管理では、プラトー圧を30cmH$_2$O以下に抑えることが推奨されています。

2）PCV-A/C

　PCV-A/Cでは、設定した吸気圧によりどのくらいの換気量となるかが患者さんの状態により変化するため、1回換気量をモニタリングします。

　PCVの吸気時間は、吸気流量がゼロとなる時間を設定します（図5）。そのため、基本的には「最高気道内圧＝プラトー圧」となります。吸気流量がゼロにならない場合、肺の中で設定圧に達していない部分があることを示唆しており、吸気時間を増やすことで1回

表3 A/C（VCV、PCV）での観察項目

VCV-A/C	PCV-A/C
● 最高気道内圧	● 1回換気量
● プラトー圧	● 吸気時間
● 吸気流量	● 人工呼吸器との同調性
● 人工呼吸器との同調性	

換気量が増加します。

　自発呼吸がある場合は、吸気時間が同調性に影響します。非同調が疑われる場合、患者さんが求める吸気時間と設定した吸気時間が乖離しすぎていないかを確認します。自発呼吸が安定している場合はCPAP/PSへの変更も検討します。

　A/C（VCV、PCV）での観察項目を表3にまとめました。

2. CPAP/PSでの観察項目 （表4）

　CPAP/PSは自発呼吸を前提としたモードであるため、自発呼吸の程度により1回換気量や呼吸回数は変動します。そのため呼吸回数は許容範囲か、目標の1回換気量になっているかをモニタリングします。

　呼吸回数が多い場合は痛みや不快感がないか、PSが低すぎないかを確認します。

　呼吸回数が少なく、無呼吸アラームやバックアップ換気が入る場合は、鎮静・鎮痛薬が多すぎないかを確認し、強制換気に戻すことも検討します。呼吸努力が強くなっている場合や頻脈・高血圧・冷汗などの交感神経の症状は、呼吸仕事量の増加を意味します。原因は鎮静・鎮痛薬が不十分、PSが不十分、呼吸筋疲労、病態の増悪などさまざまです。

　吸気努力が強いために1回換気量が多い場合、PSを

表4 CPAP/PSでの観察項目

- 1回換気量
- 無呼吸アラーム、バックアップ換気
- 呼吸回数
- 努力呼吸の有無
- 交感神経症状

表5 SIMV/PSでの観察項目

※自発呼吸がない場合
- A/Cに準じる

※自発呼吸がある場合
- PSの有無
- PSのサポート圧
- A/Cの補助呼吸に関する観察
  → (VCVの場合) 吸気流量
  → (PCVの場合) 吸気時間

表6 auto-PEEPの対応

- 呼気時間を伸ばす
- 呼吸回数を下げる
- 1回換気量を下げる
- PEEPを増やす
  (息を吐き切る前に気道が狭窄するのを防ぐ)

図6 auto-PEEPのメカニズム

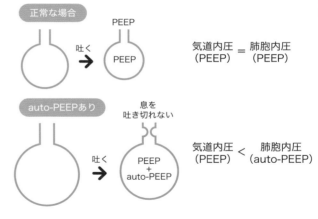

正常な場合

気道内圧 ＝ 肺胞内圧
(PEEP) (PEEP)

auto-PEEPあり

息を吐き切れない

気道内圧 ＜ 肺胞内圧
(PEEP) (auto-PEEP)

(文献6、p.196を参考に作成)

図7 auto-PEEP (内因性PEEP) を疑うポイント

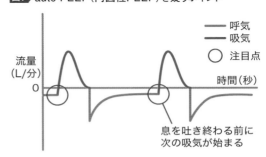

― 呼気
― 吸気
○ 注目点

流量 (L/分)

時間(秒)

息を吐き終わる前に次の吸気が始まる

(文献1、p.117より改変)

下げるとむしろ呼吸仕事量を増やすことになるため、鎮静・鎮痛薬を増やす相談などを医師にすることが望ましいです。

3. SIMV/PSでの観察項目 (表5)

SIMVはA/CとCPAP/PSを兼ねているため、観察項目も上記を合わせたものとなります。

自発呼吸がない場合はすべて強制換気となりA/Cと同じですが、自発呼吸がある場合は強制換気、A/Cの補助呼吸、CPAP/PSの自発呼吸(＋PS)が混在することになります。前述のように急性期管理ではほとんど使用しませんが、使用する現場もあるかもしれません。

観察において重要なことは、呼吸仕事量が少なくなるように意識することです。例えば、自発呼吸の際にPSの圧が十分に付与されていなければ、患者さんの呼吸仕事量は増加することになります。

補助呼吸においては、VCVでは吸気流量、PCVでは吸気時間が患者さんの求めるそれに見合わない場合、非同調から呼吸仕事量を増やす原因となります。

4. 各モードに共通の観察項目

1) auto-PEEP (内因性PEEP)

慢性閉塞性肺疾患 (COPD) や喘息などで気道抵抗が上昇すると、息を吐き出しにくくなります。完全に息を吐き出す前に呼気が終わり、肺の中に余分な空気が残ることを空気とらえこみ (air trapping) といいます。

本来、息を吐ききった後の肺の中の圧は大気圧 (人工呼吸器を使っている場合にはPEEP) と等しくなりますが、余分な空気があり肺が完全に縮みきらない状態では、大気圧 (人工呼吸ではPEEP) よりも高い状態になります。このように、呼気終末に肺にかかっている余分な圧のことをauto-PEEP (内因性PEEP) と呼びます (図6)。auto-PEEPは肺の過膨張による肺傷害やミストリガーによる人工呼吸器非同調を引き起こし、胸腔内圧上昇により血圧を低下させることもあります。グラフィックで呼気のフローがゼロに戻っていない場合、auto-PEEPを疑います (図7)。主な対応を表6にまとめます。

2)トリガーによる非同調

　トリガーは人工呼吸器の同調性に大きく寄与するポイントです。吸気努力があるのに人工呼吸器が感知しないミストリガー、吸気努力がないのにあると勘違いするオートトリガーなどいくつかの種類があり、その原因もさまざまです。

　トリガーについては、大きなテーマであることから次稿に譲ります（p.25〜）。

　人工呼吸器設定は患者さんの呼吸をサポートするためのものです。設定が確認できたら患者さんの呼吸をよく観察してみてください。楽そうに呼吸をしていますか？　苦しそうな呼吸であれば、設定の変更が必要かもしれません。病状が変化しているかもしれません。その気づきこそ、人工呼吸器の設定を学ぶ意味です。本稿がみなさんのケアに少しでも貢献できることを願っています。

〈引用文献〉
1. 讃井將満監修，自治医科大学附属さいたま医療センターRST：これならわかる！ 人工呼吸器の使い方〜初期対応から設定，管理，抜管まで〜. ナツメ社，東京，2018.
2. Robinson BR, Blakeman TC, Toth P, et al：Patient-ventilator asynchrony in a traumatically injured population. Respir Care 2013；58(11)：1847-1855.
3. Esteban A, Frutos F, Tobin MJ, et al：A comparison of four methods of weaning patients from mechanical ventilation. Spanish Lung Failure Collaborative Group. N Engl J Med 1995；332(6)：345-350.
4. 日本集中治療教育研究会：JSEPTIC CE教材シリーズ 基本的な呼吸器モード.
http://www.jseptic.com/ce_material/update/ce_material_10.pdf（2023.10.31アクセス）
5. 石井宣大：各モードの観察ポイントは？. 道又元裕編，新 人工呼吸のすべてがわかる本. 照林社，東京，2014.
6. 田中竜馬：Dr. 竜馬の病態で考える人工呼吸管理 人工呼吸器設定の根拠を病態から理解し，ケーススタディで実践力をアップ！. 羊土社，東京，2014.

〈参考文献〉
1. 小谷透監修：ゼロからわかる人工呼吸器ケア. 成美堂出版，東京，2017.

● 換気モード

トリガーとは何か

| 髙森修平 |

POINT
● トリガーは、患者さんの吸気を人工呼吸器が感知することである
● 感知する設定値は"鈍感すぎず、敏感すぎない"よう、目と耳を使った患者さんの観察が大切である

現在、トリガーの種類には主に**フロートリガー**と**圧トリガー**があります。

ほかにも工夫を凝らした機種がありますが、ここで は一般病棟で使うことが多いフロートリガーについて 解説します。

「トリガー」「フロー」とは

機械である人工呼吸器が、患者さんの吸ったタイミング(吸気)を「あっ、これは自発呼吸だ」と認識することを「トリガー」といいます。

では、ここで取り上げるフロートリガーの「フロー」 とは何でしょうか。「フロー」は、日本語では"流量"が 一番しっくりくるでしょう。単位は[L/分]です。今 は、気体(ガス)のフローについて解説していますが、 水に置き換えて考えてみると**図1**のようになります。

図1 ▶ フロー(流量)の考え方

① 「2L/分」というフロー

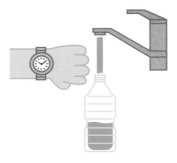

「1分間水を流し続ければ、
2L溜まる」という勢い

② 「10L/分」というフロー

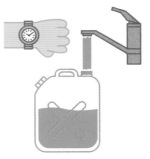

「1分間水を流し続ければ、
10L溜まる」という勢い

「フロー」とは、どのくらいの勢いで物体(上記例で言えば水、人工呼吸器なら気体)が動いているかということを示すもの

✦フロートリガーの設定値に関する注意ポイント

人工呼吸器の話に戻りましょう。「フロートリガー」を簡単な言葉で言い表すと、患者さんの吸う勢いを、人工呼吸器が「あっ、これは自発呼吸だ」と認識する設定となります（図2）。

大切なのは、フロートリガーの設定値が大きい場合は「吸う勢いが強ければ（＝大きい吸気ならば）認識できる」、反対に小さい場合は「吸う勢いが弱くても（小さい吸気でも）認識できる」状態であるということです。どういうことか、具体的に考えてみましょう。

1. フロートリガーの設定値が大きい場合

まず、フロートリガーの設定値が大きければ、大きい（勢いの強い）吸気を認識することができます。このときの注意点として、弱い吸気は認識されないため、弱い自発呼吸は見逃されてしまう（ミストリガー）恐れ

があります。呼吸努力がみられるのに人工呼吸器が作動しない場合には、トリガー感度の設定を確認する必要があります（図3）。

2. フロートリガーの設定値が小さい場合

反対に、フロートリガーの設定値が小さければどうでしょう。この場合は、勢いの弱い吸気も認識されますが、自発呼吸以外のもの（人工呼吸回路の揺れなど）も自発呼吸であると誤認識されてしまうかもしれません。自発呼吸がないのにトリガーされることをオートトリガーといいます。この場合にはトリガーが敏感すぎるため、設定を鈍くして（設定値を大きくして）小さなフローは感知しないようにする必要があります（図4）。

＊

図2 フロートリガーのシステム

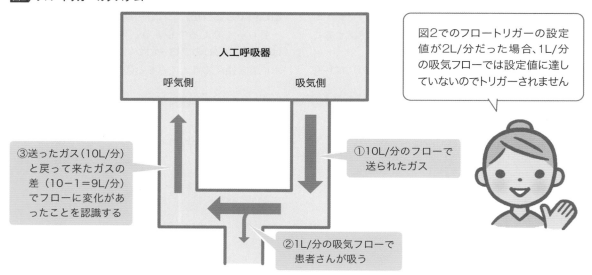

人工呼吸器

呼気側　　　　　　吸気側

③送ったガス（10L/分）と戻って来たガスの差（10−1＝9L/分）でフローに変化があったことを認識する

①10L/分のフローで送られたガス

②1L/分の吸気フローで患者さんが吸う

図2でのフロートリガーの設定値が2L/分だった場合、1L/分の吸気フローでは設定値に達していないのでトリガーされません

図3 フロートリガーの設定値が大きい場合のイメージと注意点

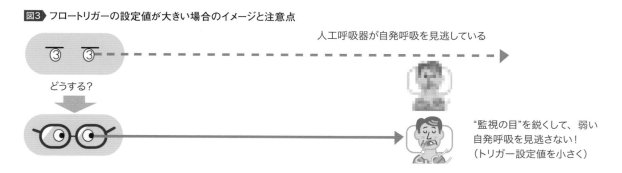

人工呼吸器が自発呼吸を見逃している

どうする？

"監視の目"を鋭くして、弱い自発呼吸を見逃さない！（トリガー設定値を小さく）

図4 フロートリガーの設定値が小さい場合のイメージと注意点

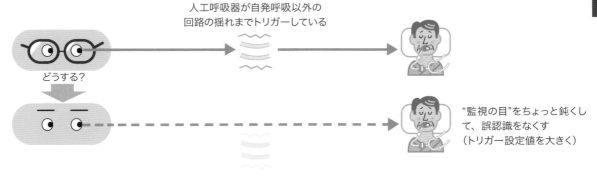

人工呼吸器が自発呼吸以外の
回路の揺れまでトリガーしている

どうする？

"監視の目"をちょっと鈍くし
て、誤認識をなくす
（トリガー設定値を大きく）

　成人のフロートリガーは2L/分くらいから設定していることが多いようです。しかし、その数値が"絶対"なわけではありません。その患者さんにとって、今のトリガー設定が鈍すぎないか／敏感すぎないか、または適正なのかを判断しましょう。そのために、胸の上がりと人工呼吸器が送気する音が合っているかを、**目と耳を使って確認すること**がとても大切です。

● 換気モード

アラームが鳴る原因と対応

| 髙森修平　水流洋平 |

POINT

- 人工呼吸器のアラームが鳴ったら、まず、アラーム内容を確認する(単発か、持続しているか、あるいは間を空けて何度も鳴っているか)
- 患者状態(胸の上がり、努力呼吸の有無など)や生体情報モニタから、時間をかけて原因検索をしても問題なさそうか、あるいは緊急性があるかを判断する
- 原因が未解決なままバイタルサインが悪化する場合は人手を集め、すみやかに用手換気に切り替えるとともに、医師を呼ぶ(人工呼吸器の回路先端にはテスト肺を接続する)
- 患者状態の評価は「ABCD(気道・呼吸・循環・意識)」で、アラームの原因検索は「DOPE」で行う

アラームの原因としては以下に述べるものが挙げられるため、それぞれに合わせて対応を行います。

人工呼吸器の設定に関するアラームが鳴る原因は4つ

呼吸回数や換気量など、人工呼吸器の設定に関して異常があることで鳴るアラームの理由・原因として、以下の4つが挙げられます。

①患者さん側に理由がある
②機械・回路側に原因がある
③アラーム設定値が患者さんに適していない
④患者さんの自発呼吸と人工呼吸器が非同調である

①～③の場合の対応を**表1**に示します。

また、④の非同調は、患者さんにとって不快です。努力呼吸を要し(呼吸仕事量の増加)、結果として頻呼吸になり、その後、呼吸筋疲労から呼吸回数が減り、アラームが鳴る原因となります(④についての詳細は後述します)。

(髙森)

人工呼吸器そのもののアラームにはただちに対応!

現在発生中なのか、それとも現在は解消して履歴として表示されているのか、必ず確認しましょう。

「電源(バッテリー)」に関するアラームは電源コードの接続が外れたときや電源供給が途絶えた場合に鳴り、「医療ガス」に関するアラームは、酸素配管・空気配管が外れたときや壁配管からの供給が途絶えた場合に鳴ります。

これらのアラームは後回しにしてはならず、電源コード、酸素配管・空気配管は壁側と機械側の両方を確認し、解決しない場合は臨床工学技士を呼びましょう。

「装置異常」を示すアラームは、機器の不具合であり、別の人工呼吸器に丸ごと交換します。

(髙森)

表1 アラームが鳴る原因と確認事項・対応例

PART
1

まず知っておこう！人工呼吸療法と人工呼吸器 ── 換気モード

理由・原因	確認事項		対応例
①患者さん側に理由がある	●気道内圧がアラームの上限値を上回った	●バッキング（喀痰や気管チューブ・気管切開チューブの違和感による咳嗽）がないか	●喀痰の吸引 ●医師に鎮痛・鎮静の相談
		●気管チューブを噛んでいないか ※換気様式が量規定換気の場合	●バイトブロックの使用 ●医師に鎮痛・鎮静の相談
		●喀痰による閉塞がないか ※換気様式が量規定換気の場合 ［換気条件のなかに1回換気量の設定があれば、換気様式は量規定換気］	●喀痰の吸引 ●喀痰の性状を確認し加温・加湿の評価 ●気管チューブ・気管切開チューブの入れ替え
	●気道内圧がアラームの下限値を下回った	●気管吸引を行った後に発生したかどうか	●アラームが持続しないことを確認
		●カフ圧が低くないか、声漏れがないか	●カフ圧を適正な圧にする
		●患者さんの吸気努力が非常に大きくないか	●医師に状況を伝え換気条件の見直しを相談（1回換気量または吸気圧がもっと必要である可能性がある）
	●総呼吸回数がアラームの上限値を上回った ●分時換気量がアラームの上限値を上回った	●不安や興奮状態になっていないか	●医師に鎮痛・鎮静の相談
		●頻呼吸になるような病態はないか（呼吸中枢の障害、アシデミアの代償、発熱など）	●医師に状況を伝え換気条件やアラーム設定の見直しを相談
		●その患者さんにとって、もう少し人工呼吸器の助けが必要なのではないか（足りないのは吸気圧なのか、送られてくる勢いなのかなど）	●医師に状況を伝え換気条件の見直しを相談
	●呼吸が一定時間なくなった ●分時換気量がアラームの下限値を下回った	●呼吸抑制が起こるような薬を使用していないか	●医師に薬剤について相談
		●無呼吸になるような病態はないか（呼吸中枢の障害、アルカレミアの代償など） ●呼吸筋が疲労してしまったのではないか	●医師に状況を伝え換気条件の見直しを相談
②機械・回路側に原因がある	●気道内圧がアラームの上限値を上回った	●回路がベッド柵に挟まっていないか ※換気様式が量規定換気の場合	●挟まった回路を元に戻す
	●気道内圧がアラームの下限値を下回った	●回路構成部の接続のゆるみ、外れがないか	●直す
	●総呼吸回数がアラームの上限値を上回った ●分時換気量がアラームの上限値を上回った	●回路内に結露の水が溜まり、患者さんの吸気以外のものを吸気だと誤認識していないか ●胸の上がりと人工呼吸器の送気のタイミングが合っているか	●回路内に溜まった結露の水を除去 ●医師にトリガー感度の調整を相談
	●呼吸が一定時間なくなった ●分時換気量がアラームの下限値を下回った	●患者さんの吸気を人工呼吸器が見逃していないか ●吸気努力があるのに、人工呼吸器が送気していないのではないか	●医師にトリガー感度の調整を相談
③アラーム設定値が患者に適していない		●アラーム設定値が実測値に対してギリギリに設定されていないか ●無呼吸時間が短く設定されていないか、頻繁にバックアップ換気が入ったりしていないか	●医師に状況を伝えアラーム設定の見直しを相談

自発呼吸と人工呼吸器が非同調である場合

前述した人工呼吸器の設定に関して異常があることで鳴るアラームの理由・原因の「④患者さんの自発呼吸と人工呼吸器が非同調で鳴る」原因はいくつか挙げられます。ここでは、頻度が高いものを紹介します。

1. 患者さんが呼出をうまく行えていない

私たちは無意識に呼吸をしていますが、意識してみるとどうでしょう。スーッ…と吸って、吸い終わったら、フ〜ッ…と息を吐き出します（呼出）。

設定吸気時間が短すぎたり長すぎたりすることで図1-②、図1-③のようになり、吸い終わっているのに呼出しない状態や、息を吸っている途中で呼出する不快な状態になってしまいます。

2. 人工呼吸器が送気していない

患者さんに吸気努力が見られますが、人工呼吸器がそれを見逃して送気していない場合があります。

目で胸の上がりを見ながら、耳で人工呼吸器が送気する音が合っているか、目と耳を使って確認しましょう。

3. 連続した2回の吸気が見られる

人工呼吸器から送気される量／圧／勢い（フロー）が、患者さんの要求より足りない場合に見られます。

設定変更をして要求を満たすのか、鎮痛・鎮静を調整するのか、医師に相談します。

（髙森）

図1 圧規定換気、デュアルコントロール換気*における強制換気のフロー波形

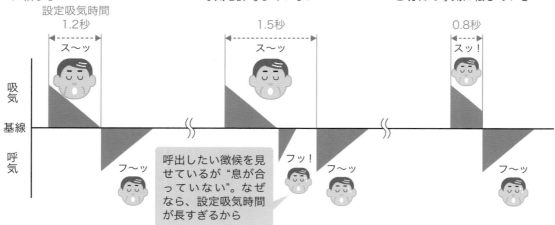

①適した設定吸気時間
● 上向きの吸気フローが基線に戻ってすぐ、下向きの呼気フローに転じる

②設定吸気時間が長すぎる
● 上向きの吸気フローが基線に戻っているが、人工呼吸器はまだ呼気を許可していない

③設定吸気時間が短すぎる
● 一見よさそうに見えるが、吸気フローが基線に戻る前にブツッと切れて呼気に転じている

設定吸気時間
1.2秒
1.5秒
0.8秒

ス〜ッ　ス〜ッ　スッ！

吸気
基線
呼気

フ〜ッ　フッ！　フ〜ッ　フ〜ッ

呼出したい徴候を見せているが"息が合っていない"。なぜなら、設定吸気時間が長すぎるから

＊【デュアルコントロール換気】1回換気量を補償しつつ圧損傷を回避するように送気する、VCVとPCVの利点を合わせた換気様式。

アラーム発生時の対応と患者評価

「人工呼吸器装着中にアラームが鳴り止まない」「あきらかに患者さんの様子がおかしい」「普段と比べたバイタルサインの異常」を認めた際は、次のように対応します（図2）[1]。

1. 表示アラームの確認

アラーム発生時の表示されたアラーム内容を確認します。

2. 患者さんの観察

ベッドサイドで患者さんの「ABCD（気道・呼吸・循環・意識）」の観察を実施します。

ABCDのいずれかに異常がある場合は、患者さんの状態を「不安定」と判断します。

3. バイタルサインの評価

バイタルサインの評価を実施します。

バイタルサインは、正常範囲から逸脱しているかどうかだけでなく、普段のバイタルサインと比較して急激な変動があるかを確認します。

4. アラームの原因検索

バイタルサインが正常範囲内の場合は、DOPE[1]によるアラームの原因検索を実施します（DOPEの詳細はp.183を参照）。

5. 応援依頼とアラームの原因検索

頻呼吸やSpO$_2$低下などのバイタルサインの異常や急激な変動がある場合は、ただちに医師や他のスタッフに応援を依頼します。

その後、患者さんと人工呼吸器を評価するため、必要であれば用手換気に切り替えて、応援スタッフとDOPEでアラームの原因検索を実施します。

6. アラームの原因除去と医師への報告

アラームの原因がわかったら、原因を除去して医師と情報共有します。

（水流）

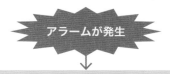

図2 人工呼吸器から発せられたアラームへの対応の流れ

アラームが発生 → 表示アラームの確認 → 患者さんの観察 ●気道（A）・呼吸（B）・循環（C）・意識（D）を観察。ABCDのいずれかに異常がある場合は、患者さんの状態は不安定と判断 → バイタルサインの評価 ①正常範囲内 ②正常範囲から逸脱または急激な変動 → スタッフへ応援依頼 → アラームの原因検索

①D：Displacement	気管チューブの位置の異常がないか確認
②O：Occlusion	気管チューブや人工呼吸器回路閉塞の確認
③P：Pneumothorax	気胸がないか確認
④E：Equipment failure	人工呼吸器本体や回路に異常がないか確認

→ アラームの原因除去、または医師へ報告

（文献1より引用）

対応の流れを職場内で共有することで、アラーム発生時の適切な対応と報告のプロセスが理解できます

〈引用文献〉
1. 石井宣大：人工呼吸器の安全管理. 医工学治療 2020；32(3)：195-199.

〈参考文献〉
1. 佐藤武志：PSV, CPAP－自発呼吸努力の温存, 同調の重要性を理解する－. Clinical Engineering 2017；28(4)：266-274.
2. 相嶋一登：DCV－アルゴリズムを理解する－. Clinical Engineering 2017；28(4)：282-287.

● 換気モード

グラフィックモニタが示すもの

| 住永有梨 |

POINT
● 呼吸状況を波形にし、見える状態にしたものをグラフィックモニタでは確認できる
● 異常な呼吸も視覚化できるため、発見した際には患者状態の確認等も行う

　グラフィックモニタとは、人工呼吸器が測定したデータを波形として表示することができるモニタのことです。現在使用されている人工呼吸器の多くには、グラフィックモニタが標準装備されています。グラフィックモニタに表示される波形を見ることで、多くの情報をリアルタイムに得ることができます。また、波形を観察することによって、患者さんの呼吸状態や気道・肺の状態、人工呼吸器との同調性の確認もできます。異常の早期発見につなげることもできるため、臨床上とても有益です。

　グラフィックモニタの表示方法には「時系列モニタ」と「ループモニタ」の2種類がありますが、本稿では、一般的によく使用する「時系列モニタ」について説明します。

グラフィックモニタの標準波形

　人工呼吸器の設定内容や患者さんの気道・肺の状態によって人工呼吸器の波形はさまざまに変化します。波形の意味をよく理解するために、まずは正常な波形を知る必要があります。換気様式は、圧規定換気（PCV）と量規定換気（VCV）の2種類があります（換気様式の詳細はp.19を参照）。

　一般的に、グラフィックモニタには「気道内圧」「流量」「換気量」の3波形が同時に表示されます（**図1**）。機種によっては3波形以外にも「トレンド画面」や「呼気波形」が表示できます。これらの波形を観察・アセスメントすることによって、患者さんの呼吸状態や、気道・肺の状態、人工呼吸器との同調性を知ることができます。

図1 グラフィックモニタの表示（写真はEvita XLの画面、表示波形はPCV A/C）

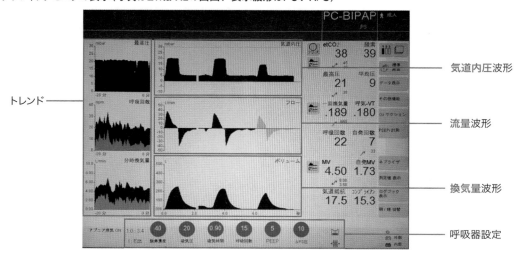

トレンド

気道内圧波形

流量波形

換気量波形

呼吸器設定

気道内圧（Pressure）波形

気道内圧波形は、横軸が時間、縦軸が圧になります。吸気開始とともに上昇し、最も高い圧の部分が最高気道内圧（peak inspiratory pressure：PIP）です。呼気に移行しはじめると、設定PEEP（呼気終末陽圧）値に向けて下がり、平らになっている部分がPEEPになります。調節呼吸では、PEEPより下に波形が下がることはありません。

1. PCVの気道内圧波形

PEEPを設定している場合、縦軸の波形のスタート地点が基線（ベースライン）になります（図2）。設定していない場合には基線は0スタートになります。

PCVの波形は、吸気時間の間、気道内圧が一定になるように制御されているため、台形のような形になります。

2. VCVの気道内圧波形

VCVの気道内圧波形は、PEEPで設定された数値が基線となります（図3）。

吸気で上昇し、設定された換気量に達するまでガスが送気され、呼気でPEEPに設定された数値まで戻ります。吸気流量が設定値で開始されるため、直角近く真っ直ぐ立ち上がり、その後設定した1回換気量に達するまで吸気圧が一定の傾きで直線的に右斜め上に上昇します。最高気道内圧の頂点が短いのが特徴です。

吸気終末休止を設定していると、最大吸気圧の後に圧が漸減し、水平になるプラトーになります。

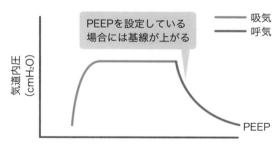

図2 PEEPを設定している場合のPCV気道内圧波形

PEEPを設定している場合には基線が上がる

気道内圧（cmH₂O）
吸気
呼気
PEEP

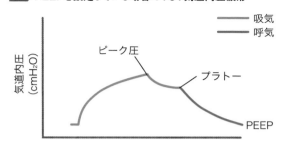

図3 PEEPを設定している場合のVCV気道内圧波形

気道内圧（cmH₂O）
吸気
呼気
ピーク圧
プラトー
PEEP

吸気終末休止（end inspiratory pause：EIP）
吸気終末ポーズとも言います。自発呼吸換気では、吸気が終了してもすぐに呼気に移行せずに、肺胞を一定時間拡張するための時間があります。この時間を人工呼吸で行うのがEIPになります。強制換気後、回路内にガスが流れないように吸気弁、呼気弁が閉鎖されます。

流量（Flow）波形

流量（フロー）波形は、横軸が時間、縦軸が流量となります。単位時間あたりに流れているガスの量を示したものです。ゼロを基線として、上の凸の波形が吸気、下の凸の波形が呼気です。上へ凸の最も高い部分が最大吸気流速、下の凸の最も低い部分が最大呼気流速です。

1. PCVの流量波形

吸気・呼気時間ともに、流量曲線が基線に戻るように設定することが基本です（図4）。一定の吸気圧を保持するために正常では漸減波形となります。漸減波とは頂点から徐々に減っていく波形を示したものです。

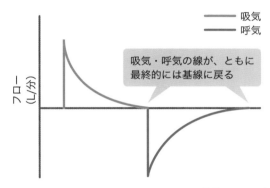

図4 PCVのフロー波形図

吸気
呼気
フロー（L/分）

吸気・呼気の線が、ともに最終的には基線に戻る

（文献1、p.84より引用）

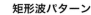

図5 VCVのフロー波形図

矩形波パターン

流量が一定のため、"長方形"の線となる

漸減波パターン

流量が徐々に減るため、"右肩下がり"の線となる

吸気
呼気

フロー（L/分）

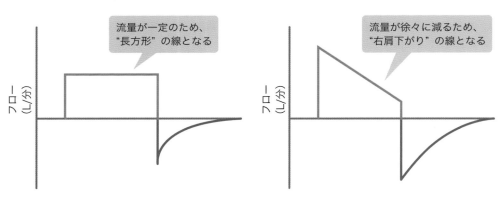

2. VCVの流量波形

VCVでは、矩形波と漸減波で吸気流量の選択ができます。

矩形波では吸気の開始から終了まで流量が一定なので、波形は長方形になります（図5）。漸減波では、呼気の開始から流量が徐々に減るために右下に下がっていくような形になります。

換気量（Volume）波形

換気量波形では、横軸が時間、縦軸が1回換気量を示しています。

人工呼吸器では、送気することによって気道内に圧力変化が生じます。そのため、圧の高いところから低いところへ流量が発生します。移動したガスの総量が換気量です。

換気量波形では、上側に向かう部分が吸気、下側に向かう部分が呼気です。三角形の底辺から頂点までの高さが1回換気量になります。換気量波形が基線より下がることは正常ではありません。

1. PCVの換気量波形

PCVでは、吸気圧が設定されるため、1回換気量は患者さんの状態によって変化します。よって、波形の高さは患者さんによって異なります（図6）。

2. VCVの換気量波形

VCVでは、換気量は直線となります。換気量が決まっているため、呼気の終了時に基線に戻ります（図7）。

図6 PCVの換気量波形図

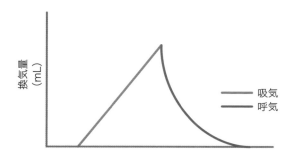

1回換気量は患者さんごとに異なるため、ここの高さも異なる

換気量（mL）

吸気
呼気

図7 VCVの換気量波形図

換気量（mL）

吸気
呼気

異常波形

グラフィックモニタは、患者さんの気道と肺の状態をリアルタイムで表示するため、呼吸のアセスメントツールになります。患者さんの状態やバイタルサインと一緒に確認しましょう。

1. 非同調

人工呼吸器を装着した患者さんのすべてが、呼吸停止して完全に人工呼吸器に同調しているわけではありません。そのため、人工呼吸器は患者さんの呼吸に合わせて設定することが必要になります。

患者さんと人工呼吸器の設定が合わずに同調していないことを非同調といいます。ここでは、非同調の例を示します。

1）二段呼吸

VCVでは1回換気量と吸気流量、PCVでは吸気圧と吸気時間を設定しますが、この設定が合っていないと非同調が起こります。

PCVでは、患者さんが吸いたい時間よりも人工呼吸器の吸気時間が短ければ2回続けて息を吸うことになるため、二段呼吸が起こります（図8）。この場合には吸気時間を延ばします。

VCVでは、毎回決まった量が送気されますが、患者さんの吸気努力が強く、人工呼吸器の送気が終わってもさらに患者さんの吸気が続いていると、人工呼吸器で設定した1回換気量がもう一度送られることになり、2回分の1回換気量が送気され、二段呼吸が生じます。その場合、1回換気量の設定を見直します。1回換気量が少なく、増やせる場合には1回換気量を増やします。増やせない場合には鎮静薬の量を調整したり、モードを変更したりします。

2）吸気時間による非同調（PCVの場合）

人工呼吸器の吸気時間が長すぎる場合、患者さんが吸気から呼気に移行しようとしているのに人工呼吸器がまだ送気しようとする状態になります。

波形上では、人工呼吸器が送気しているなかで患者さんが息を吐こうとしているため、吸気終末で気道内圧の上昇が見られます（図9）。吸気時間が延長し、呼気時間が短縮することによって肺の過膨張やミストリガー（p.26参照）が起こる可能性があります。患者さんは吸気の延長に対して呼気で抵抗しようとするため、人工呼吸器上の呼気の後半で腹部の呼吸補助筋を

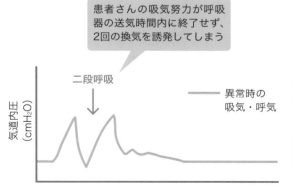

図8 二段呼吸の際の気道内圧波形図

患者さんの吸気努力が呼吸器の送気時間内に終了せず、2回の換気を誘発してしまう

二段呼吸

異常時の吸気・呼気

気道内圧（cmH₂O）

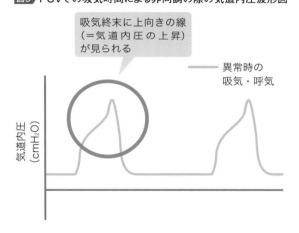

図9 PCVでの吸気時間による非同調の際の気道内圧波形図

吸気終末に上向きの線（＝気道内圧の上昇）が見られる

異常時の吸気・呼気

気道内圧（cmH₂O）

使用していることが多いです。この場合、吸気時間の設定を短くします。

2. auto-PEEP（オートピープ）

COPDや喘息などで気道抵抗が上昇すると、息がしにくい状態となります。完全に吐ききる前に呼気が終わってしまい、肺内に余分な空気が残り（エアトラッピング）、肺胞に陽圧が生じたままになる現象のことです（図10）。auto-PEEPや内因性PEEPとも呼ばれます。

auto-PEEPがあると肺が過膨張の状態になり、肺傷害のリスクになります。また、胸腔内圧が上昇し、心臓への静脈灌流が減少し、血圧が下がることがあります。トリガー感度を高い値に設定していると、ミス

トリガーが起こることがあります。ミストリガーとは、患者さんの吸気努力があっても人工呼吸器が感知できないことを言います。患者さんの呼吸を観察すると気がつくことができるため、グラフィックモニタとともに患者さんの呼吸パターンもよく観察しましょう。

　人工呼吸中にauto-PEEPの波形を見かけた場合には、測定して数値を確認しましょう。auto-PEEPがある場合は、一時的に呼気弁を閉じると肺胞内と人工呼吸回路内の圧力（呼吸器設定の際に設定した値であるset PEEP）に差があるため、圧力が高い肺胞内からガスが人工呼吸回路側へ流れます。肺胞内から人工呼吸器回路側へのガスの流れが止まり、一定の圧力となったときをtotal PEEPといいますが、**total PEEP－set PEEP＝auto-PEEP**となります。人工呼吸器の種類によっては自動的に測定できるものもあります。自施設の人工呼吸器の機能を確認しましょう。

　auto-PEEPを解除するには、呼気時間を十分にとる必要があるため、**呼吸回数や吸気時間を見直す必要があります**。

3. リーク

　リークとは、人工呼吸器と患者との間で空気が漏れていることです。通常、人工呼吸器が送気した量と戻る量、すなわち吸気の1回換気量と呼気の1回換気量は同じになるはずです。しかし、リークが発生すると、呼気量が減少するため、呼気終了時に波形が0mLのベースラインに戻らず、吸気開始時にベースラインへ補正される波形を認めます（**図11**）。換気量の波形は0に戻ってきていることを確認しましょう。

　リークが起こる場所は、**人工呼吸器回路と気管チューブ・気管切開チューブの部分**です。胸腔ドレーンが挿入されている場合には、ドレーンからリークが発生することがあります。気管チューブからリークしている場合にはカフ圧を確認し、カフが破損している場合にはチューブの入れ替えが必要です。

　気管チューブ・気管切開チューブからのリークで一番注意が必要なのは、**気管チューブ・気管切開チューブの抜けかけ**です。声帯よりも抜けている場合にはリークが発生します。口腔内のたわみやチューブの位置の確認をし、**再挿管の準備をしましょう**。

図10 auto-PEEPの際のフロー波形図

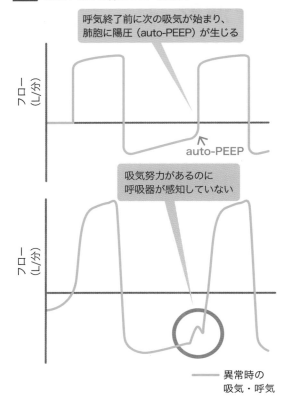

呼気終了前に次の吸気が始まり、肺胞に陽圧（auto-PEEP）が生じる

フロー（L/分）

auto-PEEP

吸気努力があるのに呼吸器が感知していない

フロー（L/分）

―― 異常時の吸気・呼気

図11 リーク発生時の換気量波形図

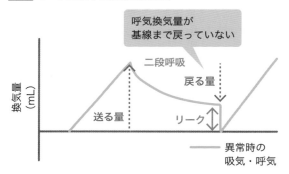

呼気換気量が基線まで戻っていない

換気量（mL）

二段呼吸

戻る量

送る量

リーク

―― 異常時の吸気・呼気

4. 分泌物の貯留

　圧波形やフロー波形にギザギザの波形が現れているときには、**水分が回路の中に貯留**する、もしくは気管内、気管チューブ・気管切開チューブに**分泌物が貯留**している状態になります（**図12**）。回路内水分の除去や気管内吸引をすると、改善します。

〈参考文献〉
1. 小谷透監修：ゼロからわかる人工呼吸器ケア. 成美堂出版, 東京, 2017.

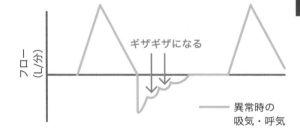

図12 分泌物が貯留している際のフロー波形図

ギザギザになる

フロー（L/分）

――― 異常時の吸気・呼気

人工呼吸器のグラフィックは、まず正常波形を知ることからはじめましょう。そして、患者さんが苦しいときはどのような波形なのか、1つひとつ確認してみてください

PART
1

まず知っておこう！ 人工呼吸療法と人工呼吸器 —— 換気モード

換気・酸素化にかかわる 設定項目

- 分時換気量：1回換気量(mL)×呼吸回数(回/分)
- 1回換気量：予測体重×6～8mL/kg
  （身長150cm男性の換気量の目安：47.8kg×8mL＝382mL/kg）
- 予測体重：男性：50+0.91×[身長(cm)−152.4]
  　　　　　女性：45.5+0.91×[身長(cm)−152.4]
- 呼吸回数：12～18回/分
- RSBI(rapid shallow breathing index：浅速換気指数)：呼吸回数(分)/1回換気量(L)
  ・RSBI>105回/分/L：十分な換気量が得られている
  ・RSBI<105回/分/L：浅く早い呼吸をしている→呼吸仕事量増加の可能性が考えられる

表1 身長ごとの予測体重(predicted body weight)換算表

身長(cm)	150	152	154	156	158	160	162	164	166
男性(kg)	47.8	49.6	51.5	53.3	55.1	56.9	58.7	60.6	62.4
女性(kg)	43.3	45.1	47.0	48.8	50.6	52.4	54.2	56.1	57.9

身長(cm)	168	170	172	174	176	178	180	182	184
男性(kg)	64.2	66.0	67.8	69.7	71.5	73.3	75.1	76.9	78.8
女性(kg)	59.7	61.5	63.3	65.2	67.0	68.8	70.6	72.4	74.3

男女とも、身長1cmの増減に応じて、体重は0.91kg増減する。女性は同じ身長の男性に比べ4.5kg少ない

（文献1より引用）

表2 F_IO_2・PEEPの設定の目安

F_IO_2	0.3	0.4	0.4	0.5	0.5	0.6	0.7	0.7	0.7
PEEP	5	5	8	8	10	10	10	12	14

F_IO_2	0.8	0.9	0.9	0.9	1.0	1.0	1.0	1.0
PEEP	14	14	16	18	18	20	22	24

（文献1より引用）

〈引用文献〉
1．3学会合同ARDS診療ガイドライン2016作成委員会編：ARDS診療ガイドライン2016. 総合医学社, 東京, 2016：79.

気管挿管と気管切開

● 気管挿管

気管挿管の準備と介助

| 三浦まき |

POINT
- 日頃から必要物品の位置などを確認し、緊急時の気管挿管ではすみやかに対応できるようにする
- 喉頭鏡のハンドルとブレードの接続、点滅の有無、医師への渡し方など、注意すべきポイントを把握する
- 処置中は、モニタを確認し、心拍数、SpO_2、血圧、その他バイタルサインの数値を定期的に読み上げ情報共有を行う

気管挿管の目的と介助

1. 気管挿管の目的

　気管挿管は、気道の確保や、人工呼吸器での陽圧換気による酸素化や肺の保護を目的にして行います。また、換気による二酸化炭素-酸塩基平衡の維持の目的があります。

2. 気管挿管の準備と介助

　緊急時に気管挿管をする場合は、すみやかに準備して医師への介助を行います。気管挿管の物品は、救急カートの中に装備されています。日頃から必要物品の位置を確認しておくことがとても重要となります。

　気管挿管には、喉頭鏡、マックグラス喉頭鏡 (McGRTH™ MAC)、エアウェイスコープなどの器具を用いて行う方法があります。今回は、病棟で行われることが多い喉頭鏡を用いての経口気管挿管の介助について説明します。

気管挿管の手順

1. 物品の準備

※気管挿管はエアロゾル発生の場面です。施設で決められている感染管理に準じて感染防護具を着用します（p.49参照）。

■必要物品（例）

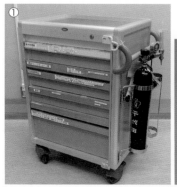

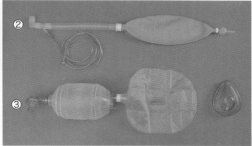

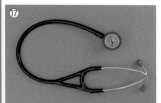

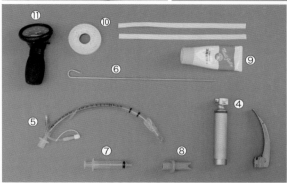

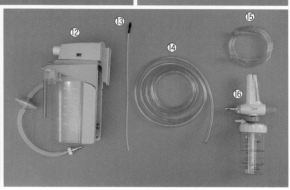

①救急カート
②ジャクソンリース*1
③バッグバルブマスク
④喉頭鏡のハンドルとブレード
⑤気管チューブ*2
⑥スタイレット
⑦カフ用シリンジ（10mL）
⑧バイトブロック
⑨潤滑剤
⑩固定用テープ
⑪カフ圧計
⑫吸引器
⑬吸引カテーテル
⑭吸引チューブ
⑮酸素チューブ
⑯酸素流量計
⑰聴診器

> *1 一般病棟ではバッグバルブマスクを使用することが多い。ジャクソンリースが救急カートに入っている場合は、どちらを使用するか医師に確認する。
> *2 指示されたサイズとのものと、ワンサイズ大きいものと小さいものも準備しておく。

■気管チューブのサイズと固定の長さ

年齢	内径（mm）	固定の長さ（門歯）
成人男性	7.5〜9.0	21〜23
成人女性	7.0〜8.5	20〜22

---

1 酸素流量計、吸引器を中央配管に接続し、すぐに使用できるようにします。

🕐 ポイント
- 口腔内に唾液や喀痰、吐物が貯留していることが多く、医師が喉頭展開時に吸引することが多いです。

- 吐物の吸引もあるため、吸引チューブは太めのサイズを準備します。
- 吸引チューブを接続しておくと、慌てずすぐに使用できます。

2 バッグバルブマスクとフェイスマスクを接続します。リザーバー等の接続部品が必ず接続されているか確認します。高流量（10L以上）の酸素を流し医師へ渡します。

3 吸引チューブを接続します。

4 喉頭鏡のハンドルとブレードを接続し、ライトが点灯することを確認します。

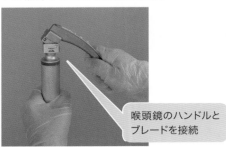

> 喉頭鏡のハンドルとブレードを接続

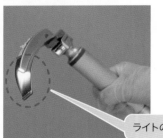

> ライトの点灯を確認

🕐 **ポイント**
● 患者さんの体型でブレードのサイズ選択を行います。成人の標準的なサイズは、マッキントッシュ型ブレードでは"3"となります。身体の大きい人では"4"を使用することがあります。

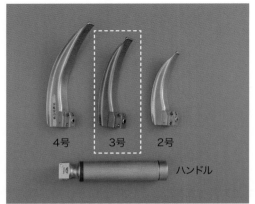

4号　3号　2号

ハンドル

● ライトの点灯が弱い場合、喉頭展開時の誤挿管につながる可能性があるため電球や電池交換を行います（電池の予備は救急カートに設置されています）。

5 気管チューブの準備を行います。気管チューブのサイズは医師に確認します。気管チューブのカフに10mLシリンジで空気を注入し、カフの破損がないことを確認します。確認後は、カフの空気をすべて抜きます。

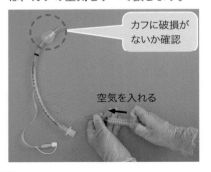

> カフに破損がないか確認

空気を入れる

⚠️ **注意**
● 気管チューブを開封した後は、不潔にならないように開封したパッケージの上で準備を進めていきます。また、気管チューブの先端は、なるべく清潔が保たれるように手指で触れないようにします。

🕐 **ポイント**
● カフに空気を注入し破損がある場合は、カフが萎んできます。
● 注入した空気は必ずすべて抜きます。気道は狭い空間のため、カフに空気が少しでも残っていると気管挿管に影響を与えたり、気道粘膜の損傷につながります。

6 気管チューブにスタイレットを挿入します。スタイレットが気管チューブの先端から出ないように、チューブ先端の手前2cmくらいまで挿入します。

⚠️ **注意**

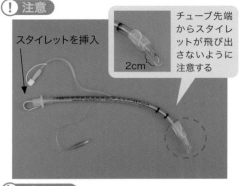

> スタイレットを挿入

> チューブ先端からスタイレットが飛び出さないように注意する

2cm

🕐 **ポイント**
● スタイレットが気管チューブの先端より出ていると、気道粘膜の損傷につながります。確認を徹底しましょう。

7 気管チューブの先端部分に潤滑剤を塗布します。

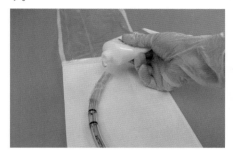

8 準備ができたら、医師へ準備ができたことを伝えます。

2. 患者さんの準備

1 患者さんおよび家族の同意を確認します。

🔵 ポイント
- 急変時の救命処置などの意思確認をしている場合は、書面や電子カルテで確認します。
- 患者・家族が不安にならないように十分な説明が必要です。

2 生体監視モニタでのモニタリングを必ず行います（心電図、SpO_2、血圧計）。

🔵 ポイント
- 血圧計は、すぐに測定ができるようにします。測定時間が設定可能なモニタの場合は時間設定を行い、定期的に血圧測定できるようにします。

3 環境の調整（プライバシーの保護）を行います。

　　多床部屋である場合は、患者さんを処置室などに移動させるか、周囲の患者さんに一度退室してもらうなどしてプライバシーへの配慮を行います。
　　気管挿管は患者さんの頭側で作業を行うため、ベッドのヘッドボードを外してスペースをつくり、医療者が作業しやすいようにします。また、生体監視モニタは見えやすい場所に置き、救急カートは処置時にすぐに物品が出せる位置に設置します。介助者は医師の右手側で作業ができるよう、環境調整を行います。

4 呼吸の観察をしやすくするため、胸部が見えるように病衣を脱がせます。

5 口腔内の観察を行います。

　　義歯を装着している場合は取り外します。取り外し後は、紛失しないように義歯入れやトレイに置きます。
　　動揺歯の有無を確認し、動揺歯がある場合は医師と情報共有します。

🔵 ポイント
- 入院時に義歯や動揺歯の有無の確認を必ず行い記録に残すことで、急変時にもすぐに確認し情報共有することができます。

6 静脈ラインが確保されているか確認を行います。気管挿管時に鎮静薬や鎮痛薬を使用することが多くあります。確実に薬剤が投与できる静脈ラインがあるか確認し、ない場合はすぐに静脈ラインを確保します。

🔵 ポイント
- 患者状態が不安定な場合は、静脈ラインを2本確保します。ボーラス投与[*3]する静脈ラインと持続投与する薬剤の専用静脈ラインとして使用します。

3. 気管挿管の介助

1 医師、看護師ともに手指衛生を行い、感染防護具を装着します（ビニールエプロン、マスク、使い捨て手袋、ゴーグルまたはフェイスシールド〈p.49参照〉）。

2 患者さんの状態に合わせて鎮静薬や鎮痛薬を使用します。薬剤使用時は、患者さんの呼吸・循環動態の観察やバイタルサインを確認しながら、患者の頭部を後屈させ気道を確保し、バッグバルブマスクを用いて換気します。気管挿管は酸素を投与しない状態で行いますので、十分な酸素化を行うことが重要となります。

3 処置中はバイタルサイン（SpO_2、脈拍、血圧）の数値を読み上げ、患者さんの状態を医師と共有できるようにします。全身状態の変化にも注意して、観察を継続します。

*3【ボーラス投与】短時間で急速に薬剤を注入する方法。

4 医師は患者さんを**クロスフィンガー法**で開口させ口腔内の吸引を行うため、吸引チューブを準備し渡します。

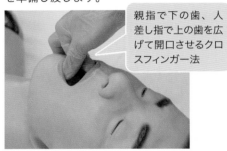

親指で下の歯、人差し指で上の歯を広げて開口させるクロスフィンガー法

5 患者さんの体位は**スニッフィングポジション**をとります。頸部を屈曲させ頭部を伸展させた姿勢で、鼻を突き出して臭いを嗅ぐような体位となるようにします。

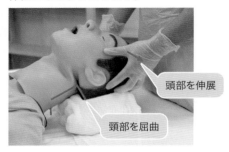

頭部を伸展

頸部を屈曲

6 医師が喉頭鏡を使って喉頭展開するため、介助者は喉頭鏡を医師の左手に手渡します。渡すときは、医師が喉頭鏡を持ちやすいようにします。ブレードの位置を患者さんに挿入する向きで渡します（**図1**）。

7 処置中は酸素が投与されない状態での処置となるため、モニタを確認し、心拍数、SpO_2、血圧、その他の状態の数値を定期的に読み上げ、情報共有を行います。

🕐 ポイント
● モニタの脈拍音が聞こえるように設定し、耳で脈拍を確認できるようにしておきます。

8 医師の合図で、**気管チューブ**を右手に渡します。

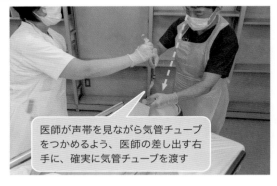

医師が声帯を見ながら気管チューブをつかめるよう、医師の差し出す右手に、確実に気管チューブを渡す

医師は気管チューブを挿入します。

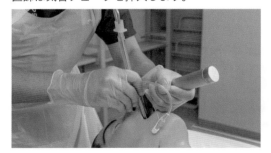

図1 **喉頭鏡の渡し方のポイント**

⚠ 注意

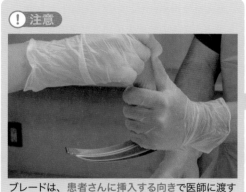

ブレードは、患者さんに挿入する向きで医師に渡す

看護師　　　　　　　医師

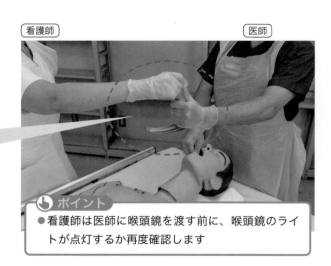

🕐 ポイント
● 看護師は医師に喉頭鏡を渡す前に、喉頭鏡のライトが点灯するか再度確認します

⚠ 注意

- SpO₂が低下する場合や処置に時間を要している場合は、一度バッグバルブマスクで酸素化を行い、患者さんが低酸素に陥らないようにします。医師は処置を行っているため、バイタルサインの共有の声かけは重要となります。

9 医師から輪状軟骨圧迫（図2）の指示がある場合は実施します。輪状軟骨圧迫は、拇指と示指で甲状軟骨を圧迫することで気管が下方に下がり、食道を閉鎖して食物の逆流を防ぐことができます。

10 医師の指示で、看護師はスタイレットを抜去します。

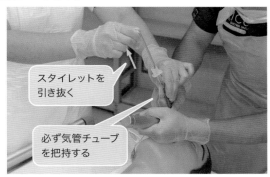

スタイレットを引き抜く

必ず気管チューブを把持する

🖐 ポイント

- 必ず気管チューブを把持して、スタイレットを抜去します。スタイレットを引き抜く際には、角度があるため無理に引き抜くと挿入した気管チューブが抜けてしまいますので、弯曲に沿うようにやさしく引き抜きます。

11 看護師はバッグバルブマスクを気管チューブに接続し、医師に渡します。医師はバッグバルブマスク換気を行います。

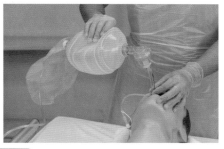

🖐 ポイント

- バッグバルブマスクとマスクは事前に外しておきます。

12 看護師はカフ用シリンジを使用して、気管チューブのカフに空気を注入します。

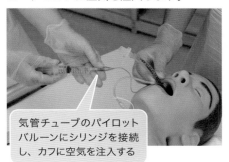

気管チューブのパイロットバルーンにシリンジを接続し、カフに空気を注入する

図2 ▶ 輪状軟骨圧迫法

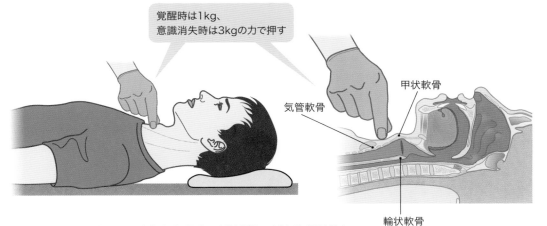

覚醒時は1kg、意識消失時は3kgの力で押す

甲状軟骨

気管軟骨

輪状軟骨

拇指と指示で甲状軟骨を圧迫することで気管が下方に下がり、食道を閉鎖して食物などの逆流を防ぐ。

気管挿管後の観察・確認事項

気管チューブが適切に気管に挿入されたか確認を行っていきます。

1．視診

胸郭の観察を行います。胸郭の上下の動きはあるか、左右の動きは対称性があるか確認します。

2．聴診

聴診器を用いて5点聴診［①心窩部（気泡音の有無）→②③左右の前胸部（呼吸音）→④⑤左右の側胸部（呼吸音）］を行います（図3）。呼吸音を確認します。バッグバルブマスクでの換気時にエアの入りは良好か、左右差がないかを確認します（図4）。また、心窩部で気泡音を聴診した場合は食道挿管の可能性を疑います。食道挿管の場合は、一度気管チューブを抜去し、バッグバルブマスク換気を行い再挿管します。

3．注意点

気管チューブが深く入りすぎると、気管支の分岐角度が小さい右気管支に挿入されてしまい、片肺挿管となるケースがあります（図5）。そのため、胸郭の挙上の左右差がないかしっかりと観察します。

身体診察だけではなく、カプノメータや胸部X線検査を用いて確実な確認を行うことがベストです。各施設で基準化されている確認方法を行いましょう。

図3 5点聴診

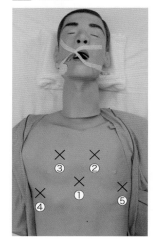

①心窩部（気泡音の有無）→②③左右の前胸部（呼吸音）→④⑤左右の側胸部（呼吸音）を確認します

図4 バッグバルブマスク換気時の聴診

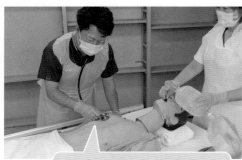

バッグバルブマスクでの換気時に、エアの入りは良好か、左右差がないかを確認する

図5 気管チューブの適切な位置

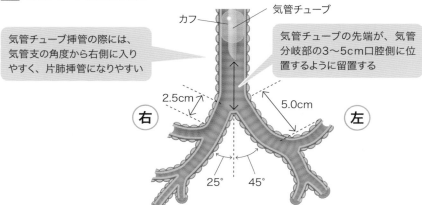

気管チューブ挿管の際には、気管支の角度から右側に入りやすく、片肺挿管になりやすい

気管チューブ

カフ

気管チューブの先端が、気管分岐部の3〜5cm口腔側に位置するように留置する

2.5cm

5.0cm

右

左

25°

45°

気管チューブの固定

1 看護師は、気管チューブの長さと固定する部位を医師に確認したうえで固定します（固定方法はp.50、52参照）。

🖐 **ポイント**
- 看護記録には、必ず気管チューブの内径と固定した部位、長さを記録します
  - 記入例：気管チューブ○mm右口角○cm、気管チューブ○mm左口角○cm、気管チューブ○mm門歯○cm

2 気管内と鼻腔・口腔内を吸引します。

🖐 **ポイント**
- 吸引物の性状を確認し、記録します

3 気管チューブのカフ圧が20〜30cmH$_2$O（hPa、約15〜22mmHg）になるよう調整します。

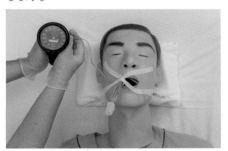

4 感染防護具を外し、手指衛生をします。

5 胸部X線検査で気管チューブの位置を確認します。

🖐 **ポイント**
- 気管支分岐部（第6胸椎または第4肋間）の少し上に挿管チューブがあるか確認します

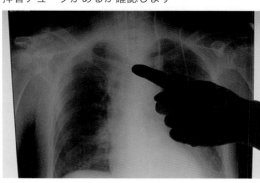

●気管挿管

気管チューブの固定方法
①テープによるチューブ固定方法

| 三浦まき |

POINT
- 上顎(左右頬部)と下顎に4面固定すると、強力に固定できる
- テープ固定の際は、「気管チューブを保持する者」「顔面の清拭やテープの固定を行う者」と役割を分担して必ず2名で行う

気管チューブを確実に固定することは、治療を行ううえで非常に大切な看護ケアの1つです。患者さんの身体所見だけにとらわれていると、患者さんの状態が変化したときにはじめて「重要なチューブが抜けていた」「抜けかかっていた」ことを発見する場合があります。気管チューブが抜けてしまうことは生命に直結する大きな問題となります。

また、チューブの接触部位やテープの貼付部位に皮膚障害が発生すると、患者さんに苦痛を与えてしまいます。患者さんが安心して過ごせるように気管チューブの固定方法をしっかりと身につけ、統一したケアが提供できるようにします。

テープによるチューブの再固定の方法

1. テープによるチューブの固定位置

気管チューブを固定する位置には、主に左右の「口角」と「門歯」があります。ほとんどの病棟では口角固定が選択されていますが、チューブが口角と直接接触することによって皮膚障害が発生しやすいことを念頭に置き、予防的ケアを必ず行うことが大切です(図1-①)。

門歯固定は、テープ交換の際に固定部位を確認せずに口角へ固定してしまい、気管チューブの挿入の長さが変わっていたなどインシデントが発生することが多いため、門歯固定に慣れていない場合は注意が必要です(図1-②)。

なお、口腔ケアを行う際に、気管チューブが口角で固定されていると、固定されている側(左右)のブラッシングが困難なことが多いです。門歯固定することによって、口腔ケアは比較的実施しやすくなります。

図1 気管チューブの固定位置

①口角固定

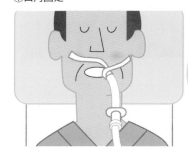

皮膚障害に注意

②門歯固定

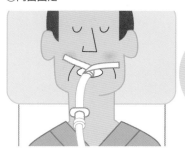

気管チューブ挿入の長さの変化に注意

2. テープによるチューブ再固定の必要物品

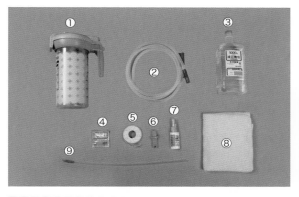
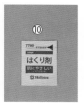
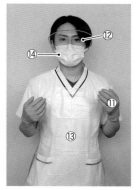

①吸引器　②吸引チューブ　③蒸留水　④アルコール綿　⑤固定用テープ
⑥バイトブロック　⑦皮膚被膜剤　⑧タオル　⑨吸引カテーテル　⑩粘着剥離剤
⑪手袋　⑫ゴーグル(アイガード)　⑬エプロン　⑭マスク
(必要な場合)●ひげ剃り

> 固定用テープの粘着性に影響があ
> るため、ひげが伸びている場合には
> あらかじめ剃っておきます

3. テープによるチューブ再固定の手順

　気管チューブのテープ交換や再固定は、必ず看護師
2名で行います。患者さんの「皮膚の状態」「意識レベ
ル」「鎮静レベル」「唾液の有無」「咳嗽の有無」「体動の有
無」からアセスメントし、固定位置・固定テープを選
択します。

　テープを上顎(左右頬部)と下顎に貼付し固定すると
強力な固定ができます(p.50、図2)。

1 固定された気管チューブの挿入の長さを確認
します。

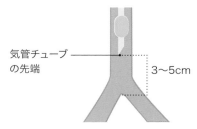

気管チューブ
の先端　　　　　3～5cm

2 固定用テープ貼付部の皮膚の状態や歯牙、歯
肉、口唇、口腔内を観察します(口腔内の潰
瘍形成や動揺歯の有無、口腔内でチューブが
クロスしていないか)。

3 体位をセミファーラー位とします。

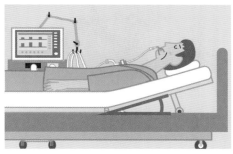

4 呼吸状態の観察・胸部聴診を行い、喀痰の貯
留がないかを確認します。喀痰の貯留がある
場合は、吸引を行います。

5 固定用テープを剥がす際は、粘着剥離剤を用
いて剥がしていきます。

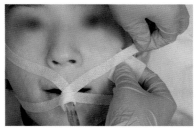

● 看護師1名が気管チューブを保持し、もう1名が以
　下 6 〜 8 の手順を行います。

6 顔面の清拭を行います。

7 皮膚が脆弱な場合は、皮膚被膜剤を使用し予
防的なスキンケアを行います。

8 テープの固定を行います（図2）。

図2 ▶ テープによる固定　　　　　　　　　　　　　　　　　　　　　※患者は撮影用モデル

固定方法

❶上顎の2面固定

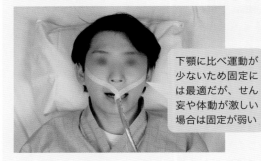

下顎に比べ運動が
少ないため固定に
は最適だが、せん
妄や体動が激しい
場合は固定が弱い

❷上顎と下顎の4面固定

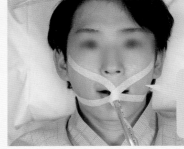

せん妄患者や
体動が激しい
患者の場合は
こちら

固定の手順（2面固定の場合）

❶動きの少ない上顎にテープを貼る

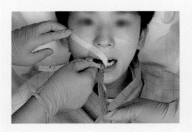

❷気管チューブの根元をテープで
二重に巻く

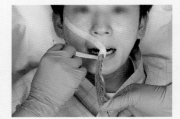

❸下向きに引っ張られないよう、テー
プを上向きに貼る

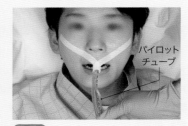

パイロット
チューブ

注意
カフのパイロットチューブが歯に当た
ると傷がついて、そこから空気が漏れ
る恐れがあるため接触がないよう注
意する

テープ固定に際しての注意点

● テープを貼付する際はテープに張力がかからないようにし、皮膚とテープの隙間をつくらないようにしま
しょう。
● 唾液や分泌物により固定用テープの粘着力が弱まった際には、テープの上から補強しても再固定の意味が
なく、チューブの予定外抜去につながります（テープを剥がして、新しいテープで再度固定を行う必要があ
ります）。
● 口角に固定する際は、口角と気管チューブが接触しないようにしましょう。
● バイトブロックを使用する際は、必ずバイトブロックと気管チューブの固定を別々に行います。
● テープには、粘着性、伸縮性、低刺激剥離性に富んだものなどさまざまな種類があるため、患者さんの皮
膚状態をふまえて選択します。
● 固定方法には、次稿（p.51〜）で紹介するように、アンカーファストなどテープ以外のデバイスもありま
す。使用する際は、各デバイスの利点・欠点を十分に熟知したうえで使用することが望ましいです。

● 気管挿管

気管チューブの固定方法
②器具によるチューブ固定方法

| 境　香織 |

POINT
- 器具を用いてチューブ固定をすることで、皮膚障害などを起こしにくくできる
- 患者状態によってはテープ固定のほうが適する場合があるほか、器具ごとに注意点があるため確認しておく

器具を用いたチューブ固定の特徴

気管チューブの固定には、テープによるもののほかに、トーマス チューブホルダーやアンカーファストなどの器具を使用して固定する方法があります。器具による固定には、さまざまなメリットがあります（**表1**）。

それぞれの器具は皮膚にやさしい素材でつくられているため、固定部位の皮膚障害が起こりにくいです。器具を正確に使用することで、誰でも確実に固定ができるため、固定方法を統一することができます。

ただし、器具の種類によっては貼付期間の制限があり、粘着性が低下すれば器具ごと気管チューブが抜けることがあります。そのため、各器具の特徴を知っておく必要があります。

また、患者さんの顔・頭の形や大きさ、頬のくぼみ具合、器具固定部位の創傷や褥瘡、皮膚の脆弱性やアレルギーによってはテープ固定のほうが適している場合があるため、患者さんの状態をアセスメントして固定器具の種類・サイズを選択します。

表1 器具を用いて気管チューブを固定するメリット

トーマス チューブホルダー	アンカーファスト
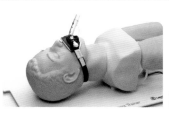 （写真提供：レールダル メディカル ジャパン株式会社）	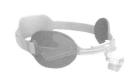 アンカーファスト　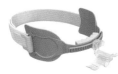 アンカーファスト スリムフィット （写真提供：アルケア株式会社） ※アンカーファスト、アンカーファスト スリムフィットは、Hollister社の商標です
● ネジ固定により気管チューブをすばやく固定・取り外しができる ● バイトブロックを同時に装着できる ● 通常の気管チューブ以外のラリンジアルマスクなども固定できる ● 気管チューブを閉塞させずに（患者さんの）歯と歯肉を保護できる　など	● 気管チューブの位置を簡単に移動でき、口腔ケアがしやすく、口角や口唇の皮膚障害発生予防ができる ● 数日間装着したまま使用できるため、頻繁な剥離刺激による皮膚障害発生の予防ができる ● サイズが2種類あり、頭・顔の小さな患者さんにも装着できる　など

1. 器具によるチューブ固定の手順

器具を使用する気管チューブ固定は、それぞれの器具が定めている固定方法に従って行います。

テープ固定時と同様に、固定は必ず看護師2名で行います。器具によっては装着部位が濡れたたままでも装着できるものがありますが、基本的には装着部位が乾いた状態で固定します。

1 患者さんのアセスメント（器具使用部分の皮膚状態・頬のくぼみ・推定固定期間・頭と顔の形、サイズなど）を行います。

2 器具の選択を行い、器具の使用方法を確認します。

3 気管チューブの位置を確認します。

4 体位をセミファーラー位に調整します。

5 呼吸状態を観察します（胸部聴診、喀痰貯留、呼吸回数、胸郭の挙上の有無など）。

6 喀痰貯留時は吸引を行います。顔面清拭および皮膚が脆弱な場合には、皮膚被膜剤の塗布を検討します。

7 看護師1名が気管チューブを保持します（もう1人の看護師が器具の装着を行います）。

8 気管チューブを固定します（図1）。

図1 器具による気管チューブの固定（アンカーファストの場合）　　　　　※患者は撮影用モデル

❶ネックストラップを外し、頬にリップスペーサーを合わせます。フォーム状のリップスペーサーが上唇中央部の上の皮膚に軽く触れるように置いて位置を決める

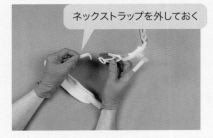

ネックストラップを外しておく

❷皮膚保護剤パッドの剥離紙を剥がし、両頬へ、密着させる

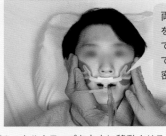

両方の皮膚保護材を皮膚に押し当て、30秒間保持して皮膚にしっかり密着させる

❸シャトルクランプを中央に移動させる

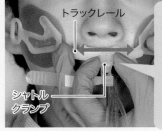

トラックレール

シャトルクランプ

シャトルクランプの両側のタブをつまみ、内側に押さえたままトラックレール上を移動させ、気管チューブのちょうど真上にくるように調整する

❹チューブストラップを気管チューブに固定する

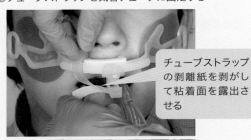

チューブストラップの剥離紙を剥がして粘着面を露出させる

チューブストラップをしっかり気管チューブの周囲に巻き、残りの部分をチューブ保持クランプの上に置いてゆるみがないように引く

❺チューブ保持クランプを閉じて固定する

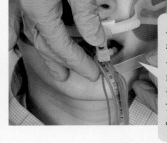

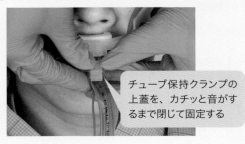

チューブ保持クランプの上蓋を、カチッと音がするまで閉じて固定する

器具を用いたチューブ固定での注意点

器具を用いて気管チューブを固定する場合、その特徴を理解し、患者さんに合った器具を選択し使用しましょう。

表2に、トーマス チューブホルダーとアンカーファストの注意点と、その対応例を挙げます。

表2 器具別の注意点と対応例

トーマス チューブホルダー	アンカーファスト
●長期使用には向かないため、基本的には24時間以上は使用しない →救急の場面など、長期使用を必要としない場合に選択する ●口腔がほとんどふさがれてしまい、ケアしにくく、気管チューブ固定箇所が一定のため皮膚障害を起こしやすい →口腔ケアが必要となるほどの長期使用はしない	●ハイドロコロイド材を使用しているが、患者さんの皮膚の状態や、アレルギー反応によっては使用できない患者さんもいる →必要に応じてテープテストなどを行い、使用可能か判断する。テープに対するアレルギー反応が強い場合は使用しない ●唾液や発汗によって、皮膚保護材パッドが患者さんの頬に密着せず、剥がれることで気管チューブの挿入の長さが浅くなったり、抜管するリスクがある →頻繁に観察を行い、剥がれやすくなる原因を検索する。原因が解決されない場合は他のデバイスを選択する ●チューブ保持クランプのゆるみ、チューブストラップの粘着性の低下により、気管チューブが外れることがある →頻繁に観察を行い、必要時に新しい器具へ交換する ●トラックレールに沿って気管チューブを動かす際、閉口したまま動かすことで、歯による気管チューブの損傷が起こることがある →患者さんに開口してもらいながら動かす ●長期間同じものを使用すると、皮膚障害を起こすことがある →少なくとも2週間に1回は皮膚の観察などを行い、継続使用が可能か検討すること。必要時は新しい器具に交換し、繰り返しの使用はしない ●バイトブロックを同時に固定できない →別途、テープで固定する

● 気管挿管

気管挿管時の薬剤投与の注意点

| 岡本まとか　玉造竜郎 |

●緊急気管挿管は、RSI（迅速導入気管挿管）により成功率を高め、合併症発生率を軽減させて行う
●鎮痛薬、鎮静薬、筋弛緩薬の投与順や禁忌を把握しておく

　気管挿管を行う際、「関連した有害事象を最小限にする」ことが大原則です。そのため、挿管する医師は細心の注意を払って挿管手技に取り組みます。万が一、患者さんが胃内容物を嘔吐してしまうと窒息する恐れがあるため、予定手術で挿管する場合は事前に患者さんに食止めをします。しかし、急変時に行う緊急気管挿管は胃内容物が消化されるまで待っている時間はありません。

　そこで、「迅速導入気管挿管（rapid sequence intubation：RSI）」という方法により、嘔吐を予防したうえで気管挿管を行います。この際、薬剤の使用によって適切な挿管環境をつくることができます。気道管理を容易にすることで気管挿管の成功率を高め、胃内容物の嘔吐による吐物の誤嚥リスクを最小限にし、合併症発生率を軽減させます[1,2]。

　RSIの一連の流れを**図1**[3]に示します。また、RSIで使用する薬剤について、実際の投与方法を含めて**表1**[4,5]にまとめました。

鎮痛薬の注意点

　挿管手技時の痛み刺激により交感神経が賦活され、頭蓋内圧の亢進や咳嗽、咽頭れん縮などの呼吸器症状を誘発することがあります。

　その予防として鎮痛薬を用いますが、オピオイド鎮痛薬であるフェンタニルなどの血行動態への影響が大きい薬剤を主に使うため、投与時の血圧の変動に注意が必要です。ショックバイタルや血行動態が著しく不安定な患者さんへは、鎮静薬と筋弛緩薬の使用を優先する場合があります[6,7]。

図1 RSIの手順

救急カート、薬剤の準備	酸素投与	鎮痛薬の投与	鎮静薬・筋弛緩薬の投与	挿管	挿入後の管理
	（挿管時の呼吸状態を安定化するため。3分間投与）	（挿管開始3分30〜40秒前）	（挿管開始30〜40秒前）		（挿管チューブの固定、チューブの位置を胸部X線で確認、血液ガス分析など）

（文献3より一部改変）

表1 ▶ RSIで用いる薬剤

分類	一般名	主な商品名	用法・用量	作用発現時間	作用持続時間	ポイント
鎮痛薬	フェンタニルクエン酸塩	フェンタニル(1アンプル0.1mg/2mL)	2μg/kgを30〜60秒かけて静脈内投与(血圧が低い場合は1μg/kg)	即時	約30〜45分	●主な副作用：血圧低下 ●麻薬であるため薬品管理に注意 ●鎮静作用も併せもつ
鎮静薬	ミダゾラム	ドルミカム®(1アンプル10mg/2mL)	0.05〜0.2mg/kgを急速静注 ※血行動態に応じて適宜増減	約60〜90秒	約15〜30分	●主な副作用：呼吸抑制、血圧低下
循環作動薬(鎮静薬投与による低血圧時)	ノルアドレナリン	ノルアドリナリン®(1アンプル1mg/mL)	0.01〜0.2μg/kg/分を点滴静注	即時	(血圧上昇作用は投与中止1〜2分以内に消失)	●血圧を経時的に測定し、適宜調節が必要 ●血圧が維持できたら投与を中止する
筋弛緩薬	ロクロニウム臭化物	エスラックス®(1バイアル50mg/5mL)	0.9mg/kgを静脈内投与	約45〜60秒	約60分	●禁忌：挿管困難・換気困難症例 ●エスラックス®は冷所保管(後発品は室温保管可)
筋弛緩薬の拮抗薬(挿管不能・換気不能時)	スガマデクスナトリウム	ブリディオン®(1バイアル200mg/2mL)	16mg/kgを10秒かけて静脈内投与	約1〜2分(約6分で最大)		●高価(1バイアル約9,000円)

※フェンタニルは注射薬については成分名と商品名が同一の薬品のみ国内で販売されている。
※ミダゾラムとロクロニウム臭化物は後発医薬品が販売されている。

(文献3,4ならびに各薬剤添付文書を参考に作成)

鎮静薬の注意点

意識がしっかりした状態での気管挿管は、患者さんに強い苦痛が生じます。ミダゾラムなどの鎮静薬は、その負担を取り除くために使用します。

ミダゾラムは他の鎮静薬と比較して血行動態への影響が少なく、RSIの標準薬といわれています[8]。著しい血圧の低下が見られる場合はノルアドレナリンの投与を行うため、前もって準備しておくとよいでしょう。

筋弛緩薬の注意点

ロクロニウム臭化物などの筋弛緩薬を用いて筋肉の抵抗をなくし、挿管手技をスムーズにします。ロクロニウム臭化物には拮抗薬であるスガマデクスナトリウムも存在します。同時に準備すれば、万が一挿管不能・換気不能になってしまった場合にも、すぐに対応できます[8]。

重度の肥満、気道閉塞、頸髄損傷による頸椎病変、マスクフィットの不良などの挿管困難が予測できる場合は、筋弛緩薬の使用は禁忌となるので注意してください[9]。

〈引用文献〉
1. Brown CA 3rd, Bair AE, Pallin DJ, et al：Techniques, success, and adverse events of emergency department adult intubations. *Ann Emerg Med* 2015；65(4)：363-370.
2. Walls RM, Brown CA 3rd, Bair AE, et al：Emergency airway management：a multi-center report of 8937 emergency department intubations. *J Emerg Med* 2011；41(4)：347-354.
3. Brown CA 3rd, Sakles JC, Mick NW：The Walls Manual of Emergency Airway Management Fifth Edition. Philadelphia, USA：Wolters Kluwer；2017：235.
4. Stollings JL, Diedrich DA, Oyen LJ, et al：Rapid-sequence intubation：a review of the process and considerations when choosing medications. *Ann Pharmacother* 2014；48(1)：62-76.
5. 日本麻酔科学会：麻酔薬および麻酔関連薬使用ガイドライン 第3版. https://anesth.or.jp/users/person/guide_line/medicine (2023.10.31アクセス)
6. Cork RC, Weiss JL, Hameroff SR, et al：Fentanyl preloading for rapid-sequence induction of anesthesia. *Anesth Analg* 1984；63(1)：60-64.
7. Dahlgren N, Messeter K：Treatment of stress response to laryngoscopy and intubation with fentanyl. *Anaesthesia* 1981；36(11)：1022-1026.
8. Hampton JP：Rapid-sequence intubation and the role of the emergency department pharmacist. *Am J Health Syst Pharm* 2011；68(14)：1320-1330.
9. Reed MJ, Dunn MJ, McKeown DW：Can an airway assessment score predict difficulty at intubation in the emergency department. *Emerg Med J* 2005；22(2)：99-102.

● 気管切開

気管切開の方法

| 和田麻依子 |

POINT
- 気管切開は、挿管が長期になる場合や困難な場合などに行われ、一時的なものと永久気管孔を造設するものがある
- 口腔内にチューブがないことでストレスが軽減する一方で、気管切開孔付近の感染等の恐れがあることから観察が重要である

気管チューブによる人工呼吸器の装着が困難な場合などに、第2・3気管軟骨間を切開して気管切開チューブ（図1、2）を挿入することがあります。

ここでは、気管切開の適応やメリット・デメリットを解説します。

図1 単管気管切開チューブ

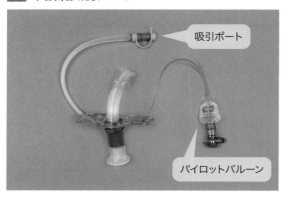

吸引ポート

パイロットバルーン

図2 複管気管切開チューブ

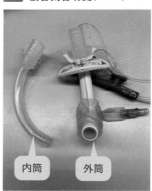

- 内筒と外筒があり、内筒は外して洗浄することが可能
- 気道分泌物が多い患者などに使用される場合がある

内筒　外筒

気管切開の種類

1. 切開期間での分類 (表1)

1)一時的気管切開

一時的に、第2・3気管軟骨部を切開して気管切開チューブを挿入する方法です。

呼吸が安定し、人工呼吸器からの離脱、吸引回数が減少すれば、気管切開チューブを抜去することができます。

2)永久気管孔造設

喉頭がん・咽頭がんなどの治療のため咽頭を切除す

る場合や、重度の嚥下障害がある重症心身障害児の誤嚥防止のために行われます。

喉頭気管分離術によって、気管を頸部の皮膚に縫合してつくられます。呼吸はすべて永久気管孔で行われるため、孔を塞がないように注意をする必要があります。孔が塞がれてしまうと窒息してしまいます。

また、バッグバルブマスクを使用しての強制換気をする場合は、口腔ではなく、気管切開孔に直接マスクを当てます（図3）。

表1 気管切開の種類

一時的気管切開	永久気管孔造設
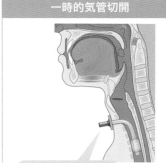	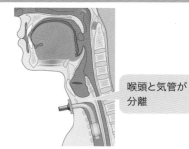
第2・3気管軟骨部	喉頭と気管が分離
一時的に第2・3気管軟骨部を切開し、気管切開チューブを挿入する	第2・3気管軟骨部を切開し、気管を頸部の皮膚に縫合する（喉頭と気管を分離させる） ※以降、呼吸はすべて永久気管孔を介して行われるため、塞いだり入浴時に水が入らないように注意する

図3 気管切開孔からのネーザルハイフローの使用

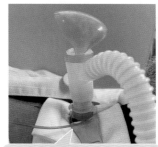

永久気管孔造設の場合、呼吸はすべて切開孔から行われるため呼吸器のケア器具もすべて切開孔に設置する

2. 切開手段での分類

1）外科的切開

　手術室で行われる、外科的に気管切開を行う方法です。気管部を切開して直接気管を露出させて切開をします。上気道の疾患がある場合は、外科的切開が選択される場合が多いです。

2）経皮的切開

　簡易切開キットなどを使用して、穿刺した穴を使用して気管切開を行う方法です。
　病室でも実施することができます。

気管切開が適応になる場合

1. 上気道の疾患（気道熱傷、腫瘍、変形、外傷など）がある場合

　気管チューブの挿入は、出血や腫瘍への刺激、また挿入困難や挿入に時間がかかることでの長時間の酸素供給量の低下などが起こることがあります。

　上気道に疾患がある場合は、挿管ではなく気管切開が第1選択となります。

2. 気道分泌物や出血が多く、気管チューブの管理が困難な場合

　気道分泌物や出血がある場合、気管チューブを挿入することで気道分泌物や血液を肺に押し込んでしまう場合があります。

3. 人工呼吸器の使用が長くなる場合、または長くなると予測される場合

　長期間の気管挿管は、VAP（人工呼吸器関連肺炎）が起きやすいことから、気管チューブの挿入は、感染予防面などから通常1〜2週間を目安とされています。そのため、長期に人工呼吸器の装着を必要とする場合に、気管切開が検討されます。

気管切開を行うことのメリット

1. 違和感・ストレスが、気管挿管よりも少ない

気管チューブは口腔内にチューブが留置されていることで、患者さんは口腔内の違和感が強くなります。しかし気管切開は、第2・3気管軟骨間を切開して気管切開チューブを挿入するため、口腔内の違和感がなく、口を自由に動かすことができます。

口を自由に動かすことができるため、声が出せなくても口を動かせばコミュニケーションをとることができるようになり、食事摂取も可能となることでストレス軽減となります。

2. 死腔が少なくなり、人工呼吸器からの離脱を行いやすい

死腔とは、呼吸器系のなかで直接のガス交換に関与していない部分のことです（**図4**）。気管チューブの場合、口腔から出ている気管チューブの長さのぶん、余計な死腔が発生しています。

気管切開チューブの場合、口腔内を通らないうえにチューブが短いため、気管チューブと比較して死腔が減少します。死腔が減少することで、人工呼吸器からの離脱が行いやすいです。

3. 気管切開をして、気管切開孔が形成されれば入れ替えが容易にできる

気管チューブの入れ替えは、苦痛を伴うため鎮静をして行います。

一方で気管切開チューブの場合は、一度気管を切開し、チューブを留置してしまえば気管切開孔ができるため、交換時の苦痛を軽減できます。また、交換時の鎮静の必要がなくなり、身体への影響も少なくなります。

4. 自宅での管理がしやすい

気管チューブは口腔内にチューブが入っているため口腔ケアや吸引が不十分となりやすいです（挿管中の口腔ケアの方法はp.125〜を参照）。

気管切開では、気管部を直接切開していることから口腔ケアや口腔内の吸引がしやすく、気管切開孔が形成されれば交換も容易にでき、もし事故抜管が起こったときでもすぐに新しいチューブを挿入することができるため、自宅での管理がしやすくなります。

神経筋疾患患者の場合、多くの方が気管切開をして自宅での療養生活を送っています。自宅で療養ができることは、患者さんのストレス軽減にもつながります。

5. 吸引がしやすい

気管切開部から、主気管支までの長さが短いため吸引がしやすくなります。

6. スピーチカニューレを使用すれば、言語でのコミュニケーションがとれる

気管切開チューブの種類でスピーチカニューレというものがあります。スピーチカニューレに装着した弁によって声を出すことが可能となり、言語的コミュニケーションをとりやすくなります。

図4 死腔

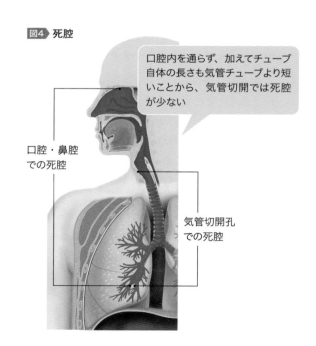

口腔内を通らず、加えてチューブ自体の長さも気管チューブより短いことから、気管切開では死腔が少ない

口腔・鼻腔での死腔

気管切開孔での死腔

気管切開を行うことのデメリット

1. 切開による侵襲的なダメージ

まず、挿入時に外科的処置や穿刺などが必要となります。これは侵襲的な処置となり、患者さんへの負担が大きくなります。気切部に数cmの傷が残ります（図5）。

また、切開時に気管損傷と出血のリスクもあります。

2. 気管切開チューブが皮下に迷入する恐れ

気管切開チューブが動き、気管に挿入されていたチューブが皮下に迷入してしまうことがあります。人工呼吸器装着中の場合、皮下に入り込んだチューブから空気が送り込まれ、皮下気腫の原因となります。

3. 気管切開部の感染のリスク

気管切開を実施した直後は感染症を起こしやすいため、挿入部の皮膚の状態や滲出液などに注意します。

4. 気管切開部の皮膚トラブルのリスク

ネクタイなどをきつく締めてしまうと皮膚が圧迫され、医療関連機器圧迫創傷（medical device related pressure ulcer：MDRPU）の発生の恐れがあります。また、気管切開チューブのサイズが合っていない場合などには肉芽が形成されてしまう恐れもあります。

5. 声が出せなくなる

声帯の下に気管切開をするため、発声ができなくな

図5 気管切開チューブ抜去後の頸部

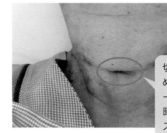

切開に伴う傷が生じるため、女性の場合にはスカーフの使い方など、必要時には整容面のアドバイスを行う

ります。気管切開孔を閉鎖すると発声をすることができるようになります。しかし、長期間声帯を使用していない場合、声が出せるようになるまでに時間がかかることがあります。

6. 加温加湿が変化する

通常の呼吸では、鼻腔を空気が通ると加温加湿され肺まで到達します。しかし、気管切開になると加温加湿ができなくなります。加湿がされないと痰が固くなり吸引に時間を要したり、痰詰まりによる窒息などを引き起こす原因となります。そのため、人工鼻や加温加湿器を使用します。

〈参考文献〉
1. 小谷透監修：ゼロからわかる人工呼吸器ケア. 成美堂出版, 東京, 2017.
2. 道又元裕, 小谷透, 神津玲編：人工呼吸管理実践ガイド. 照林社, 東京, 2009.
3. 看護スキルアッププロジェクト編：これでわかった！ 人工呼吸管理. エキスパートナース 2016；32(7).
4. 市川幾恵監修：「意味づけ」「経験値」でわかる病態生理看護過程. 日総研出版, 愛知, 2006.
5. 樫山鉄矢, 勝博史：ハローキティの早引き人工呼吸ケアハンドブック. ナツメ社, 東京, 2010.
6. 川口有美子, 小長谷百絵：在宅人工呼吸器ケア実践ガイド ALS生活支援のための技術・制度・倫理. 医歯薬出版, 東京, 2016.

●気管切開

気管切開チューブの種類
（スピーチカニューレ、複管タイプ、単管タイプ）

| 小野寺敦啓 |

POINT
- 気管切開チューブの構造の違いとして、「カフの有無」「単管・複管タイプ」「側孔の有無（スピーチタイプ）」の3つに分けられる
- 人工呼吸器装着の有無、チューブ内腔汚染や誤嚥の有無、気道分泌物の量・性状、発声機能の状況などから判断し、適切な気管切開チューブを選択する

気管切開チューブの概要

　気管切開術後患者の気管切開孔にチューブを挿入する場合は、気管切開チューブを用います。気管切開孔を介して気管側壁からチューブを気管に挿入することから、チューブ本体の中央部は直角に近い角度で曲げられており、普通の気管チューブに比べて長さが短いのが特徴です。

気管切開チューブの構造（図1）

①フランジ：頸部への固定に用います。可動式のものもあります。ホルダー、ウィング、ネックプレートとも呼ばれます。

②パイプ：気管切開チューブ本体で空気の通り道です。

③パイロットカフ：カフのふくらみ具合を確認するためのバルーンです。インジケーターカフともいいます。

④15mmコネクタ：IS・ISO規格に対応し、各メーカーの人工呼吸器、人工鼻、バッグバルブマスク等と接続できるようになっています。

⑤カフ上部吸引ライン：カフ上部の貯留物を吸引するためのラインです。

⑥カフ：気管の上部と下部を分離できるバルーンです。

⑦ID/OD：チューブの内径（ID）と外径（OD）が表記されています。

図1 気管チューブの構造（例）

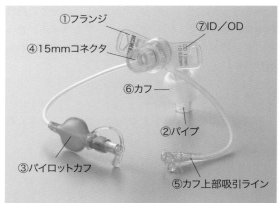

コーケンネオブレス　単管タイプ
（写真提供：株式会社高研）

©2023 KOKEN CO., LTD.

気管切開チューブの種類

気管切開チューブにはさまざまな種類がありますが、構造の違いとして「カフの有無」「単管・複管タイプ」「側孔の有無（スピーチタイプ）」の3つに大きく分けられます。

1. カフの有無（図2）

カフ付きカニューレは、カニューレの先端付近に上気道と下気道を分断するカフを有するため、咽頭や鼻腔内分泌物の気管・肺への流入を減らすことができます。また、チューブ周囲からのガス漏れを防ぐことができるため、人工呼吸器を使用する場合にはカフ付きカニューレを使用していきます。

ただし、カフ圧が不適切な場合、接触する気管粘膜の壊死につながったり、カフが食道を圧排することで嚥下がやや困難になったりすることがあります。また、カフ上部に流入する唾液や食物は自力で喀出することは構造上不可能であることから、適宜カフ上の吸引を行うなどの対応が必要になります。

2. 単管タイプ（図3）

側孔や内筒はなく、外筒のみの一重構造になっています。気管切開術直後の急性期や意識障害などにより発声が見込めない場合には単管タイプを選択します。

チューブ内腔に付着した分泌物などで気道閉塞の危険がある場合は、気管切開チューブ自体の交換が必要になります。

3. 複管タイプ（図4）

内筒と外筒の二重構造になっており、チューブ本体（外筒）はそのままで、内筒のみ取り出して洗浄や交換が可能な構造となっています。そのため、喀痰が多くチューブ内が汚染しやすい場合や分泌物の付着により閉塞の可能性が高い場合に複管タイプを選択していきます。ただし、その構造上、一重管から同じ外径の二重管に入れ替えるときは、外径に対して内径が狭くなるという特徴があります。

普段は、外筒内腔の汚染を防ぐため、内筒を挿入したまま使用します。長期間内筒を抜いたままにすると、挿入のタイミングで外筒内腔に付着した分泌物などが気管内に削り落ちることにつながります。

図2 カフなしタイプの例

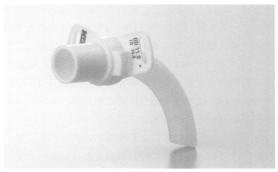

コーケンPPカニューレ 単管
（写真提供：株式会社高研）
©2023 KOKEN CO., LTD.

図3 単管タイプの例

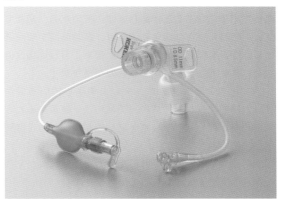

コーケンネオブレス 単管タイプ
（写真提供：株式会社高研）
©2023 KOKEN CO., LTD.

図4 複管タイプの例

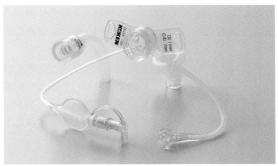

コーケンネオブレス 複管タイプ
（写真提供：株式会社高研）
©2023 KOKEN CO., LTD.

4. スピーチカニューレ（チューブ本体に側孔があるタイプ）(図4)

　側孔の有無は発声の可否にかかわります。スピーチカニューレは、外筒部分に空気孔（側孔）のあるカニューレに一方向弁（スピーチバルブ）を装着することで発声ができる構造となっています。音声でのコミュニケーションができないことは大きなストレスとなるため、意識障害がなく自発呼吸があり、誤嚥のリスクが少ない場合にはできる限り早期に側孔があるスピーチタイプの選択を検討していきます。

　スピーチバルブは弁により呼気の方向を制御でき、吸気時には開き呼気時には閉じる構造となっています。つまり、呼気がカニューレ孔ではなく側孔から喉頭・咽頭へ流れ、声門を通り発声ができるようになります。また、痰や誤嚥した物を自力で喀出できるようになります。ただし、吸気・呼気ともに空気の通り道が装着前より狭くなることから、患者さんは息苦しさを感じて不安になることがあります。そのため、初めてスピーチバルブを装着する際には、装着時間を短時間にし、呼吸を慣らしていきます。また、苦しい場合はすぐに外せることを説明する必要があります。

　カフ付きスピーチカニューレを使用している場合は、カフを脱気せずにスピーチバルブを装着すると呼気の通路が狭くなり苦しさを感じやすいためカフは脱気して使用します。脱気の際は、カフ上の分泌物が気管内へ流入する可能性があるためカフ上部吸引ができる場合は実施後に脱気をしていきます。

5. その他の気管（切開）チューブ

1)移動式フランジ機能付きタイプ(図6)

　フランジの部分が可動し、チューブの深さの調整が自由に行える構造となっています。頸部の病変や肥満などにより体表から気管まで距離がある場合や挿入の深さを調整（浅くまたは深く）したい場合に選択します。

　例えば、気管内に肉芽や潰瘍により狭窄がある場合はチューブによる気管への刺激を軽減させるために深く挿入します。利点として、チューブ壁内にステンレス製の螺旋が入っているため、気管の偏位や腫瘍による圧迫に対して気道が確保できます。

　欠点として、フランジ部分が可動することでチューブの長さが変わる可能性や、金属製の部品を使用しているためMRI検査は行えません。

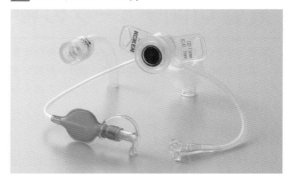

図5　スピーチカニューレの例

コーケンネオブレス スピーチタイプ
（写真提供：株式会社高研）

©2023 KOKEN CO., LTD.

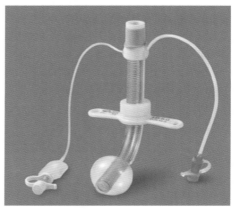

図6　移動式フランジ機能付きタイプの例

GBアジャストフィット吸引型
（写真提供：富士システムズ株式会社）

2)保持用カニューレ(図7)

①レティナ

　気管切開孔を保持するために、外フランジと内フランジとの間で皮膚と気管前壁を挟むように固定する構造となっています。気管内に留置されている部分が最小限なため接触刺激による肉芽形成のリスクを軽減できます。自発呼吸があり誤嚥がない患者さんに選択されます。また、専用のアダプタを使用することで、発声訓練や呼吸訓練を行うことができます。ただし、咳嗽により本体が抜けることがあるため、抜去リスクが高い場合は専用のフレームで固定します。

②ティチューブ

　気管狭窄を防止することに加え、気道確保を目的としています。シリコーン製なため柔軟性があり気道粘膜を刺激せず挿入や抜去が容易であることや、組織反応がほとんどないこと、付属の栓により自然呼吸・発声が可能です。ただし、長期的な留置により閉塞や感染などの合併症の可能性もあります。

図7 保持用カニューレの例

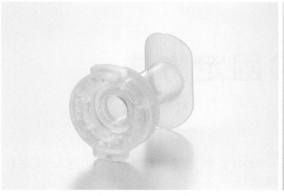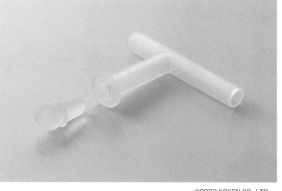

左：レティナ、右：ティチューブ（2製品とも写真提供：株式会社高研）

気管切開チューブの選択の基準

　上述したように、気管切開チューブには気道管理という共通の目的があるものの、さまざまな種類があります。しかし、各チューブには利点・欠点があり、それらを踏まえたチューブの選択が必要になり、人工呼吸器装着の有無、チューブ内腔汚染や誤嚥の有無、気道分泌物の量・性状、発声機能の状況などから判断されます（図8）。

図8 気管（切開）チューブ選択のフローチャート

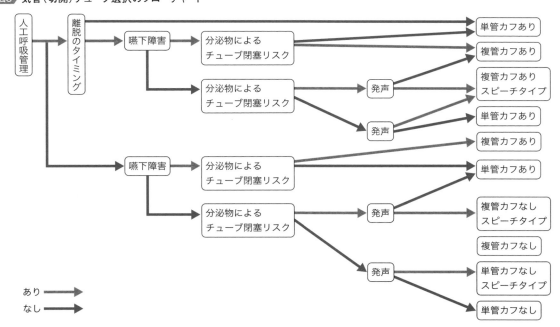

〈参考文献〉
1. 亀井優嘉里, 大野峻, 天津久郎：気管切開とその後の管理. 多根総合病院医学誌 2022；11(1)：3-8.
2. 大熊るり：気管切開の管理をどのように行うか？－抜去のタイミング, 嚥下訓練. Medical Rehabilitation 2022；276：147-151.
3. 桜井一生, 加藤久幸：気管カニューレの種類と選択. Johns 2013；29(10)：1721-1725.

気管切開

気管切開チューブの固定方法

| 三浦まき |

POINT
- 体位変換時・移動時に、気管切開チューブの抜去や、皮下・縦隔などへの迷入が起こりやすい
- 特に、まだ瘻孔が形成されていない気管切開術後は、確実なチューブ固定と細心の注意が必要である

気管切開チューブの確実な固定は、気管チューブの場合と同様に大切な看護ケアの1つです。「重要なチューブが抜けていた」「抜けかかっていた」といった事態は生命に直結する大きな問題です。

また、気管チューブと同様、チューブ接触部位の皮膚障害は患者さんに苦痛を与えます。安全・安楽な療養のために気管切開チューブの固定方法をしっかりと身につけ、統一したケアの提供をめざしましょう。

気管切開チューブの固定で注意したい場面

疾患や治療のために長期の気道管理が必要な患者さんは、気管切開チューブで管理されていることが多く、病棟においても日常的にケアを行う必要があります。

看護師の日常的なケアである「気管切開チューブ周囲の処置時」「体位変換時・移動時」に気管切開チューブの抜去や皮下・縦隔などへの迷入が報告されています。このため、日常生活における気管切開チューブの固定は非常に重要なケアです。ベッド上安静時と、体位変換・移動時、気管切開術後の固定について以下に述べます。

1. ベッド上安静時

閉鎖式吸引カテーテルを使用している場合は、カテーテルの重さで気管切開チューブが下方向に引っ張られてしまいます。気管切開チューブが気管に対して垂直になるように固定を行います（図1）。

2. 体位変換時・移動時

体位変換や移動を行う際は、必ずチューブを保持・管理するスタッフが1名は必要となります。自力で移動や体位変換が行えない患者さんの場合は、必ず役割分担を行います。役割の例は、「リーダー」「気管切開チューブ管理者」「観察者・生体情報モニタ監視者」「輸液などの挿入物の管理者」「体位変換・移動実施者」です。

体位変換時は、人工呼吸器回路が引っ張られることがあります。気管切開チューブを保持しながら回路を持つことで安全に行えます（p.68参照）。

図1 ベッド上安静時の気管切開チューブの固定

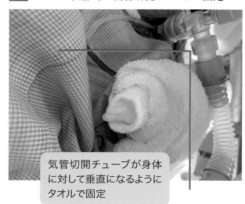

気管切開チューブが身体に対して垂直になるようにタオルで固定

3. 気管切開術後

　気管切開術後は、すぐに瘻孔が形成されないため確実な固定と細心の注意が必要です。手術後は、皮膚への縫合糸の固定が確実に行われているか確認が必要です（図2）。また、気管切開術後は、気管切開部周囲からの出血があるため、ガーゼ交換を頻繁に行うことが多いです。

　しかし、頻繁に交換することにより**気管切開チューブの位置がずれ、チューブの迷入**につながりやすいです。加えて、ガーゼ交換することで血餅が除去され、止血の遅延が発生する可能性があるため、"出血している＝ガーゼ交換"とは安易に考えないようにしましょう。出血が持続する場合は、医師へ報告しましょう。

図2 気管切開術直後の注意点

縫合糸の固定が確実に行われていることを確認する
※固定の位置は、縫合を行う医師によって異なる

ガーゼ交換は1日1回行いますが、ガーゼ汚染がひどい場合は適宜交換します

● 気管切開

気管切開孔のケア

| 戸室真紀子 |

POINT
- 気管切開孔と周辺部位は、「どうなったら異常か」を把握したうえで観察を行う
- ケアの実施にあたっても、気管切開患者の状態を念頭に置き、不利益な状況を起こさないよう注意する

気管切開を行った患者さんの観察ポイント

1. 皮下気腫・縦隔気腫・気胸

気管切開直後では、周辺組織が疎なために皮下や縦隔にエアが漏れて気腫や気胸が起こります。

気胸や縦隔気腫は胸部X線で確認することができ、皮下気腫は患部を触診した際の握雪感（「ギュッギュッ」と表現されるような雪を手で握った感覚、図1）や聴診での副雑音（「パリパリ」「パチパチ」と表現される、細かい破裂音〈断続性副雑音、ファインクラックル〉が聴こえる）を観察します。

2. 出血

出血の原因には、「手術操作による刺激」や「術後の気管粘膜の炎症性病変」「潰瘍」「肉芽からの出血」があり、吸引時のカテーテルの刺激は出血の誘因となりま

す。また、気管切開チューブの交換時に、肉芽を傷つけることで出血する場合もあります。

長期間、気管切開チューブが留置されている場合、チューブに血管（腕頭動脈）が圧迫されることによる瘻孔形成（気管腕頭動脈瘻）を生じることがあります（図2）。このとき、気管切開孔からの多量出血が見られるため、注意が必要です。

3. 気管切開部の感染徴候と切開部周囲の皮膚障害

切開部に感染が生じていないか、発赤・腫脹・熱感・疼痛・排膿（性状）の有無を観察します。また、気管切開部周囲に皮膚障害をきたす場合があります。これに対しては、びらん・潰瘍・肉芽の有無を観察します。

図1 皮下気腫を疑う際の触診のポイント

● 触診によって皮下気腫の範囲と拡大の有無を確認する

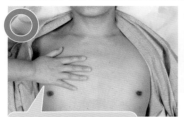

手掌全体でソフトに手を当て、指先で胸郭表面の皮膚を圧迫する

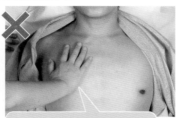

指先に力を入れて触ると患者さんに不快感を与える（指を立てるような触り方はしない）

図2 気管腕頭動脈瘻

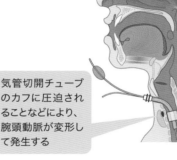

気管切開チューブのカフに圧迫されることなどにより、腕頭動脈が変形して発生する

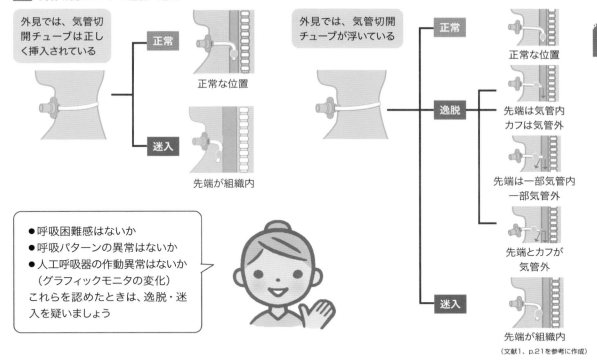

図3 気管切開チューブの逸脱・迷入

外見では、気管切開チューブは正しく挿入されている

正常 → 正常な位置

迷入 → 先端が組織内

- ●呼吸困難感はないか
- ●呼吸パターンの異常はないか
- ●人工呼吸器の作動異常はないか
  （グラフィックモニタの変化）
これらを認めたときは、逸脱・迷入を疑いましょう

外見では、気管切開チューブが浮いている

正常 → 正常な位置

逸脱 → 先端は気管内カフは気管外

先端は一部気管内一部気管外

先端とカフが気管外

迷入 → 先端が組織内

（文献1、p.21を参考に作成）

4. 気管切開チューブの固定・位置

気管切開チューブの位置がずれて、チューブの先端が肉芽や気管壁に当たり閉塞したり、気管切開チューブが逸脱・迷入することもあります。そのため、カフが見えていないか・チューブが浮いていないか、チューブの位置が偏っていないかを観察します（**図3**）。

気管切開直後に必要なケア

1. 気管切開孔の管理

術直後は気管切開孔を消毒（0.025％ザルコニン液を使用）し、切り込みガーゼによる保護を行います。切り込みガーゼは、出血や滲出液の吸収や圧迫軽減などの目的で使用します。

気管切開術後の創痛が強い場合には、非ステロイド性抗炎症薬（NSAIDs）などを使用して症状緩和に努めます。

2. 気管切開チューブの管理

気管切開術後早期は気管切開孔の肉芽形成が不十分であることから、気管切開チューブが抜けると再挿入が困難です。そのため、「カフが見える、チューブが浮いている」「呼吸状態の異常（頻呼吸、呼吸困難）があ

る」「人工呼吸器の作動異常（低換気、呼気CO_2の検出ができないなど）がある」「患者さんの声漏れがある」といった異常を認めた場合は、気管切開チューブの逸脱・迷入を疑います。

気管切開孔が完成し、安定するまで、気管切開チューブのフレームを皮膚に直接縫合・固定して抜去を防止します。縫合は、気管切開チューブフレームの左右の穴に上下2か所ずつ固定します。しかし、皮膚の伸展や咳嗽で気管切開チューブの先端位置が変わるため、外見ではチューブが抜けていないように見えても先端が皮下組織へ迷入してしまう場合もあるため、注意が必要です。

日々のケアでは、縫合糸が切れていないか、縫合部の皮膚に発赤や潰瘍ができていないかを観察します（**図4**）。

PART 2 気管挿管と気管切開 — 気管切開

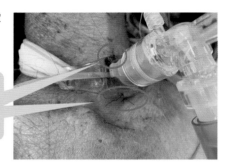

図4 ▶ 気管切開チューブの縫合固定

糸でチューブフレームを直接皮膚に固定している
→縫合糸が切れていないかを確認する

気管切開直後以降の通常ケア（保清）

1. 気管切開孔の保清

気管切開孔が完成したら、清浄綿や皮膚洗浄剤（セキューラ®CL、リモイス®クレンズなど）を用いた清拭などを行い、皮膚の清潔を保つようにします。

気管切開孔は唾液や気道分泌物により汚染されやすいことや、過剰な滲出液によって浸軟（皮膚がふやけた状態）が続き、**スキントラブルや創感染が起こる危険性があります**。過剰な滲出液に対して、びらんや表皮剥離などの皮膚障害がない場合、切り込みガーゼを用い、油性軟膏（ワセリン）や水溶性軟膏（アズノール®軟膏）を塗布して皮膚を保護します。

また、皮膚障害や圧迫損傷予防としてドレッシング材を用いて気管切開孔周囲を保護します。

2. 気管切開チューブの閉塞予防ケア

喀痰の量が多く、粘稠度が高い場合には、**チューブ閉塞のリスクがあります**。加湿やネブライザーを行い、体位ドレナージ（p.193参照）や呼吸理学療法を取り入れ、排痰を促して吸引を行います。

また、気管切開カニューレが複管タイプの場合、内筒を外して洗浄し、チューブ閉塞を予防します。

体位変換での注意点

気管切開チューブは短く、人工呼吸器や酸素チューブに接続されている場合は注意が必要です。体位変換などで身体を動かしたときに引っ張られて抜けてしまうためです。

まず、気管切開チューブのひものゆるみや、**カフ圧の固定具合**を確認します。人工呼吸器の回路や接続器具は、一時的に人工呼吸器を外すことが可能であれば外して行うことが望ましいですが、外せない場合には、人工呼吸器回路をアームから外し、気管切開チューブが引っ張られないように位置を調節します。可能な限り患者さんの体幹の近くまで機器を移動し、一度に上体を動かすのではなく、段階的に実施します。体位変換は**必ず2名**で行い、1人は気管切開チューブが抜けないように手で保護しながら安全に行います（**図5**）。体位変換実施後は、以下の観察を行います。

- ●気管切開チューブの位置・固定状況
- ●人工呼吸器回路や接続機器の確認
- ●患者さんの呼吸状態

前傾側臥位をとる際には、前胸部と頭部にクッションを当て、気管切開チューブが圧迫されないように隙間をつくります（**図6**）。

観察が必要なのは、体位変換実施直後だけではありません。時間の経過とともに**表1**の項目に変化が生じていないかをチェックしましょう。

図5 ▶ 体位変換のポイントと気管切開チューブの固定の押さえ方

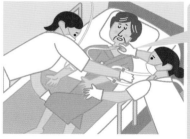

体位変換は必ず2名で実施する

抜けてしまうことがないよう、手で根元をしっかり保持する

図6 前傾側臥位での体位調整のポイント

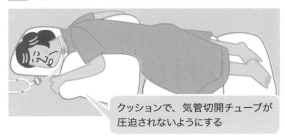

クッションで、気管切開チューブが圧迫されないようにする

表1 体位変換実施後の観察項目

- 患者さん自身の体動や重力によるクッションのずれ
- 患者さんの呼吸状態
- ポジショニングの確認
- 気管切開チューブの位置
- クッションによる圧迫部位の皮膚観察

入浴時の注意点

入浴中は、気管切開孔にお湯が入らないように注意し、ガーゼやタオルで気管切開孔を保護します（図7）。人工鼻は、お湯や蒸気で人工鼻のメッシュ部位が詰まり、気道抵抗が増えて息がしづらくなるため、入浴前に外します。

入浴介助は2名で行い、1人は気管切開孔周囲のお湯のかぶり方を見守り、身体の沈み具合に注意し、肩まで浸からないようにします。そのため、お湯で絞ったタオルを肩にかけたり、肩にかけ湯をしながら保温に努めます。気管切開孔を保護しながらの入浴は、首の周りの洗い残しが生じるため、入浴後に別途清拭を行います。

また、入浴中は蒸気などにより通常よりも喀痰の量が増えることや、誤ってお湯が入ってしまうなどの緊急時に備え、吸引セットおよびバッグバルブマスクや簡易的なパルスオキシメータなどの機器を準備しておくことが重要です（注：気管切開孔に水が入らないよ

図7 入浴時の気管切開孔保護

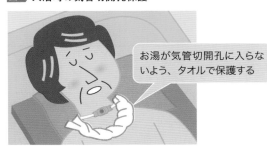

お湯が気管切開孔に入らないよう、タオルで保護する

うに、また安易にフィルム保護材で密閉しないようにしましょう。特に、永久気管孔では窒息となり、危険です）。

入浴後は、再度喀痰を吸引し、喀痰の性状や量を観察します。意思疎通がとれる患者さんでは、異常時のサインなどコミュニケーションの方法について、事前に決めて確認しておくことが重要です。

口腔ケアでの注意点

気管挿管と比べて、気管切開患者では口腔内の観察が十分にでき、清掃しやすいです。歯の汚れ・出血・潰瘍・乾燥・舌苔・動揺歯の有無などを観察します。

歯ブラシや歯間ブラシを用いて口腔内を清掃し、歯垢を除去します。口腔粘膜・歯肉・舌などは、スポンジブラシを用いて清掃します。詳細はp.125〜を参照してください。なおケア中は、誤嚥予防に努めるように注意しましょう。

意思疎通がとれる患者さんは自身で歯みがきを行うことも可能ですが、口腔の状態に応じて口腔ケアを指導したり、口腔内清掃後の評価を行い、みがき残しに対するケアを行います（p.133〜参照）。人工呼吸器関連肺炎（VAP）予防の観点からも、口腔内細菌叢のコ

ントロールとバイオフィルム形成の防止のため、口腔ケアは重要です。

〈引用文献〉
1. 日本医療安全調査機構編：医療事故の再発防止に向けた提言 第4号 気管切開術後早期の気管切開チューブ逸脱・迷入に係る死亡事例の分析. https://www.medsafe.or.jp/uploads/uploads/files/teigen-04.pdf（2023.10.31アクセス）

〈参考文献〉
1. 木下佳子，橋本良子，茂呂悦子編：いざというとき困らない！ 人工呼吸器・気管切開まるわかり. 照林社，東京，2019：76-109.
2. 道又元裕，小谷透，神津玲編：人工呼吸管理実践ガイド. 照林社，東京，2009：196-205，327-332.
3. 角田直枝編：知識が身につく！ 実践できる！ よくわかる在宅看護改訂第3版. 学研メディカル秀潤社，東京，2021：79-85.
4. 日本クリティカルケア看護学会 口腔ケア委員会：気管挿管患者の口腔ケア実践ガイド. https://jaccn.jp/assets/file/guide/OralCareGuide_202102.pdf（2023.10.31アクセス）
5. 竹中利美：口腔ケア. 道又元裕編著：人工呼吸ケア「なぜ・何」大百科. 照林社，東京，2008：266-276.

● 気管切開

気管切開患者のトラブル対応

| 山本友依 |

 POINT
● 人工呼吸器から送られる空気により気道分泌物が乾燥し、気管切開チューブが狭窄・閉塞する恐れがある
● 閉塞の徴候が見られた際には、呼吸状態や意識レベルを確認し、必要な場合は応援を要請する

気管切開チューブが喀痰で詰まった場合の対応

通常の呼吸では、上気道（鼻腔・口腔・咽頭）で空気が加温・加湿されますが、気管切開チューブが挿入されていると、乾燥した空気を直接吸入することになります。そのため、気道分泌物の粘稠度が高まり、気管切開チューブが狭窄・閉塞する危険性があります。

気管切開チューブの狭窄・閉塞を疑う徴候として、吸引の際に分泌物の粘稠度が高く、吸引圧を高くしなければ吸引できない場合や、吸引カテーテルが入りにくい場合があります。また、吸引カテーテルに乾燥した分泌物が付着するが分泌物が吸引できない場合や、吸引した後も気管切開孔から閉塞を予感させる音（ズーズー、ゴーゴーという音）が聴こえる場合も、気管切開チューブの狭窄・閉塞を疑います。

気管切開チューブが喀痰で詰まった場合は、まず患者さんの呼吸状態と意識レベルを確認し（図1）、気管吸引を実施します。喀痰を吸引でき閉塞が解除できれば、換気可能になります。呼吸状態とバイタルサインを確認しましょう。閉塞を解除できた場合でも、再度閉塞する危険性があるため、気管切開チューブの入れ替えを検討します。

吸引カテーテルが入らないようであれば、完全に気管切開チューブが閉塞している危険性があります。気管切開チューブを交換する必要があるため、その場を離れず、すぐに応援を要請しましょう。また、急変に備えて救急カートを準備します。

図1 気管切開チューブが詰まった場合の対応の流れ

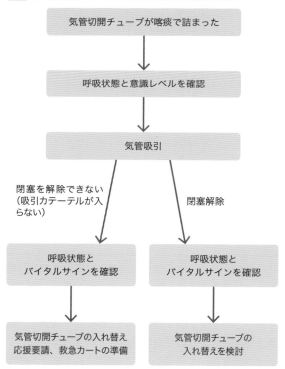

気管切開チューブが抜けた場合の対応

気管切開チューブが引っ張られたり、咳嗽反射によって抜けてしまったりすることがあります。予防するためには固定が重要となります。固定のポイントは、p.64〜を参照してください。

もし誤って気管切開チューブが抜けてしまった場合は、閉塞した場合と同じように患者さんの呼吸状態と意識レベルを確認します（図2）。そして、その場を離れずただちに応援要請しましょう。医師が到着するまで気道を確保し、バッグバルブマスクで換気を行います。一時的気管切開の患者さんと永久気管孔を造設している患者さんでは、換気方法が異なるため注意が必要です。

一時的気管切開の場合は、清潔なガーゼなどで気管切開孔を押さえながら経口でバッグバルブマスク換気を実施します。気管切開してから約2週間は気管切開孔が瘻孔化されていないため、気管切開チューブが抜けると再挿入が難しくなることがあります。そのため、気管挿管をできるように気管挿管用のチューブも準備しておきます。再挿入に使用する気管切開チューブは現在挿入しているサイズのほかに、ワンサイズ細いものも準備しておきましょう。再挿入後は必ず、換気ができていることとバイタルサインを確認しましょう。

図2 気管切開チューブが抜けた場合の対応の流れ

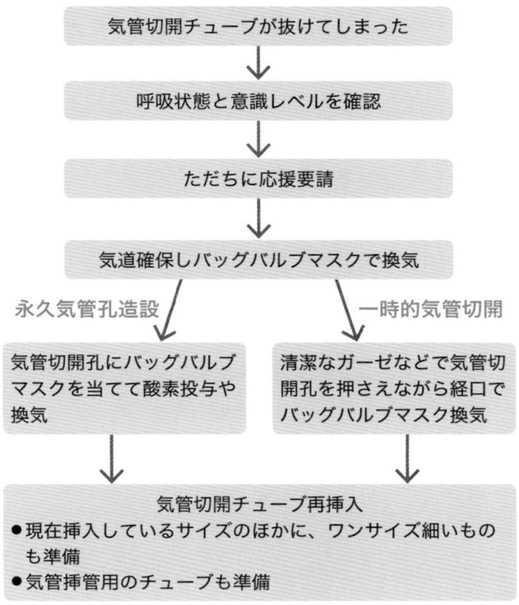

気管切開チューブが抜けてしまった
↓
呼吸状態と意識レベルを確認
↓
ただちに応援要請
↓
気道確保しバッグバルブマスクで換気

永久気管孔造設
気管切開孔にバッグバルブマスクを当てて酸素投与や換気

一時的気管切開
清潔なガーゼなどで気管切開孔を押さえながら経口でバッグバルブマスク換気

↓
気管切開チューブ再挿入
● 現在挿入しているサイズのほかに、ワンサイズ細いものも準備
● 気管挿管用のチューブも準備

永久気管孔を造設している患者さんは喉頭で気管が分離されているため、気管切開孔にバッグバルブマスクを当てて酸素投与や換気を行います。

気管切開チューブが抜けかけている場合の対応

気管切開チューブが完全に抜けていなくても、抜けかかっている場合は押し込まず、ただちに医師に連絡します。押し込んでしまうと皮下組織に迷入する危険があるため絶対にやめましょう。特に前述したように、気管切開してから2週間程度は気管切開孔が瘻孔化していないため、気管切開チューブの無理な押し込みによる皮下組織への迷入のリスクが高いです。

気管切開チューブが気管に入らなければ呼吸ができ

ず、命にかかわる事態に陥るため特に注意が必要です。また、再挿入後は、換気できているか必ず確認しましょう。

〈参考文献〉
1. 植木伸之介：気管切開の基礎知識チェック＆ブラッシュアップ．道又元裕監修：すごく役立つ 急性期の呼吸管理．学研メディカル秀潤社，東京，2020：112-116.
2. 神山淳子：気管切開カニューレの閉塞・抜去への対応法．木下佳子，橋本良子，茂呂悦子編：いざというとき困らない！ 人工呼吸器・気管切開まるわかり．照林社，東京，2019：106-107.

人工呼吸ケアに関連して
使用される主な略語①

略語	欧文	日本語等
A/C	assist control ventilation	補助調節換気
AAC	augmentative and alternative communication	補助・代替コミュニケーション手段
ALS	amyotrophic lateral sclerosis	筋萎縮性側索硬化症
APRV	airway pressure release ventilation	気道圧開放換気
ARDS	acute respiratory distress syndrome	急性呼吸窮迫症候群
ASB	asissted spontaneous breathing	自発補助呼吸
ATS	American Thoracic Society	アメリカ胸部学会
BIPAP	biphasic positive airway pressure	二相性気道陽圧
BPS	Behavioral Pain Scale	行動・痛みスケール
BUN	blood urea nitrogen	尿素窒素
CAM-ICU	confusion assessment method for the ICU	ICU患者のせん妄評価スケール
CCr	creatinine clearance	クレアチニン・クリアランス
CO_2	carbon dioxide	二酸化炭素
COPD	chronic obstructive pulmonary diseases	慢性閉塞性肺疾患
CPAP	continuous positive airway pressure	持続気道陽圧
DPB	diffuse panbronchiolitis	びまん性汎細気管支炎
ECMO	extracorporeal membrane oxygenation	体外式膜型人工肺
EIP	end inspiratory pause	吸気終末休止
EPAP	expiratory positive airway pressure	呼気気道陽圧
E_tCO_2	end-tidal carbon dioxide tension	呼気終末二酸化炭素分圧
FRC	functional residual capacity	機能的残気量
F_iO_2	inspiratory oxygen fraction	吸入気酸素濃度
GCS	Glasgow Coma Scale	グラスゴー・コーマ・スケール
HFNC	high flow nasal cannula	高流量鼻カニュラ
HOT	home oxygen therapy	在宅酸素療法
ICDSC	intensive care delirium screening checklist	集中ケアせん妄評価チェックリスト
ICU-AW	ICU-acquired weakness	ICU神経筋障害
IPAP	inspiratory positive airway pressure	吸気気道陽圧
IPPV	intermittent positive pressure ventilation	間欠的陽圧換気
JCS	Japan Coma Scale	ジャパン・コーマ・スケール
LVRS	lung volume reduction surgery	肺容量減量手術
MDRPU	medical device related pressure ulcer	医療関連機器圧迫創傷

日本呼吸療法医学会：日本呼吸療法医学会用語集 改訂第2版ver2. を参考に作成
http://square.umin.ac.jp/jrcm/contents/yougo.html (2023.10.31アクセス)

人工呼吸器装着患者
マネジメント

●アセスメント

全身の観察・アセスメント

| 宮里優子 |

POINT
- 気道(A)、呼吸(B)、循環動態(C)、意識レベル・鎮静(D)の順に評価を行う
- 鎮静時は、鎮静の必要性や、鎮静の深度も併せて確認する

　患者さんの全身状態を評価する際は、いつでも気道(A)、呼吸(B)、循環動態(C)、意識レベル・鎮静(D)の順で行うことをおすすめします。この順で見ることにより、緊急度の高いこと、つまり異常があった場合

の時間的余裕がないところから順番に、異常の有無を確認・対応できるためです。また、評価の視点と順番が決まっているため、系統的に患者さんの評価ができるという利点もあります。

気道 (A)・呼吸 (B) の評価

1. フィジカルアセスメント

　フィジカルアセスメントは、「視診→触診→聴診」の順で行います。

　気道の視診では、気管切開チューブや気管チューブに「閉塞などの異常はないか」「固定は適切か」を観察します。胸部の視診では、患者さんの足元側から胸部を観察すると、呼吸回数、胸部の上がり方、左右差がわかりやすいです。呼吸パターン、自発呼吸の有無も観察しましょう。また、呼吸補助筋(**図1**)の観察も重要です。呼吸補助筋を使う呼吸は呼吸努力が大きいこと

を意味し、人工呼吸器設定の見直しが必要です。触診では、呼吸補助筋の張り具合も確認しましょう。

　そして、視診や触診の際は、**表1**に示した低酸素血症の徴候に注意しましょう。

　人工呼吸中の聴診は、下葉の呼吸音を聴取しやすい背側も行いましょう。誤嚥性肺炎は下葉で起きやすいうえ、重力の影響で背側の肺は空気が入りにくく虚脱しやすいため、意図的に背側の聴診を行うことが重要です。副雑音は、**表2**のように分類されます。各副雑音から推測される気道や肺の状態を念頭に置き聴診しましょう。

2. SpO$_2$

　酸素飽和度は、血中ヘモグロビンの何％が酸素と結合しているかを表し、十分な酸素が末梢組織に届いているか(酸素化)の指標となります。末梢冷感などにより脈波が出にくいことがあるため、しっかり脈波を確

図1 呼吸補助筋

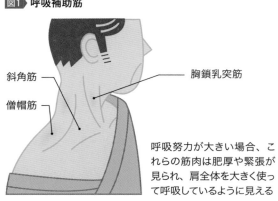

斜角筋
僧帽筋
胸鎖乳突筋

呼吸努力が大きい場合、これらの筋肉は肥厚や緊張が見られ、肩全体を大きく使って呼吸しているように見える

表1 低酸素血症の徴候

● 呼吸困難感	● チアノーゼ
● 頻呼吸	● 不整脈(頻脈)
● 発汗	● 不穏
● 末梢冷感	● 意識レベル低下

表2 ▶ 副雑音の分類

音の性質			いつ聞こえるか	副雑音の種類	どのような状態か	原因となる疾患
断続性	細かい	パリパリ、チリチリ	吸気時	細かい断続性副雑音 (fine crackles)	●線維化し、弾力性を失った肺胞が膨らむときに鳴る ●末梢の肺胞レベルで構造的な異常が生じている状態 ●ドレナージは無効	●間質性肺炎 ●肺気腫
断続性	粗い	ブクブク、ボコボコ	吸気時、呼気時	粗い断続性副雑音 (coarse crackles)	●気道内の増加した分泌物の中で気泡が破裂することにより生じる ●ドレナージが有効	●肺水腫 ●細菌性肺炎
連続性	低い	いびき様、ウーウー	吸気時、呼気時	低調性連続性副雑音 (rhonchi)	●太い中枢性気道が分泌物、腫脹、腫瘍、誤嚥、喘息などによって部分的に狭められている状態 ●音の高低は患者さんごとの程度の差や、狭窄の進み具合によって変化	●気道閉塞 ●気管支喘息
連続性	高い	ヒューヒュー	吸気時	高調性連続性副雑音 (wheezes)		●気管支喘息 ●気管内異物
擦れ合うような音※	–	ギュッギュッ	–	胸膜摩擦音 (pleural friction rub)	●炎症で荒れた胸膜表面どうしの擦れ合い	●転移性がんなど

※断続性・連続性副雑音は肺に原因があるが、胸膜摩擦音は非肺性の副雑音である。

（文献1を参考に作成）

図2 ▶ 酸素解離曲線

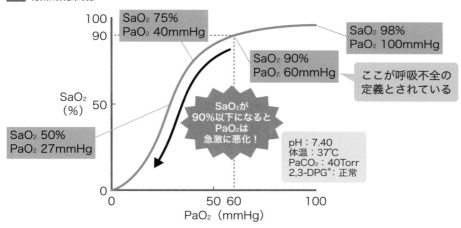

＊【2,3-DPG】conjugate base 2,3-bisphosphogly cerate：2,3-ジホスホグリセリン酸

PART 3 人工呼吸器装着患者マネジメント—アセスメント

認しましょう。

また、血液ガス検査が頻繁に行えない環境でも、動脈血酸素飽和度（arterial oxygen saturation：SaO_2）と動脈血酸素分圧（PaO_2）との相関関係を表す酸素解離曲線（図2）を頭に入れておくと、経皮的動脈血酸素飽和度［SpO_2（臨床的には「$SpO_2＝SaO_2$」と考えられる）］の値からPaO_2を推測でき便利です。例えば、現在のSpO_2が90％であれば、PaO_2は60mmHg程度と考えられます。

さらに、グラフがS字曲線であることも重要で、SpO_2が90％以下になると、SpO_2のわずかな低下で急激にPaO_2が悪化していくことを理解しておきましょう。

3. カプノメータ

カプノメータは、呼気終末のガスに含まれる二酸化炭素分圧（end-tidal carbon dioxide tension：E_tCO_2）を連続的に測定でき、肺胞で酸素と二酸化炭

素の交換が十分行われているか（換気）の指標になります。通常35〜45mmHg程度で、それよりも高ければ病態的に二酸化炭素の排出が障害されている、または人工呼吸器の設定が合っていないなどの可能性があり、それよりも低いまたは値が出ない場合は過換気、回路の閉塞や外れ、呼吸停止に対し人工呼吸器のアシストができていないなどのトラブルが考えられます。

4. 人工呼吸器モニタ

設定により注目すべき実測値が異なりますが、呼吸回数、気道内圧、換気量、流量、アラーム発生状況を観察しましょう。

5. 検査所見

最新のX線画像を必ず確認しましょう。その際、気管チューブの場合は必ずチューブ先端の位置を確認しましょう。

また、血液検査で貧血の有無（Hb値）を確認しましょう。血中の酸素はほとんどが血中ヘモグロビンと結合した状態で存在するため、ヘモグロビン自体が欠乏していると、いくら人工呼吸で酸素を送っても末梢組織へ運搬されないため、貧血がないことが重要です。

循環動態（C）の評価

呼吸状態と循環動態は密接に関連しており、循環動態のモニタリング（脈拍、血圧、心電図波形）が重要です。人工呼吸中の気道内は常に陽圧であることにより、胸腔内圧が上昇し、これが静脈拡張を妨げるため、静脈還流が減少します。静脈還流の減少は、心拍出量の減少や、組織への酸素供給量の減少を引き起こ

します（図3）。

また、心拍出量低下、血圧低下により腎血流低下、尿量減少が起こります。さらに、抗利尿ホルモン分泌の上昇による尿量低下も起こるため、尿量と水分出納の観察が必要です。

図3 陽圧換気が循環動態と中枢神経系に与える影響

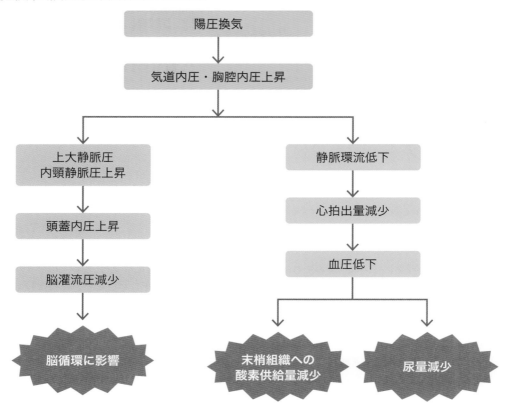

意識レベル・鎮静（D）の評価

1. 意識レベルの観察ポイント

人工呼吸器装着中は、呼吸状態や循環動態の変動に伴う意識レベルの変化に注意します。意識レベルの評価には、グラスゴー・コーマ・スケール（Glasgow Coma Scale：GCS）、またはジャパン・コーマ・スケール（Japan Coma Scale：JCS）を用いましょう。

2. 鎮静中の観察ポイント

1) 鎮静の必要性の評価

はじめに、鎮静の必要性を検討しましょう。気管切開後は、基本的に鎮静は不要です。不穏で安全が保てない場合も、その要因が何か、鎮静が適切な対処であるかを検討しましょう。

ただし、気管挿管中でチューブによる苦痛があり鎮痛薬のみでは安楽が得られない場合や、気管切開後でも、例えば手術創の癒合までの間など、治療上絶対安静を要する場合には、十分な鎮静が必要です。

2) 鎮静深度の評価

鎮静を行う場合は、**定期的に鎮静深度を評価**しましょう。評価ツールとして、RASS（Richmond Agitation-Sedation Scale〈p.121参照〉）、SAS（Sedation-Agitation Scale）などのスケールがあります[2]。

RASSは最も有用性の検証が進んでいるスケールで、10段階で患者さんの状態を評価します。せん妄評価スケール（confusion assessment method for the ICU：CAM-ICU）との連結ができる点でも使いやすいです。SASは7段階で患者さんの状態を評価します。いずれも不穏の段階的な評価もでき、信頼性・妥当性のあるツールであるため、患者さんの状態に合わせて使いやすいものを選択しましょう。

3) 脳循環の指標の評価

人工呼吸器装着中は胸腔内圧の上昇により上大静脈も圧迫され、頭蓋内圧が上昇、脳灌流圧が減少し、脳循環に変化をきたします（図3）。また、鎮静中は麻痺や運動障害などの頭蓋内病変の徴候も発見しにくいです。必ず定期的に、瞳孔（瞳孔径、左右差）、対光反射（有無、速さ）、眼球の位置や動きの異常（偏視など）の観察をしましょう。

4) 意識レベル変化時の注意

鎮静条件を変えていないのに意識レベルが変化した場合は、鎮静薬の投与ルートのトラブル、または他の原因による異常が起こっている可能性があります。

鎮静薬ルートの確認とともに、すみやかに全身の観察を行いましょう。

〈引用文献〉
1. 山内豊明：フィジカルアセスメントガイドブック—目と手と耳でここまでわかる 第2版. 医学書院, 東京, 2011：84-88.
2. 日本集中治療医学会J-PADガイドライン作成委員会編：日本版・集中治療室における成人重症患者に対する痛み・不穏・せん妄管理のための臨床ガイドライン. 日集中医誌 2014；21(5)：539-579.

●カフ圧管理

カフの役割とカフ圧調整の重要性

| 篠原大輔 |

POINT
●カフは、気道内の陽圧を維持し、分泌物等の垂れ込みを予防する役割がある
●カフ圧は自然に低下するため、定期的に確認し、調整を行う

カフの役割

カフとは気管チューブ・気管切開チューブの先端部分についている風船状の袋(図1)で、気管内に人工気道を留置する際に生じる気管壁と気管チューブ・気管切開チューブ間のエアリークを防止する役割があります。

シリンジ等を使用し、パイロットバルーンの一方弁より空気を注入することでカフを膨らませ、以下の機能を発揮します。

①気道壁に密着することでエアリークを防止し陽圧換気を維持
②上気道からの分泌物や胃内容物が逆流した際の気管内への垂れ込みを防止

カフ圧は、カフ内に注入する空気量を示すものではありません。気管壁と気管チューブ・気管切開チューブのエアリークを埋めるカフの膨らみには、体格や受けたケアによる個人差があります。したがって、適正な圧に調整するための空気注入量にも個人差があります。

図1 気管チューブのカフ

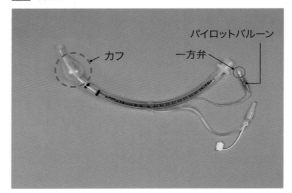

パイロットバルーン
カフ
一方弁

カフの種類

カフにはさまざまな種類があり、形状によってリークを防止する効果に差があります(図2)。

大容量の低圧カフである樽型では、膨らませた際にしわが形成され、その隙間から垂れ込み、微量誤嚥が生じます。一方、円錐形のテーパー型カフでは、カフの先端が先細りしているためカフにしわが形成されにくくなっています。しわの形成がないことで、気管壁とのシーリング効果*が高まり、カフの上部に分泌物が貯留します。

カフ上部吸引機能がある気管チューブ・気管切開チューブを使用すれば、貯留物の排出も実施しやすくなり、気管内への垂れ込みを減少できます。

＊【シーリング効果】物質と物質のすき間を埋め、密閉すること。

図2 カフ形状の種類とそれぞれの特徴

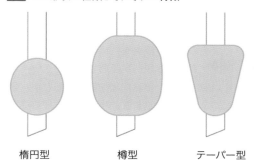

	楕円型	樽型	テーパー型
カフ圧	●高圧 ●低圧	●低圧	●低圧
シーリング効果	●微量誤嚥：有	●微量誤嚥：有	●微量誤嚥：減

（文献1を参考に作成、「楕円型」は著者の経験に基づく）

カフ圧の調整

1. 適正なカフ圧

　適正なカフ圧は、20cmH$_2$O＜カフ圧＜30cmH$_2$O とされています。

　カフ圧は、高いほど気管壁にかかる圧力は高くなり、気管壁の損傷リスクが高まります。逆に、低くなるほど気管壁と気管チューブ・気管切開チューブとの間のシーリング効果が弱まってリークが生じ、分泌物などが垂れ込むことで人工呼吸器関連肺炎（VAP）発生の要因になります（**図3**）。

2. カフ圧上限とその根拠

　カフ圧上限は、カフ圧を上げた際の圧迫による血流低下や血流遮断が起こるポイントを基準にしています（**表1**）。

　虚血が長時間持続すると、気管支粘膜の壊死や潰瘍形成、穿孔などが生じます。よって、気管支粘膜の血流障害が起こる30cmH$_2$Oを越えないようカフ圧上限を決めています[2]。

表1 カフ圧による血流への影響

カフ圧	気管粘膜の血流への影響
20cmH$_2$O以上	正常な血流
30cmH$_2$O以上	血流の障害
50cmH$_2$O以上	完全な血流の遮断

高すぎるカフ圧も低いカフ圧と同様にデメリットがあります。適切なカフ圧が保たれるように注意しましょう

図3 高すぎるカフ圧と低すぎるカフ圧で生じるデメリット

①カフ圧が高すぎる場合

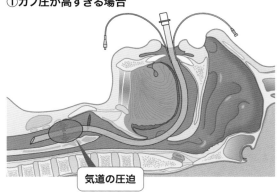

気道の圧迫

②カフ圧が低すぎる場合

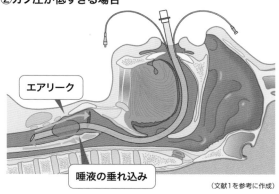

エアリーク

唾液の垂れ込み

（文献1を参考に作成）

3. カフ圧下限とその根拠

2005年のATS（米国胸部学会）のガイドラインにおいて、「カフ周囲から細菌病原体が下気道に漏れることを減少し、VAPを予防するためには、カフ圧が20cmH$_2$O以上に維持されるべきである」[3]と述べられています。「カフ圧が20cmH$_2$Oより低く維持された場合、圧力が高く維持された場合と比べてVAPのリスクは4倍高くなった」[4]との研究報告もあります。

4. カフ圧調整の必要性

1)カフ内空気の自然脱気

カフはポリ塩化ビニルやポリウレタン、シリコンなどでつくられています。素材により空気の透過性に差はありますが、時間の経過とともに空気の自然脱気が生じ、カフ圧は低下します。

「一度カフ圧を調整したから大丈夫」ではなく、定期的にカフ圧の調整を行う必要があります。カフ圧は約8時間で5cmH$_2$O低下すると言われている[5]ため、20cmH$_2$O以上のカフ圧を維持するためには、30cmH$_2$Oに調整してから約8時間をめやすにカフ圧の調整を行うことが必要といえます。

2)カフ圧変動が起こりやすいケア等の実施時

体位変換の実施や人工呼吸器の蛇管の位置を変える際などに、カフ圧の変動が生じます。よって、このタイミングで事後のカフ圧調整を行います。

また、口腔ケアや気管吸引実施時も、カフ上部への分泌物貯留増加に加え、咳嗽反射を誘発するため、垂れ込みが起こりやすくなります。事前にカフ圧の調整を行うことで、垂れ込みの防止につながります。

〈引用文献〉
1. コヴィディエン ジャパン株式会社：気道管理 人工呼吸器関連肺炎：VAPとは. https://www.medtronic.com/content/dam/covidien/library/jp/ja/clinicaleducation/rms/airwaymanagement/vap-clinical-new-web.pdf(2023.10.31アクセス)
2. Seegobin RD, Van Hasselt GL：Endotracheal cuff pressure and tracheal mucosal blood flow: endoscopic study of effects of four large volume cuffs. *Br Med J* 1984；288(6422)：965-968.
3. American Thoracic Society, Infectious Disease Society of America：Guidelines for the management of adults with hospital-acquired, ventilator-associated, and healthcare-associated pneumonia. *Am J Respir Crit Care Med* 2005；171(4)：388-416.
4. Rello J, Soñora R, Jubert P, et. al.：Pneumonia in intubated patients: role of respiratory airway care. *Am J Respir Crit Care Med*；1996；154(1)：111-115.
5. 露木菜緒：気管チューブのカフ圧は調整手技により低下する－実験研究による検討－. 日本クリティカルケア看護学会誌 2010；6(1)：50-57.

● カフ圧管理

カフ圧の調整方法

| 篠原大輔 |

POINT
- カフ圧の調整には、「カフ圧計」と「自動カフ圧コントローラー」を用いた方法がある
- いずれの方法においても、カフ圧の数値に注意して患者さんの不利益にならないよう注意する

カフ圧計を用いたカフ圧調整の手順

1. カフ圧調整の使用物品

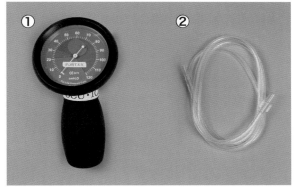

①カフ圧計
②コネクティングチューブ

2. カフ圧計の名称

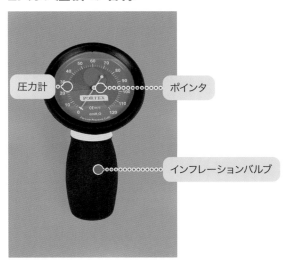

圧力計
ポインタ
インフレーションバルブ

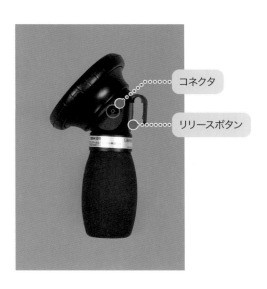

コネクタ
リリースボタン

3. カフ圧調整の手順

①カフ圧計リークテスト

1 使用前に、カフ圧計が正常に機能しているか確認します。

2 カフ圧計本体やコネクティングチューブに変形がないことを確認します。

3 本体のコネクタにコネクティングチューブを接続します。

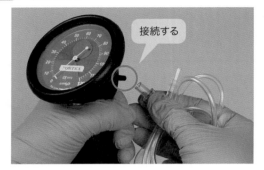

接続する

4 接続したコネクティングチューブの先端を指で塞ぎます。

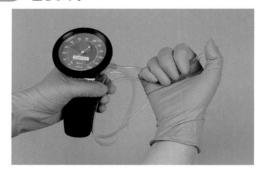

5 圧力計のポインタが40cmH₂Oを示すまでインフレーションバルブを握り、値が2〜3秒間維持されることを確認します。

「40」の値が2〜3秒
維持されることを確認する

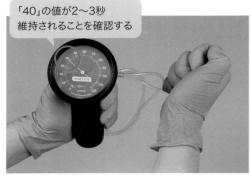

⚠ 注意
● 値が維持できない場合、カフ圧計本体の故障、またはコネクティングチューブの亀裂等が考えられます。

6 リリースボタンを押して、ポインタが示す圧力が0cmH₂Oに戻ることを確認します。

⚠ 注意
● 0cmH₂Oに戻らない場合、0点のズレが考えられ、正確な値が表示されない可能性があります。

②カフ圧の調整方法

1 カフ圧計のコネクタに**コネクティングチューブ**を接続します。

2 カフ圧計のポインタが**0cmH₂O**であることを確認します。

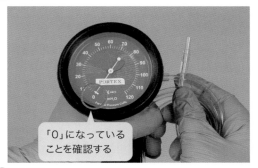

「0」になっていることを確認する

（！）注意
● この時点でポインタが0cmH₂Oでない場合、正確なカフ圧測定ができません。

3 コネクティングチューブとパイロットバルーンの一方弁（気管チューブ・気管切開チューブにある外部器具との接続部分、p.78参照）を接続し、**カフ圧計のポインタ数値**を確認します。

（👆）ポイント
● 接続時は、リークが生じないように奥まで接続します。

（！）注意
● 接続時に力を加えすぎると、**パイロットバルーンの一方弁**が破損する恐れがあるため、注意します。

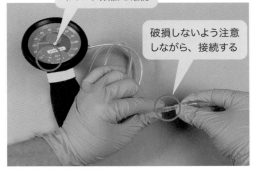

ポインタ数値を確認

破損しないよう注意しながら、接続する

4 カフ圧の調整が必要な場合、以下の方法で実施します。
①インフレーションバルブをゆっくり握り、60〜90cmH₂Oまでカフを拡張します（加圧によりカフが気管粘膜へ均等に広がり、密着した状態となる）。

（👆）ポイント
● 少量の空気増減で圧が大きく変動するため、カフ圧計のポインタを注視し、調整します。

（！）注意
● 過膨張はカフの破損や気管粘膜の損傷につながるため、インフレーションバルブはゆっくりと握ります。

②リリースボタンを少しずつ押し、カフ圧計のポイントが緑色の範囲内（20〜30cmH₂O）になるまで空気を放出します。

（！）注意
● リリースボタンを強く押すと、空気が一気に放出されてエアリークや唾液や気道分泌物の垂れ込みが生じるため、少しずつ慎重に実施します。

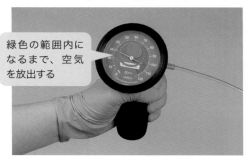

緑色の範囲内になるまで、空気を放出する

5 調整が完了したら、パイロットバルーンの一方弁からコネクティングチューブを外します。

（👆）ポイント
● パイロットバルーンの一方弁から空気が漏れないよう、すばやく外します。

（！）注意
● ゆっくり外すと、空気の漏れる量が増加し、カフ圧が適正範囲の下限より低くなる場合があります。
● すばやく外すといっても、力任せにチューブを引き抜くと破損し、空気が漏れる恐れがあります。すばやく、かつ落ち着いて行いましょう。

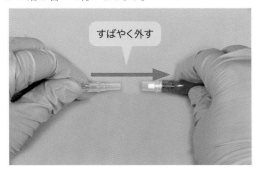

すばやく外す

自動カフ圧コントローラを用いたカフ圧調整の手順

カフ圧は時間経過や体動などで変動が生じます。自動カフ圧コントローラは、カフ圧の変動に対して自動的に圧を調整し、カフ圧に起因した合併症を予防してくれます。

1. 使用の手順

1 使用時はバッテリ駆動ではなく、必ず電源に接続して使用します。ディスプレイに電源マークが表示されていることを確認します。

2 コントローラ本体が、しっかり架台等に固定されていることを確認します。

3 コントローラ本体や付属の接続チューブに破損がないか確認します。

4 気管チューブ・気管切開チューブのパイロットバルーンの一方弁に、付属のコネクティングチューブを接続します。

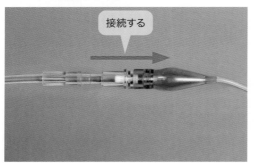

接続する

5 電源を入れるとカフ圧が自動的に25cmH$_2$Oになるよう圧調整してくれます。カフ圧調整の設定を変更するには、＋ボタン／－ボタンを押し、画面の数字表示を確認しながら段階的に変更します。

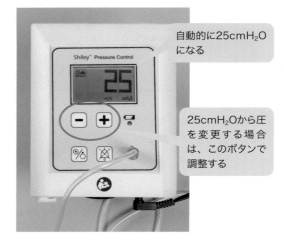

自動的に25cmH$_2$Oになる

25cmH$_2$Oから圧を変更する場合は、このボタンで調整する

6 設定カフ圧の維持や調整ができない場合、コネクティングチューブ外れが生じた場合は、アラームが作動します。アラームの内容を画面表示で確認し、必要に応じたトラブルシューティングを実施します。

使用上の注意

● 患者搬送時はコネクティングチューブのパイロットバルーン側を外します。本体側を外すと、カフ内の空気が抜け気道分泌物の垂れ込みが生じます。
● 意図せずコネクティングチューブが引っ張られた場合、気管チューブ・気管切開チューブの予定外抜去につながることがあります。せん妄時などは、注意を要します。

〈参考文献〉
1. 露木菜緒：カフ圧管理の新しいデバイスには、どんなものがあるの？. 道又元裕編：新 人工呼吸ケアのすべてがわかる本. 照林社, 東京, 2014：184.

● チューブ管理
気管チューブ、気管切開チューブの交換

| 荒井亮介 |

POINT
- 気管チューブの定期的な交換は不要だが、気管切開チューブに関しては患者さんの状態に合わせて2〜4週間程度で交換する
- 気管切開チューブの交換時は、皮下への逸脱、迷入に注意する
- チューブの閉塞や破損に関しては、呼吸器モニタを日々アセスメントし、早めの交換を依頼する

チューブの交換頻度

1. 気管チューブの交換頻度

　『ARDS診療ガイドライン』[1]では、定期的な気管チューブの交換が肺合併症を低下させたというエビデンスは提示されておらず、定期的な気管チューブの交換をする必要はないと述べられています。そのため、使用する気管チューブの添付文書の使用期間に従う必要があります。

　気管チューブを交換する大きな目的は、チューブの不具合（閉塞、キンク[*1]、破損、狭窄、歯牙によるインフレーションシステム[*2]の損傷など）による有害事象を防止することです。気道分泌物によるチューブ内の閉塞や狭窄は、その量や性状などといった患者状態や、薬剤による気道分泌物のコントロール、適切なタイミングでの気管吸引の実施、気道内の加温加湿などの気道管理に大きく影響を受けるため、患者状態をアセスメントし、各施設のとりきめや医師の治療方針に沿ってチューブ交換を行うことが大切です。

2. 気管切開チューブの交換頻度

　気管切開孔は、気管切開後7日程度で形成され、瘻孔化は2週間程度で完成するといわれています。気管切開チューブの初回交換では、気管切開孔が瘻孔化されておらず気管切開チューブが気管に入らないという事態を避けるために、一般的には瘻孔形成後の1〜2週間以降に行います[2]。

　2回目以降の気管切開チューブの交換に関しては、気管チューブと同様に定期的な入れ替えが肺合併症の頻度を低下させたという報告はなく、定期的に行う必要はないとされています。しかしながら、先述したチューブの不具合（歯牙に関連するものを除く）による有害事象を防止するという観点から定期的な交換が必要となるため、一般的には2〜4週間程度で交換します。気管チューブと同様、患者さんの状態をアセスメントしたうえで、患者さんの個別性に応じた頻度での交換を行うことが大切です。

*1【キンク】ねじれたり、よれたりすること。kink。
*2【インフレーションシステム】カフ内圧の維持にかかわる全体（カフからパイロットバルーンまで）。

気管チューブ、気管切開チューブの交換方法

1. チューブ交換の必要物品

●気管チューブ、気管切開チューブ交換の共通物品

※個人防護具（PPE）はp.49を参照

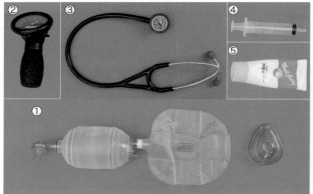

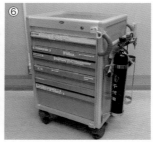

①バッグバルブマスク	④カフ用シリンジ（10mL）
②カフ圧計	⑤潤滑剤
③聴診器	⑥救急カート

●気管チューブ交換の必要物品

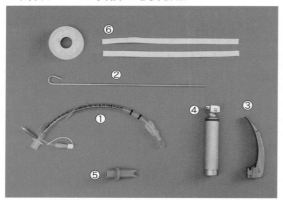

①気管チューブ（現在使用しているものと同じサイズのものと、1つ小さいサイズのものを用意）
②スタイレット　③ブレード　④喉頭鏡
⑤バイトブロック　⑥固定用テープ
●チューブエクスチェンジャー（図1）

●気管切開チューブ交換の必要物品

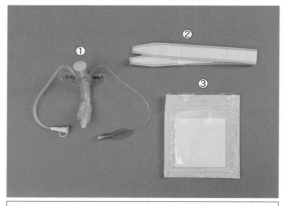

①気管切開チューブ（現在使用しているものと同じサイズのものと、再挿入が困難となったときのために1つ小さいサイズを用意）
②カニューレホルダー
③Yカットガーゼ

図1 気管チューブ交換用カテーテル
（チューブエクスチェンジャー）

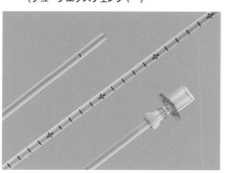

●緊急気管挿管の場合の必要物品
（気管チューブ交換の必要物品を参照）

①気管チューブ	②スタイレット	③ブレード
④喉頭鏡	⑤バイトブロック	⑥固定用テープ

（写真提供：クックメディカル社）

2. 気管チューブの交換方法

気管チューブの交換に関しては、一般的にチューブエクスチェンジャー（図1）という道具を使用して交換することが多いため、事前に医師にどのような方法でチューブ交換を行うのかを確認しておきます。チューブエクスチェンジャーによる交換がうまく実施できない場合に、通常の気管挿管もできるように準備をしておきましょう。

●気管チューブの交換手順

1 患者・家族に気管チューブの交換の必要性を説明し同意を得ます。

2 口腔ケアを行います。

3 患者さんのSpO$_2$、呼吸回数、呼吸音、E$_t$CO$_2$、鎮静状況などを確認します。

4 新しい気管チューブのカフにシリンジでエアを入れ、カフの損傷がないことを確認します。

5 気管チューブの先端に潤滑剤を塗布します。

6 交換時に、気管チューブとカフによって食い止められていた口腔・上気道分泌物が、交換に伴って下気道に垂れ込んでしまう可能性があるため、吸引を実施します。

7 気管チューブ交換前に、バッグバルブマスクで十分に換気を行います。

8 気管チューブの固定テープを剥がします。

9 医師によりチューブエクスチェンジャーを気管チューブ内へ挿入します。

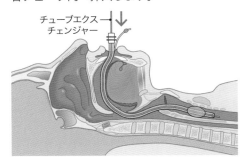

チューブエクス → チェンジャー

10 チューブエクスチェンジャーが挿入されたらカフのエアを抜きます。

11 医師がチューブエクスチェンジャーを挿入したまま古い気管チューブを引き抜きます。

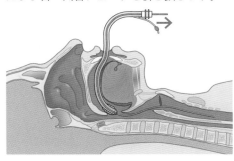

12 新しい気管チューブを医師に渡し、医師がチューブエクスチェンジャーをガイドにして新しい気管チューブを挿入します。

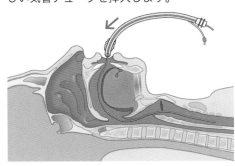

13 カフにエアを入れ、チューブエクスチェンジャーを引き抜きます。

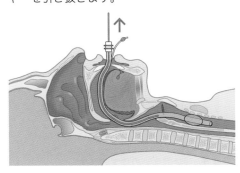

14 呼吸音を聴診し、気管チューブが気管内に留置できているか確認します。

15 医師に挿入の長さを確認し、気管チューブを固定用テープで固定します。

3. 気管切開チューブの交換方法

気管切開チューブの交換に関しては、前述した通り初回の交換なのか2回目以降の交換なのかによって交換時期が異なるため、医師にいつ交換するのか目安を確認しておきましょう。

また、気管切開チューブの交換における重大な合併症として、気切孔から気管切開チューブが逸脱・迷入し換気困難となり死亡したという症例が報告されています[3](p.67図3参照)。気管切開チューブの交換がうまくいかない場合を考慮し、経口挿管にすぐに切り替えられるよう、その準備もしておきましょう。

●気管切開チューブの交換手順

1 患者・家族に気管切開チューブ交換の必要性を説明し同意を得ます。

2 口腔ケアを行います。

3 SpO_2、呼吸回数、呼吸音、E_tCO_2など患者さんの状態を確認します。

4 新しい気管切開チューブのカフにシリンジでエアを入れ、カフの損傷がないことを確認します。

5 気管切開チューブの先端に潤滑剤を塗布します。

6 気管チューブの交換時と同様に、気道分泌物の垂れ込み防止のため吸引を実施します。

7 気管切開チューブ交換前に、バックバルブマスクにて十分に換気を行います。

8 気管切開チューブを固定しているバンドを外します。

9 カフを抜き、医師が気管切開チューブを抜去します。

10 医師が新しい気管切開チューブを挿入します。

11 気管切開チューブのスタイレットを抜きます。

12 交換した気管切開チューブのカフを入れます。

13 呼吸音を聴診し、気管切開チューブが気管内に留置できているか確認します。

14 必要に応じて、Yカットガーゼを気管切開チューブと頸部の間に挟み、カニューレホルダーの長さを調整して固定します。

チューブの劣化の評価

1. チューブの狭窄、閉塞の評価 (表1、2)

気管チューブや気管切開チューブを使用し続けていると、気道分泌物がチューブの内腔に徐々に貯留して、チューブの狭窄や閉塞を起こすことがあります。チューブのトラブルのリスクや対応に関しては他稿 (p.185)で説明されているため詳細は割愛しますが、チューブの閉塞を起こす前に、日々の観察のなかでアセスメントすることが重要になります。

表1▶ チューブ閉塞時の理学的所見

- ●胸郭の動きが悪い
- ●呼吸音の減弱
- ●副雑音の聴取
- ●頻呼吸・努力呼吸の有無

表2▶ チューブ閉塞時の呼吸器モニタ上の変化

共通	・カプノグラム[*3]での第Ⅱ相の遅れと第Ⅲ相の傾きの急峻化（図2） ・呼気フロー波形の波状変化(p.37図12、p.104図1参照)
量規定換気 (VCV)	・気道内圧の上昇
圧規定換気 (PCV)	・換気量の低下 ・吸気フローの最高値の低下と呼気フロー波形の延長（図3）

*3【カプノグラム】測定された呼気終末二酸化炭素分圧の経時的変化をグラフとして表したもの。

図2 第Ⅱ相の遅れと第Ⅲ相の傾きの急峻化

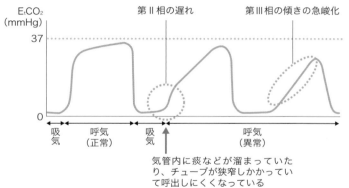

図3 吸気フローの最高値の低下と呼気フロー時間の延長

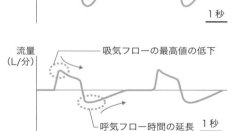

2. チューブの破損の評価 (表3、4)

　チューブの破損に関しては、カフの損傷やチューブの断裂などが挙げられます。原因として、挿管時の歯牙による破損、挿管後の違和感によりチューブを噛む ことによる破損、医療従事者の手技による破損などが挙げられます。チューブに破損がみられると適切な呼吸器管理を行うことができなくなるため、発見したらすみやかに交換する必要があります。

表3 チューブ破損時の理学的所見

- ●胸郭の動きが悪い
- ●呼吸音の減弱
- ●頻呼吸・努力呼吸の有無
- ●発声がある

表4 チューブ破損時の呼吸器モニタの特徴

- ●気道内圧の低下
- ●換気量の減少
- ●吸気と呼気の1回換気量の10%以上の差がある(p.36図11参照)
- ●カプノグラムにおいてプラトー(platean：平坦域)が消失し第Ⅲ相、第Ⅳ相に傾斜(**図4**)

図4 プラトーが消失し第Ⅲ相、第Ⅳ相に傾斜

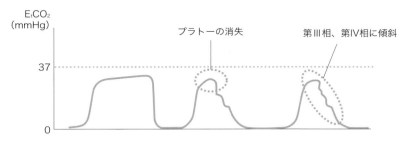

本来呼吸器回路内にある呼気の二酸化炭素が破損部位からリークすることによりプラトーが消失し、第Ⅲ相、第Ⅳ相に傾斜が出現する

〈引用文献〉
1. 3学会合同ARDS診療ガイドライン2016作成委員会：ARDS診療ガイドライン2016. 日本呼吸器学会, 日本呼吸療法医学会, 日本集中治療医学会, 東京, 2016：89.
2. 麻生裕紀：気管切開後の呼吸管理. 横山俊樹, 春田良雄編, みんなの呼吸器Respica2020年夏季増刊 人工呼吸器つかいこなし クイックリファレンスブック. メディカ出版, 大阪, 2020：247.
3. 日本医療安全調査機構編：医療事故再発防止に向けた提言 第4号 気管切開術後早期の気管切開チューブ逸脱・迷入に係る死亡事例の分析. 日本医療安全調査機構, 東京, 2018：8-9.
https://www.medsafe.or.jp/uploads/uploads/files/teigen-04.pdf (2023.10.31アクセス)

〈参考文献〉
1. 松本幸枝：気管チューブの交換って, いつなの？. 阿久津功編, エマージェンシー・ケア 2015年新春増刊 救急看護おたすけQ＆A99 なぜ？ どうして？ こんなときどうしよう？ をエビデンスつきで解決！. メディカ出版, 大阪, 2015：174-176.
2. 松山正植：気管チューブの交換. 横山俊樹, 春田良雄編, みんなの呼吸器Respica 2020年夏季増刊 人工呼吸器つかいこなし クイックリファレンスブック. メディカ出版, 大阪, 2020：261.
3. 尾野敏明：二酸化炭素濃度. 道又元裕編, 新 人工呼吸ケアのすべてがわかる本. 照林社, 東京, 2014：59.
4. 今中秀光：気管チューブの狭窄. 呼吸ケア 2013；11(5)：464-470.

● 加温・加湿

加温・加湿の重要性と加温加湿器

│ 住永有梨 │

POINT
- 人工呼吸器から出る医療ガスは乾燥しており、気道等にダメージを与えるため加温・加湿が必要となる
- 加温加湿器と人工鼻では利点が異なるため、特徴を把握して使い分ける

人工呼吸器を使用する際は、人工呼吸器に使用する吸入ガスを加温・加湿する必要があります。加温・加湿には加温加湿器・人工鼻の2つのタイプがあります。

それぞれの原理や特徴を理解して選択できるようにしましょう。ここでは、加温・加湿の重要性と加温加湿器の特徴について記述します。

加温・加湿の必要性

通常、吸入した大気は、鼻腔と口腔など上気道から気管、肺へと通過する間に徐々に加温・加湿されます。しかし、人工呼吸器を装着した患者さんでは、上気道（口もしくは鼻から気管までの間）ではなくチューブを通るため、加温・加湿効果が得られません。さらに、医療ガスは配管内や機器の錆を防止するため、できるだけ水分が取り除かれた状態でアウトレット（ガ

スの排出口）から提供されます。

これらのことから、医療ガスをそのまま吸入することによって、気道の水分が奪われ、気道粘膜の損傷や線毛運動低下が起こり、肺合併症のリスクが高くなります。さらに喀痰が乾燥することで固形化し、チューブ閉塞のリスクも高くなります。

適切な湿度と温度

大気中には水蒸気が含まれています。湿度とは、その水蒸気の量の割合のことをいい、絶対湿度と相対湿度があります。

絶対湿度は、湿った空気の中の乾いた空気に対する水蒸気の重量割合を示します。相対湿度は、ある温度の空気中に含むことができる最大限の水蒸気の量に対してどの程度水分を含んでいるかを示します。一般的に、湿度を示すときには相対湿度を使用します。通常、呼吸では温度37℃で相対湿度がほぼ100%になります。そのため、人工呼吸を行う場合にも吸入ガスを調整する必要があります。私たちが、21℃の大気で自然に呼吸をしている場合の湿度は**図1**のとおりです。

> 加湿は、乾燥を防ぐことを目的に空気中に含まれる水分量を増やすために行います

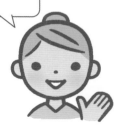

図1 呼気・吸気に含まれる湿度

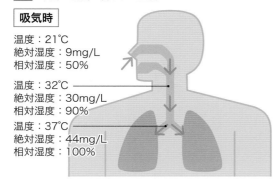

吸気時

温度：21℃
絶対湿度：9mg/L
相対湿度：50%

温度：32℃
絶対湿度：30mg/L
相対湿度：90%

温度：37℃
絶対湿度：44mg/L
相対湿度：100%

吸入した大気は口腔を通り、気管・肺へと通過する間に加湿される

呼気時

温度：32℃
絶対湿度：34mg/L
相対湿度：100%

温度：33℃
絶対湿度：36mg/L
相対湿度：100%

温度：37℃
絶対湿度：44mg/L
相対湿度：100%

呼気時も、温度が下がることで絶対温度が下がるため気道が加湿される

加温加湿器の特徴

加温加湿器（**図2**）は、人工呼吸器の吸気側の回路に接続して使用します（**図3**）。チャンバ内に蒸留水を入れ、温めることで送気するガスに水分を含ませて加湿する、**パスオーバー型**の加温加湿器が主流です。

加温・加湿性能は高く、吸気側の回路内にヒートワイヤーを設置することで最も効率がよくなります。しかし、吸気側・呼気側の両方に結露が溜まるため、回路内の結露が患者さんに流れ込まないようにウォータートラップが必要となります。また、ヒートワイヤーを設置することによって結露が予防でき、口元でも十分な加湿が維持できます。

加温加湿器の適応は、すべての患者さんになります。特に禁忌もないため、ARDSやCOPDのように二酸化炭素が貯留しやすい患者さんや呼吸仕事量を減少させたい患者さんの場合に加温加湿器を使用します。

図2 加温加湿器

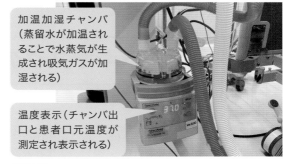

加温加湿チャンバ（蒸留水が加温されることで水蒸気が生成され吸気ガスが加湿される）

温度表示（チャンバ出口と患者口元温度が測定され表示される）

〈引用文献〉
1. 医薬品医療機器総合機構：医薬品・医療機器等安全性情報 2. 加温加湿器の併用による人工鼻の閉塞について. 2008；251：12-14. https://www.pmda.go.jp/files/000143366.pdf（2023.10.31アクセス）
〈参考文献〉
1. 小谷透監修：ゼロからわかる人工呼吸器ケア. 成美堂出版, 東京, 2017：92-93.
2. 讃井將満, 大庭祐二編：人工呼吸管理に強くなる. 羊土社, 東京, 2011：134.

図3 加温加湿器を使用した人工呼吸器回路の簡略図（正しい回路の例）

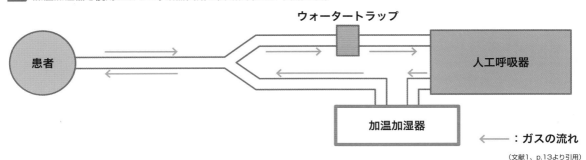

（文献1、p.13より引用）

●加温・加湿

トラキマスクの適応と使い方

| 濱田杏子 |

POINT ●気管切開患者に4L/分以上の酸素投与を行う場合トラキマスクやTピースを使用し高流量酸素システムで酸素投与を行う

　気管切開患者に酸素投与を行う場合、酸素流量3L/分以下の患者さんには人工鼻に低流量酸素システムを接続します。4L/分以上必要とする患者さんには、Tピースやトラキマスクを使用し、高流量酸素システムを用いて酸素投与を行います。

　医療ガスはほぼ完全なドライガスのため、気管チューブや気管切開チューブを留置している患者さんには加湿が必要となります。なぜなら、加温加湿機能を備えている上気道がチューブによりバイパスされている（酸素や空気が上気道に触れないまま通過する）からです。

✏️Tピースとトラキマスクの違い(表1)

1. Tピース

●**適応**：気管チューブや気管切開チューブが挿入され、酸素投与が必要な患者さん(**図1**)、人工呼吸器離脱時の自発呼吸トライアル（spontaneous breathing trial：SBT）を行う患者さんに使用します(**図2**)。人工呼吸器による陽圧換気から自然呼吸に近い状態になるため、離脱後の呼吸状態を評価できると考えられています。

●**使い方**：Tピースを気管チューブ、または気管切開チューブに接続します。Tピースの片側にはネブラ

イザー式酸素吸入器から蛇管をつないだものを接続し、もう片側には蛇管1節分（約15cm）をリザーバー代わりに接続します。

2. トラキマスク (図3)

●**適応**：酸素投与が必要な気管切開患者に使用します。

●**使い方**：気管切開部を被覆して、気管に直接、酸素を供給します。ネブライザー式酸素吸入器やベンチュリーマスクのマスク部分と交換し使用します。

表1 Tピースとトラキマスクの違い

	Tピース	トラキマスク
目的	●酸素投与 ●自発呼吸トライアル	●酸素投与
使用できるデバイス	●気管チューブ ●気管切開チューブ	●気管切開チューブ
吸入器具	●ネブライザー式酸素吸入器	●ネブライザー式酸素吸入器 ●ベンチュリーマスク

図1 気管切開チューブでのTピースを使用した酸素投与

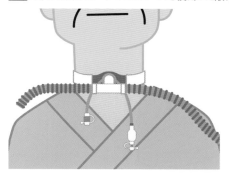

図2 気管チューブでのTピースを使用した酸素投与

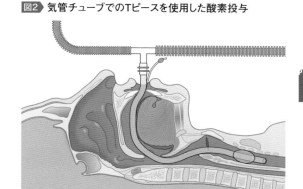

図3 トラキマスクの例

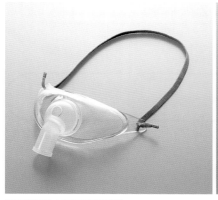
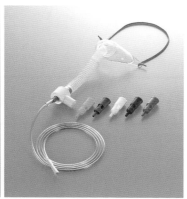

（写真提供：アトムメディカル株式会社）

トラキマスクの使い方の実際

1 酸素配管にネブライザー式酸素吸入器、またはベンチュリーマスクの酸素流量計を接続します。

2 蛇管、酸素チューブをトラキマスクのコネクタに接続し、閉塞がないことを確認します。

3 酸素流量を設定に合わせます。

4 気管切開チューブのコネクタ口がトラキマスクの正中に位置するように装着します。

5 トラキマスクと患者さんの頸部は、なるべく隙間なく、かつ気管切開チューブのコネクタ口と接しないようにストラップを調整し固定します（**図4**）。

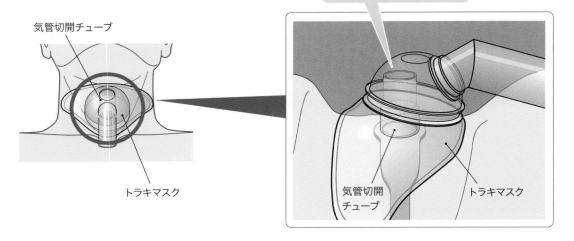

図4 トラキマスクの正しい装着状態

正しい装着状態

気管切開チューブ

トラキマスク

マスクが気管切開チューブを
塞いでいない

気管切開
チューブ

トラキマスク

トラキマスク使用中の注意点

- 気管切開部からの結露水流入防止のため、適宜結露を除去します。
- 感染防止のため、マスクに付着した分泌物を適宜清拭します。
- 蛇管内に水が溜まらないよう、ウォータートラップを最低位に固定します。
- 体動や固定状況により、気管切開チューブのコネクタ口が塞がれることがないよう注意します（図5）。
- トラキマスクの開口部が被覆しないように注意します。呼気の排出が妨げられ、マスク内にCO_2が貯留する恐れがあります。
- ベンチュリーマスク使用時はネブライザー用フードが寝具等で被覆されないようにします。室内空気が取り込めず、設定より高いF_IO_2の酸素が投与されてしまう恐れがあります。
- 頸椎損傷の恐れがある患者さんに対しては、トラキマスクの固定時に頸部を屈曲させないように固定します。
- 慢性閉塞性肺疾患（COPD）の患者さんに対しては、高濃度酸素投与によりCO_2ナルコーシスを起こす恐れがあるため、低い酸素濃度から投与を行い、必要に応じて酸素濃度の設定を変更します。
- 人工鼻とトラキマスクを併用すると人工鼻のフィルターが目詰まりし、呼吸ができなくなるため、**併用は禁忌**です。

図5 トラキマスクのずれによる気管切開チューブ閉塞に注意

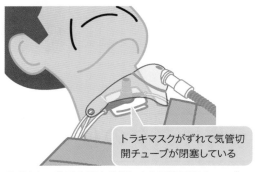

トラキマスクがずれて気管切開チューブが閉塞している

患者さんの体動や固定状況により気管切開チューブのコネクタ口が閉塞されないよう注意する。

〈参考文献〉
1. 小谷透監修：呼吸不全とその治療. ゼロからわかる人工呼吸器ケア. 成美堂出版, 東京, 2017：34-36.
2. 山口庸子：加温加湿器と人工鼻の使い分け方. 木下佳子, 橋本良子, 茂呂悦子編, いざというとき困らない！ 人工呼吸器・気管切開まるわかり. 照林社, 東京, 2019：57-61.
3. 桑平一郎, 橋本修：気管切開用マスク（トラキマスク）. 日本呼吸ケア・リハビリテーション学会 酸素療法マニュアル作成委員会編, 酸素療法マニュアル（酸素療法ガイドライン改訂版）. 日本呼吸ケア・リハビリテーション学会, 日本呼吸器学会, 東京, 2017：55.
4. 道又元裕：すごく役立つ急性期の呼吸管理. Gakken, 東京, 2020：45-47.

● 加温・加湿

人工鼻の適応と使い方

| 住永有梨 |

人工鼻の特徴

　人工鼻（図1）は、体温で温められた呼気をフィルターで捕らえ、次の呼吸でその水蒸気を戻すことで加温・加湿効果を得ます。電源が不要であり、近年はこれを使用した人工呼吸器回路が標準的になっています（図2）。

　加温・加湿性能は通常、人工呼吸器を使用している場合には問題ありません。回路内は常に乾燥しており、結露の心配はほとんどありません。またウォータートラップや注水の必要がないため、シンプルな回路となります。

　人工鼻は回路内を閉鎖回路にすることが可能なため、空気感染や飛沫感染を懸念する患者さんの感染対策として使用することができます。また、呼気を再呼吸させることで加温・加湿を得るため、二酸化炭素が貯留しやすい患者さんや人工鼻のフィルター自体が呼気抵抗になるような呼吸筋疲労がある患者さん、呼吸仕事量を減少させたい患者さんには向きません。患者さんの口元に近い部分に設置するため、分泌物で汚染するとフィルターの目詰まりによって換気不良となる

図1　人工鼻

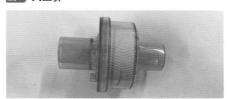

リスクがあります。そのため、大量の喀痰や血痰がある患者さんにも不向きです。

　なお、人工鼻と加温加湿器を併用すると、人工鼻の過度の吸湿による流量抵抗の増加や人工鼻の閉塞のリスクがあるため、併用は避けなければなりません（図3）。必ず単体で使用しましょう。

〈引用文献〉
1. 医薬品医療機器総合機構：医薬品・医療機器等安全性情報 2. 加温加湿器の併用による人工鼻の閉塞について．2008；251：12-14. https://www.pmda.go.jp/files/000143366.pdf（2023.10.31アクセス）
〈参考文献〉
1. 小谷透監修：ゼロからわかる人工呼吸器ケア．成美堂出版，東京，2017：92-93.
2. 讃井將満，大庭祐二編：人工呼吸管理に強くなる．羊土社，東京，2011：134.

図2　人工鼻を使用した人工呼吸器回路の簡略図（正しい回路の例）

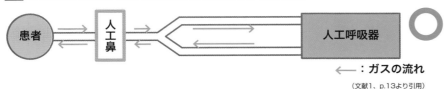

（文献1、p.13より引用）

図3　加温加湿器と人工鼻を併用した人工呼吸器回路の簡略図（誤った回路の例）

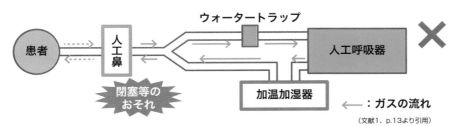

（文献1、p.13より引用）

●気管吸引

気管吸引の基礎知識

| 本間隆史 |

●吸引は、呼吸仕事量・呼吸困難感の軽減と、肺胞のガス交換能の維持・改善を目的に実施する
●適正なタイミング・吸引圧・吸引時間・カテーテルの選択等のうえで実施する

吸引の目的

気管吸引の目的は、気道の開放性を維持・改善することにより、呼吸仕事量（努力呼吸）や呼吸困難感を軽減することと、肺胞でのガス交換能を維持・改善することです。

吸引のタイミング・適応

気管吸引の適応と実施のタイミングを**表1**に示します。「1～2時間ごと」というような時間を決めたルーチンで気管吸引を実施することは避けてください。吸引は気管支粘膜を損傷したり、低酸素状態になったりと合併症もあるためです。

表1 気管吸引の適応・実施のタイミング

●努力性呼吸が強くなっている場合
　▶呼吸仕事量の増加所見：呼吸数増加、浅速呼吸、陥没呼吸、補助筋活動の増加、呼気延長
●視覚的に確認できる（気管チューブ・気管切開チューブ内に分泌物が見える）場合
●胸部聴診で気管から左右主気管支にかけて、分泌物の存在を示唆する所見がある場合
　▶副雑音（低音性連続性副雑音〈rhonchi〉）が聴取される
　▶呼吸音の減弱が認められる
●気道分泌物により咳嗽が誘発されている場合
　▶咳嗽に伴って気道分泌物の存在を疑わせる音が聴こえる（湿性咳嗽）
●胸部を触診し、ガスの移動に伴った振動が感じられる場合
●誤嚥した場合
●気道分泌物などが原因で、ガス交換障害が疑われる場合
●動脈血ガス分析や経皮酸素飽和度（SpO_2）モニタで低酸素血症を認める場合
●人工呼吸器使用時
　▶量規定換気（VCV）使用の場合：気道内圧の上昇を認める
　▶圧規定換気（PCV）使用の場合：換気量の低下を認める
　▶フロー波形：特徴的な"のこぎり歯状の波形"を認める（p.37図12参照）

適正な吸引圧

　推奨される吸引圧は最大で20kPa（150mmHg）であり、これを超えないように設定します（図1）。吸引圧の設定は、吸引チューブを完全に閉塞させた状態で行います。

　これより低圧の場合は喀痰を十分に取り除けず、逆に高圧の場合は前述の合併症を引き起こす恐れがあります。

図1 適正な吸引圧の表示

吸引圧は、20kPa（150mmHg）を超えないように設定する

1回の適正な吸引時間

　1回の気管吸引で、挿入開始から終了までの時間は15秒以内、吸引で陰圧をかけている時間は10秒以内としてください。

　このとき、吸引中も呼吸に必要な酸素を吸引していることを忘れずに行いましょう（図2）。

図2 適正な吸引時間

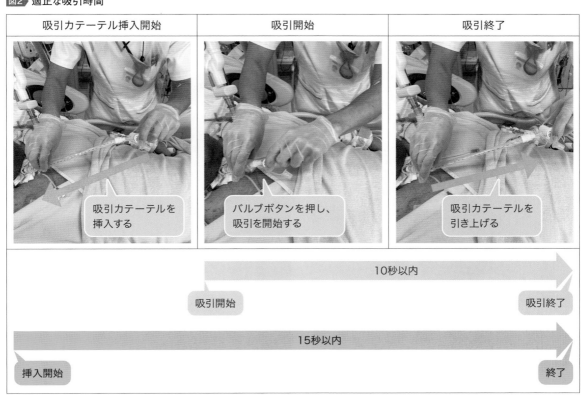

吸引カテーテル挿入開始	吸引開始	吸引終了
吸引カテーテルを挿入する	バルブボタンを押し、吸引を開始する	吸引カテーテルを引き上げる

10秒以内
吸引開始　　　　　　　　　　　　　　　　吸引終了

15秒以内
挿入開始　　　　　　　　　　　　　　　　終了

適正な吸引カテーテル挿入の長さ

吸引は、吸引カテーテルの先端が気管分岐部に当たらない位置で行います。もし当たってしまった場合は、カテーテルを1〜2cmほど少し引き戻してから陰圧をかけ始めてください（図3）。

気管チューブ・気管切開チューブは気管分岐部の3〜5cm上に留置されます。そのため、気管チューブ・気管切開チューブから1〜2cm出る程度の長さとします（図4）。

1. 気管チューブの場合

サイズによって29〜32cmほどの長さがあります。気管チューブは、長さがチューブに明記されているので、その長さの＋1〜2cmほどの長さで吸引カテーテルを挿入してください。

2. 気管切開チューブの場合

一般に吸引カテーテルを挿入する長さは12〜15cmとされています。

しかし、気管切開チューブの長さはサイズによって9〜11cmほどになります。そのため、実際には

12cmほどが、吸引カテーテルから気管切開チューブの先端から1〜2cm出る長さとなり、気管分岐部に当たらない位置になると考えられます。

繰り返しますが、重要なのは気管分岐部に当たらない位置で吸引することです。あらかじめ吸引カテーテルを挿入する長さを確認してから、挿入するようにしてください。

図3 吸引カテーテルの先端位置の目安（イメージ）

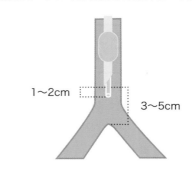

1〜2cm

3〜5cm

図4 気管チューブと吸引カテーテルの目盛りの合わせ方

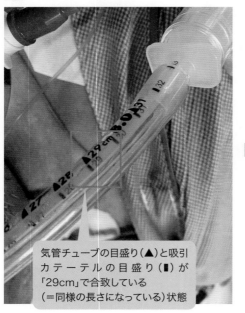

気管チューブの目盛り（▲）と吸引カテーテルの目盛り（▮）が「29cm」で合致している（＝同様の長さになっている）状態

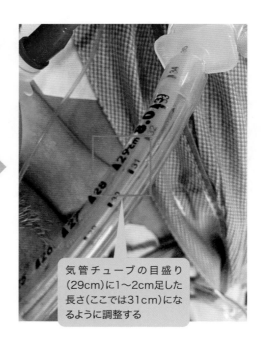

気管チューブの目盛り（29cm）に1〜2cm足した長さ（ここでは31cm）になるように調整する

適正な吸引カテーテルの選択

　吸引カテーテルには、気管切開チューブ用と気管チューブ用があります（**図5**）。また、吸引孔が多数あるもの（多孔式）と先端のみにあるもの（単孔式）に分かれます。

　太さについては、各患者さんに使用している気管チューブ・気管切開チューブの内径1/2以下の外径のものを選択します。**表2**に目安を示します。太いカテーテルほど喀痰を多く吸引する効果は高いですが、ガスの吸引量も多くなることから肺胞虚脱（無気肺）を起こしやすくなります。反対に細いカテーテルでは、吸引圧が不十分となります。

図5 気管切開チューブ用吸引カテーテル（上）と気管チューブ用吸引カテーテル（下）

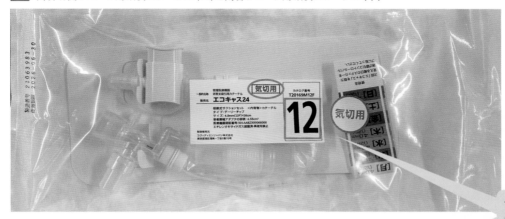

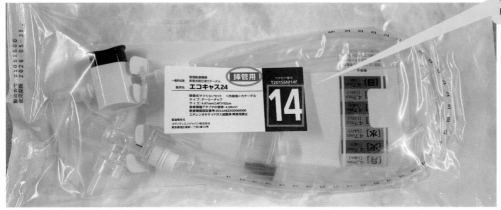

それぞれ、用途と外径の太さが明記されている

（写真：筆者提供）

表2 気管チューブ・気管切開チューブの太さごとに適した外径の吸引カテーテル

気管チューブ・気管切開チューブ	7mm	7.5mm	8mm	8.5mm	9mm	9.5mm
吸引カテーテル（外径/mm）	10Fr(3.3)	10(3.3)	12Fr(4.0)	12(4.0)	12(4.0)	14Fr(4.7)

図5の写真のとおり、外径の太さごとに「黒」「白」「緑」などと色分けされている

● 気管吸引

閉鎖式吸引と開放式吸引

| 本間隆史 |

POINT

● 基本的に、人工呼吸器を使用している患者さんには閉鎖式吸引が推奨される
● 一方で、吸引回数とコストを考慮すると開放式吸引が適当な場合もあり、メリット・デメリットをふまえて選択する

　気管吸引の方法には、大きく分けて閉鎖式吸引と開放式吸引の2つの方法があります。ここでは、それぞれの概要とメリット・デメリットについて解説します。

閉鎖式・開放式吸引の概要 (図1)

1. 閉鎖式吸引

　人工呼吸器回路に専用の吸引カテーテルを組み込むことで、大気に開放せず人工呼吸器による補助換気を行いながら吸引を行います。

　基本的に、人工呼吸器装着中は閉鎖式吸引が推奨されています。

2. 開放式吸引

　人工呼吸器回路を外し、大気に開放したまま吸引カテーテルを使用して吸引を行います。

図1 閉鎖式吸引と開放式吸引

① 閉鎖式吸引

人工呼吸器回路を
外すことなく吸引
を行う

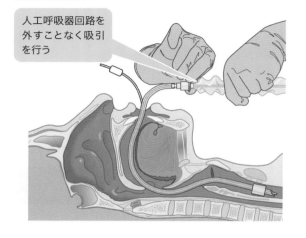

② 開放式吸引

人工呼吸器回路を外
し、吸引カテーテルを
挿入して吸引を行う

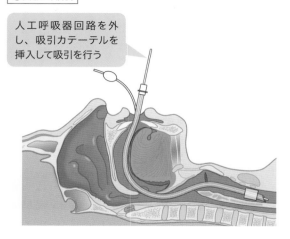

閉鎖式・開放式吸引のメリット・デメリット

表1に、観点別の閉鎖式・開放式吸引の特徴を挙げます。

このような違いがありますが、閉鎖式吸引と開放式吸引を比較すると、**分泌物の吸引量は変わらない**とされています。また、使用頻度が多ければコストの面でも差がないともされています。

エビデンスは出ていませんが、一般病棟ではコスト面を考えて吸引カテーテルを単回使用せずに開放式吸引を行っているところもあるようです。医師がどちらで行うか、指示をもらうようにしましょう。

表1 閉鎖式・開放式吸引の特徴

	閉鎖式吸引	開放式吸引
概要	人工呼吸器回路に吸引カテーテルを組み込むことで、大気に開放せず人工呼吸器による補助換気を行いながら吸引する方法	人工呼吸器回路を外し、大気に開放したまま吸引する方法
感染防御	●回路開放がないため、環境・従事者の汚染を防ぎやすい	●回路開放時に気道分泌物の飛散により、環境・従事者が汚染される可能性がある
肺容量（図2）	●大きな低下は起こりにくい	●陽圧換気が解除されるため、大きく低下する
酸素化への影響（図2）	●SpO₂の低下は起こりにくい	●回路を外したときに無酸素状態となる ●肺胞虚脱が起こる可能性があり、SpO₂の低下は起こりやすい（図2）
所要時間	●回路を外さないため、短時間で可能	●吸引カテーテルを準備、回路付け外しなどの行為があるため、時間がかかる
コスト	●吸引カテーテル1本のコストが高い ●1日1回の交換でよい（吸引に要する物品数を削減できる）	●吸引カテーテル1本のコストが安い ●吸引ごとに1本使用する必要がある

人工呼吸器関連肺炎（VAP）発症率は、閉鎖式・開放式で有意差なし

● : メリット　● : デメリット

感染管理の点から吸引ごとのカテーテル変更が推奨されているため、使用頻度が多い場合には閉鎖式も開放式もコストの面では差がないとされる

図2 気管吸引による酸素化への影響

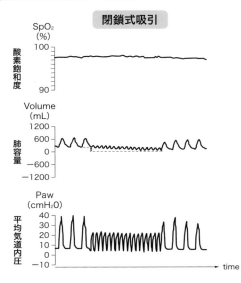

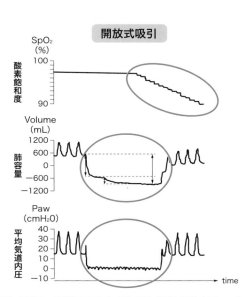

閉鎖式吸引においては大きな変化がみられない一方で、開放式吸引では「酸素飽和度」「肺容量」「平均気道内圧」いずれにおいても大きな低下がみられる。

（文献1より改変）

その他、閉鎖式吸引では以下の注意が必要になります。

●吸引カテーテルの洗浄時、吸引と洗浄液（蒸留水）を流すタイミングのズレや、規定位置までカテーテルが引かれないことで洗浄液が気管に垂れ込む恐れがあります。これにより患者さんの咳嗽を誘発させ、苦痛を与えます。また、誤嚥性肺炎につながる恐れもあります。

●吸引カテーテルが手や物に引っかかり気管チューブ・気管切開チューブが引っ張られることで、チューブ抜去のリスクになることがあります（**図3**）。

図3 閉鎖式吸引カテーテル使用中での注意点

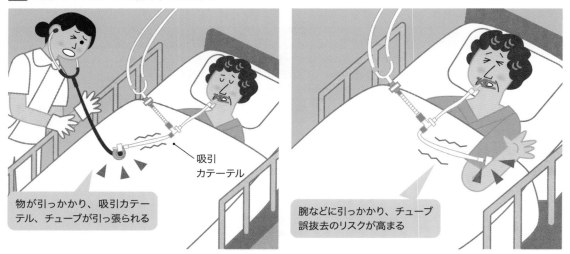

吸引カテーテル

物が引っかかり、吸引カテーテル、チューブが引っ張られる

腕などに引っかかり、チューブ誤抜去のリスクが高まる

物や患者さんの腕を、吸引カテーテルが引っかからない位置へ置いておく必要がある。

〈引用文献〉
1. Cereda M, Villa F, Colombo E, et al. : Closed system endotracheal suctioning maintains lung volume during volume-controlled mechanical ventilation. *Intensive Care Med* 2001 ; 27 （4）: 648-654.

◉気管吸引

閉鎖式吸引の進め方

| 本間隆史 |

POINT
- 実施前に患者状態のアセスメントとともに、患者さんへの丁寧な説明を行う
- 実施後は、評価項目に沿って改善がみられたかを評価する

1. 閉鎖式吸引の必要物品

●連続使用

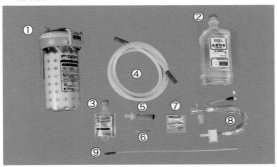

①吸引器	⑦アルコール綿
②蒸留水(口腔・鼻腔吸引用)	⑧閉鎖式吸引カテーテル(実施時は人工呼吸器回路に接続中)
③蒸留水(閉鎖式吸引用)	⑨吸引カテーテル
④吸引チューブ	●シリンジ(5mL、カフ上吸引用)
⑤シリンジ(10mL、閉鎖式吸引カテーテル洗浄用)	
⑥注射針(⑤10mLシリンジに接続)	

●単回使用

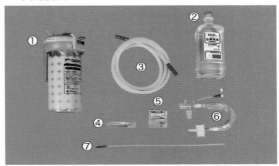

①吸引器	⑦吸引カテーテル
②蒸留水(口腔・鼻腔吸引用)	●シリンジ(5mL、カフ上吸引用)
③吸引チューブ	
④蒸留水(閉鎖式吸引用)	
⑤アルコール綿	
⑥閉鎖式吸引カテーテル(実施時は人工呼吸器回路に接続中)	

●その他　●聴診器　●生体情報モニタ

2. 閉鎖式吸引回路の構造

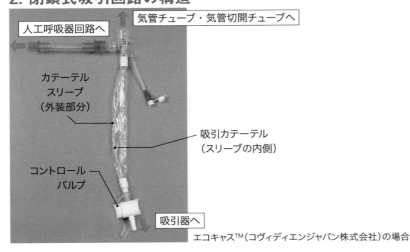

人工呼吸器回路へ

気管チューブ・気管切開チューブへ

カテーテルスリーブ（外装部分）

吸引カテーテル（スリーブの内側）

コントロールバルブ

吸引器へ

エコキャス™(コヴィディエンジャパン株式会社)の場合

3. 閉鎖式吸引の手順

①準備

1 聴診・触診・視診を行って患者状態を把握します。また、人工呼吸器モニタリングと吸引のアセスメントを行います。図1に、喀痰が貯留しているときに特徴的な所見を示します。

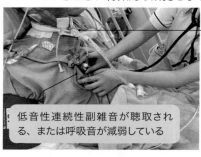

視覚的に確認できる（気管チューブ・気管切開チューブ内に分泌物が見える）

低音性連続性副雑音が聴取される、または呼吸音が減弱している

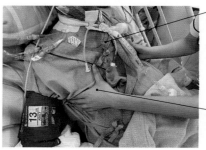

湿性咳嗽、努力性呼吸が強くなっている

ガスの移動に伴った振動が感じられる

ポイント
● 吸引のアセスメントは、「見て、聴いて、触れて」が重要です。

2 患者さんへの説明を行います。

ポイント
● 意識の有無にかかわらず、吸引の必要性、吸引手順などをしっかり説明します。

（説明の例）
これから痰を吸引させていただきます
苦しいかもしれませんが、
呼吸が楽になると思います

3 必要物品を準備します。
なお、モニタを装着していない患者さんは、必要性をアセスメントしてSpO_2モニタや心電図を装着してください。

4 スタンダードプリコーション（標準予防策）として個人防護具（personal protective equipment：PPE）を着用します。

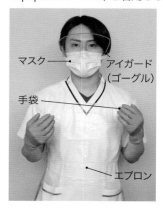

マスク
アイガード（ゴーグル）
手袋
エプロン

図1 喀痰貯留時の特徴的な所見

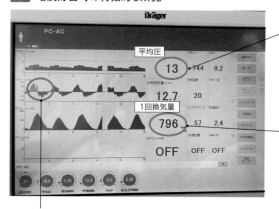

量設定モード使用の場合：
気道内圧の上昇を認める

圧設定モード使用の場合：
換気量の低下を認める

フロー波形で、特徴的な"のこぎり歯状の波形"を認める

②吸引の実施

1 吸引圧を設定します。推奨される吸引圧は最大で**20kPa（150mmHg）**であり、これを超えないように設定します。

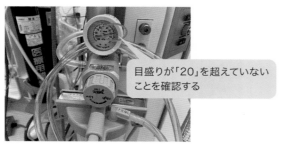

目盛が「20」を超えていないことを確認する

! 注意
- 吸引圧の設定は、吸引チューブを完全に閉塞した状態で行います。

2 口腔内と鼻腔内の吸引と、カフ上の吸引を行います。

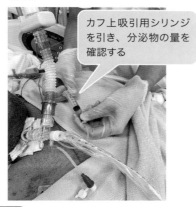

カフ上吸引用シリンジを引き、分泌物の量を確認する

! 注意
- カフ上で多く分泌物が引ける場合は気道分泌物の垂れ込みリスクが高まり、より適正なカフ圧設定が必要になるため、注意しましょう。

3 吸引チューブをコントロールバルブに接続します。

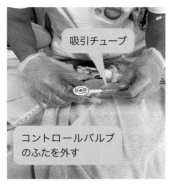

吸引チューブ

コントロールバルブのふたを外す

4 コントロールバルブのロックを解除します。

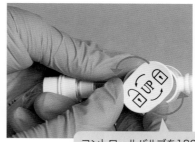

コントロールバルブを180度回転させることで、ロックが解除される

5 吸引カテーテルを挿入します。まずは吸引圧をかけずに吸引カテーテルを進めます。

! 注意
- 気管チューブ・気管切開チューブを持たずにカテーテルを挿入すると、チューブが左右にずれて患者さんに苦痛を与えることになるため、吸引カテーテルと気管チューブ・気管切開チューブの接続部をしっかり持つようにします。気管分岐部に当たってしまった場合は、少し引き抜いてから吸引圧をかけるようにしてください。

気管チューブ・気管切開チューブと吸引カテーテルの接続部をしっかりと持つ

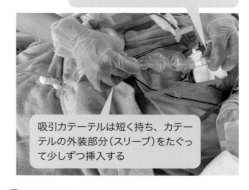

吸引カテーテルは短く持ち、カテーテルの外装部分（スリーブ）をたぐって少しずつ挿入する

ポイント
- 挿入前には、おおよそのカテーテルの挿入の長さを確認しておきましょう。

- 気管チューブ：チューブより1〜2cm長く挿入
- 気管切開チューブ：12〜15cm（または11〜12cm）

---

6 吸引を実施します。バルブのボタンを押して、吸引圧をかけながらゆっくりと吸引カテーテルを引き抜きます。

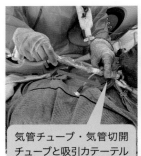

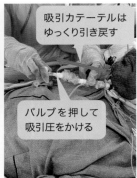

吸引カテーテルはゆっくり引き戻す

バルブを押して吸引圧をかける

気管チューブ・気管切開チューブと吸引カテーテルの接続部をしっかりと持つ

🕐 **ポイント**

● 吸引中は気管チューブ・気管切開チューブと吸引カテーテルの接続部を持ち、吸引チューブから呼吸器回路が外れないように、気管チューブ・気管切開チューブが左右にずれないようにします。

● 吸引の時間は吸引カテーテルを挿入してから15秒以内、吸引圧をかけている時間は10秒以内に終えましょう。また、患者さんの苦痛の程度、表情の変化、咳嗽力などを評価してください。

● 喀痰の引け方によって、粘稠度の高さを評価することもできます。

7 吸引カテーテルを、先端が接続部（ドーム部）に見えるところまで引き戻します。

③吸引カテーテルの洗浄

1 洗浄液（蒸留水）を10mLほど使用し、黒いラインが見えるところまで吸引カテーテルを引き、吸引圧をかけた状態で洗浄液を流します。

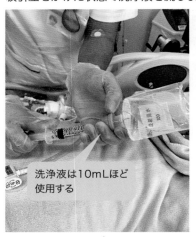

洗浄液は10mLほど使用する

🕐 **ポイント**

● このときに、喀痰の性状・色・量などを観察します。

⚠ **注意**

● 引き戻しが不十分な場合は、この後の洗浄に使用する洗浄液が気管に流れ込む恐れがあります。反対に、必要以上に吸引カテーテルを引き抜くと、スリーブが膨らむといった不具合や破損の恐れがあります。

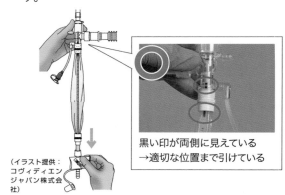

（イラスト提供：コヴィディエンジャパン株式会社）

黒い印が両側に見えている
→適切な位置まで引けている

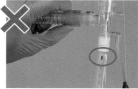

黒い印が下側にしか見えない
→引きすぎている

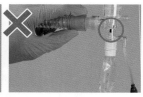

黒い印が上側にしか見えない
→引き足りていない

2 洗浄液が完全に流れたことを確認したのち、吸引圧を解除します。

①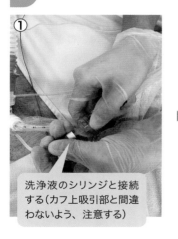

洗浄液のシリンジと接続する（カフ上吸引部と間違わないよう、注意する）

②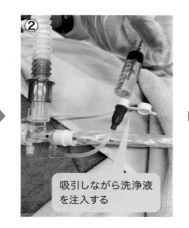

吸引しながら洗浄液を注入する

③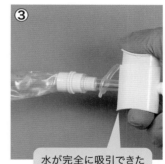

水が完全に吸引できたのを確認し、コントロールバルブを離し、吸引を解除する

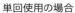
単回使用の場合

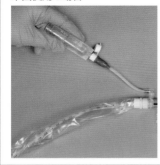

単回使用の洗浄液（蒸留水）で回路を洗浄する。

3 バルブのロックを行います。

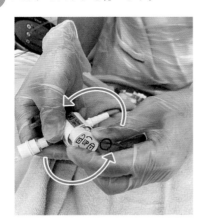

④後かたづけ

1 PPEを脱ぎ、手指衛生を行います。

2 吸引の効果を、**表1**の項目で評価します。

3 患者さんへ終了したことを説明します。

🕐 **ポイント**

●吸引による効果を説明するとともに、ねぎらいの言葉をかけましょう。

（声かけの例）
がんばりましたね、しっかり痰が
取れました。
呼吸の数値もよくなりましたよ

表1 吸引効果の評価項目

評価項目	評価内容
理学療法所見 （ポイントは p.104 **手順1** 参照）	●視診：呼吸回数、胸郭の動き ●触診：振動や胸郭の拡張 ●聴診：副雑音の改善　など
血行動態	●心拍数　●血圧　●心電図
ガス交換所見	●SpO$_2$
喀痰の所見	●色　●量　●粘稠度　●におい ●出血の有無
主観的不快感	●疼痛　●呼吸困難　●体動 ●表情　●むせ込み（咳嗽）　など
咳嗽力	●吸引時に咳嗽反射が見られるか ●咳嗽により、気管分岐部に喀痰を押し上げられるか（気管末端にある喀痰を、吸引可能な部位に移動できるか） ●気管チューブ・気管切開チューブ上部まで喀痰を押し上げることができるか（気管チューブ抜去後の排痰が可能であるかをアセスメントし、抜管の可否を評価する）
人工呼吸器モニタ（図2）	●正常できれいなフロー波形になっているか ●吸引実施前より「平均圧」「1回換気量」に改善が見られるか

〈参考文献〉
1. 日本呼吸療法医学会 気管吸引ガイドライン改訂ワーキンググループ：気管吸引ガイドライン2013（成人で人工気道を有する患者のための）．人工呼吸 2013；30（1）：82-87.

図2 正常な呼吸器波形

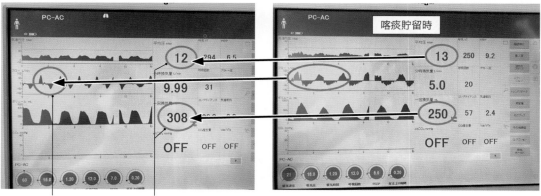

正常なきれいなフロー波形　　吸引実施前と後の数値を
　　　　　　　　　　　　　　評価する

● 気管吸引

吸引時のトラブル対応

| 本間隆史 |

 POINT ● 気管内の粘膜はやわらかく血管も多いため、出血に注意する
● 吸引が困難な場合には「加湿」「咳嗽」「重力」に注意して喀痰の移動を実施する

吸引実施時には、出血をはじめとする多様なトラブルが考えられます。ここでは具体的なトラブル例を挙げ、原因と対応について解説します。

事例① **吸引していたら出血がみられた**

1. トラブルの原因

気管内の粘膜はやわらかく、たくさんの細かい血管があります。出血を引き起こす原因としては、粘膜に吸引カテーテルがぶつかる、吸引または強い咳嗽によって圧がかかる、硬くこびりついた喀痰が剥がれるといった刺激が考えられます。具体的には、以下の7つについて原因検索をしましょう。

①適正なデバイスを使用しているか
②適正な吸引時間・吸引圧か
③適正な吸引回数か
④適正な深さで吸引しているか
⑤喀痰が固く、吸引時に粘膜を損傷していないか
⑥喀痰が吸引できる範囲にあるか
⑦患者さんが易出血状態ではないか

2. トラブルへの対応

前述の原因に沿って、対応を解説します。

1)適正なデバイスを使用しているか

適正な吸引カテーテルサイズを選択します。気管チューブ・気管切開チューブの1/2のサイズが適正とされています。例えば、気管チューブ・気管切開チューブのサイズが8mmの場合、12Fr（外形4mm）のカテーテルを選択します。

2)適正な吸引時間・吸引圧か

吸引時間を短くする必要があります。基本的に吸引操作開始（吸引カテーテル挿入）から終了まで15秒以内、吸引時間は10秒以内とされています。吸引時間が長くなることで、粘膜への負担が大きくなる、低酸素状態となる恐れがあります。

また、1回の吸引時間を短くすることで粘膜への負担が軽減される可能性があります。

適正な吸引圧は、**20kPa**（150mmHg）程度とされています。吸引圧は、気管チューブ・気管切開チューブを押さえた状態で確認します。

3)適正な吸引回数か

吸引回数を少なくする必要があります。吸引回数が多くなることで、粘膜への負担が大きくなるほか、酸素化への影響などがあります。「咳嗽がみられる」「SpO_2が低下している」といった所見だけで吸引したり、必要性をアセスメントすることなく「2時間ごと」などと時間を決めて吸引することは避けるようにしてください。

咳嗽に関しては気管チューブ・気管切開チューブの刺激で出ている場合もあります。また、SpO_2が低下しているとしても吸引可能な範囲に喀痰が移動しているとも限りません。聴診、触診などのフィジカルアセスメントに加え、呼吸器のグラフィックモニタなどの判読を行ってください。さらに、喀痰が吸引可能な範囲に移動できるように気道加湿や去痰薬の検討、水分

出納バランスの管理など喀痰の性状の管理、また体位ドレナージや呼吸理学療法などのケアを実施し、効果的に吸引できるようにします。

4）適正な深さで吸引しているか

　適正な吸引カテーテル挿入の長さにする必要があります。

　吸引時に気管分岐部に接触することで、粘膜損傷を引き起こします。吸引カテーテルを挿入したときに分岐部に当たった場合は、少し（1〜2cm）引き抜いてから吸引するようにしてください。分岐部に当たらない長さはどれくらいなのかを、あらかじめ確認のうえで吸引カテーテルを挿入するようにしましょう（p.98参照）。

5）喀痰が固く、吸引時に粘膜を損傷していないか

　喀痰の性状をやわらかくする必要があります。加湿の管理、去痰薬の使用、体液管理など考慮しましょう。

6）喀痰が吸引できる範囲にあるか

　吸引できる範囲に喀痰を移動させる必要があります。体位ドレナージ（p.193参照）や呼吸理学療法、咳嗽を促す援助（次項「事例②」参照）などを行います。

7）患者さんが易出血状態ではないか

　血液検査を確認し、医師に報告する必要があります。血小板数（platelet：PLT）の低下、活性化部分トロンボプラスチン時間（activated partial thromboplastin time：APTT）、プロトロンビン時間国際標準比（prothrombin time-international normalized ratio：PT-INR）の延長など、凝固系の異常がないか血液データの確認を行ってください。

　血痰が吸引されたときには、鮮血かどうかや量、性状を確認します。出血量が多い、低酸素となっている、または出血が持続する場合などは全身状態やバイタルサインを確認し、医師に報告します。

事例②　副雑音が聞こえても喀痰が吸引できない

　副雑音（いわゆるラ音）は、4種類に分けられます（図1）。ラ音が聴取できた場合は、それぞれの特徴に対して裏づけられた所見がないか確認が必要となります。そのアセスメントをもとに医師に報告し、看護ケアにつなげることが必要となります。

1. トラブルの原因

　いびき音が聴取できるものの喀痰が吸引できない場合は、吸引カテーテルでは届かない場所での喀痰貯留や、喀痰が硬いことにより吸引できないことなどが考えられます。

図1　副雑音（ラ音）の分類

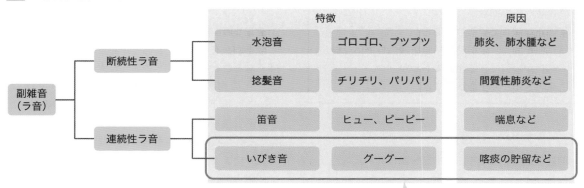

		特徴	原因
副雑音（ラ音）	断続性ラ音 → 水泡音	ゴロゴロ、プツプツ	肺炎、肺水腫など
	断続性ラ音 → 捻髪音	チリチリ、パリパリ	間質性肺炎など
	連続性ラ音 → 笛音	ヒュー、ピーピー	喘息など
	連続性ラ音 → いびき音	グーグー	喀痰の貯留など

これらの他に、副雑音には非肺性のもの（胸膜摩擦音）がある。

喀痰の貯留などが疑われる際に聴こえる副雑音

2. トラブルへの対応

　吸引前の排痰ケアが必要であり、「加湿」「咳嗽」「重力」がポイントとなります。**表1**に対応の概要を示します。

〈参考文献〉
1. 日本呼吸療法医学会 気管吸引ガイドライン改訂ワーキンググループ：気管吸引ガイドライン2013（成人で人工気道を有する患者のための）．人工呼吸 2013：30（1）：75-91.

表1 吸引が困難な場合の排痰ケアとポイント

	咳嗽を促す	体位ドレナージ	回路内の加温・加湿	去痰薬の投与	体液管理
介入ポイント	●声かけで咳嗽を行える患者さんには咳嗽を促す	●喀痰貯留側を上側にした体位にする	●人工鼻使用の場合は加温加湿器への変更を検討する	●喀痰の粘稠度を観察し医師に報告する ●去痰薬投与を検討する	●脱水傾向では喀痰の粘稠度が上がる場合がある
観察ポイント	●指示に対して動作が行えるか ●排痰に対して有効な咳嗽が可能か	●姿勢保持が可能か ●苦痛はないか ●ドレナージは有効か	●喀痰の粘稠度 ●回路の結露の有無 ●適正温度設定となっているか（加温加湿器の温度表示で確認する）	●喀痰の粘稠度 ●去痰薬投与の有無 ●去痰薬投与後の効果	●脱水の徴候の有無 ▶口渇感 ▶粘膜・皮膚の乾燥 ▶BUN値の上昇 ▶尿量減少など ●水分出納バランスの確認
効果	●咳嗽により気管末梢にある喀痰を気管チューブ・気管切開チューブ付近まで移動させる	●体位ドレナージにより気管末梢にある喀痰を気管チューブ・気管切開チューブ付近まで移動させる	●加湿効果を上げることで粘稠度の高い喀痰がやわらかくなり、吸引しやすくなる ●気管チューブ・気管切開チューブ付近に喀痰が移動しやすくなる	●ある程度喀痰の粘稠性が下がり吸引しやすくなる ●気管末梢の喀痰が気管チューブ・気管切開チューブ付近まで動きやすくなる	●脱水を補正することで粘膜の乾燥を防ぎ喀痰などの分泌物の乾燥も防ぐ
注意点	●咳嗽による気道内圧上昇に伴う気道損傷 ●チューブトラブル	●局所圧迫による褥瘡 ●苦痛の出現	●過剰な結露による誤嚥 ●温度上昇に伴う気道熱傷	●消化管の機能が低下している場合、内服薬の効果発現が弱まる恐れがある	●インオーバー*になることで浮腫や肺水腫を引き起こす恐れがある

＊【インオーバー】水分摂取量が喪失量を上回ること。

● 鎮痛・鎮静

鎮痛の評価と鎮痛方法

| 小松﨑 渚 |

POINT
- 医療者の主観で痛みを評価せず、患者さんが訴えたとき（またはその徴候があるとき）に痛みを緩和するための介入をする
- 共通の指標を使って医療者間で痛みの変動を共有する
- 痛みの評価スケールのさまざまな特徴を踏まえ、患者さんの特性などを考慮し、部署で導入しやすいものを選択する

痛みの考え方

　痛みの管理を行ううえで大切なポイントは、医療者の主観で痛みを評価しないということです。"患者さん自身の訴え"が大切になります。「訴えがないから、だいじょうぶだろう」「処置や検査の後だから痛みがあってもしかたがないだろう」などと医療者の主観で判断してしまうことは適切ではありません。

　人工呼吸器を装着している患者さんは、声に出して痛みを訴えることができません。"疼痛があるかもしれない"と医療者が予測しながら意図的に患者さんとコミュニケーションをとること、観察を行うことが大切です。

　痛みの原因となる状況や行為を理解して、愛護的にケアや処置を行うという姿勢、予防的に介入することが患者さんの快適な療養生活につながると考えます。

痛みの持続は回復後のQOLにも影響する

　痛みが続くことにより、生体には図1に示すようなさまざまな影響が及ぼされます。痛みを起こす刺激が続くことにより、凝固因子の増加や抗凝固因子の減少、血小板凝集能の亢進から、血栓が形成されやすくなるとされています。合併症が起こることや精神面への影響は、回復後のQOLを低下させる原因となってしまいます。

図1 痛みが続くことによる身体への影響と合併症

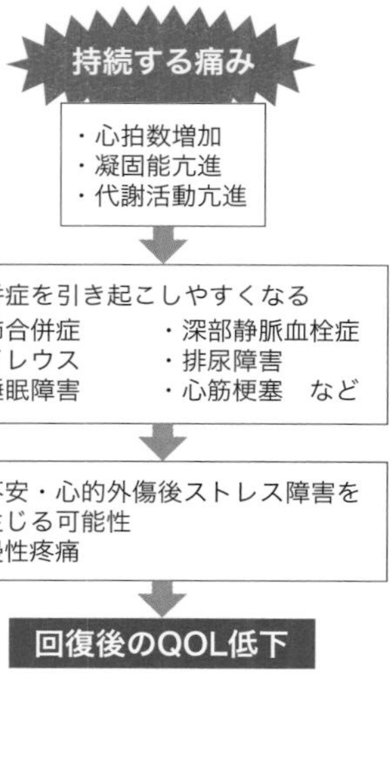

持続する痛み

・心拍数増加
・凝固能亢進
・代謝活動亢進

↓

合併症を引き起こしやすくなる
・肺合併症　　　・深部静脈血栓症
・イレウス　　　・排尿障害
・睡眠障害　　　・心筋梗塞　など

↓

・不安・心的外傷後ストレス障害を生じる可能性
・慢性疼痛

↓

回復後のQOL低下

疼痛にはさまざまな原因・要因が考えられる

人工呼吸器を装着している患者さんの疼痛の原因としては、ドレーンやチューブ類の留置に伴う痛み、同一体位による身体の痛み、気管吸引時の痛み、体位変換やリハビリテーションなどの動作に伴う痛みなど、さまざまな原因が考えられます。また、身体的な要因だけでなく不安、恐怖、怒り、孤独感などの心理・社会的要因も、疼痛を引き起こしたり、悪化させるとされています（図2）。以前、長期に腕の疼痛を訴える患者さんがいたため画像検査を行ったところ骨折していた、という経験がありました。

何らかの疾患や病態により疼痛が生じている可能性もあるため、"いつも訴えている痛みと同じである"などと安易に判断せず、バイタルサインの変化、各種検査データ、身体症状の有無などに注目して疼痛の原因を評価していくことも大切です。

図2 痛みの要因

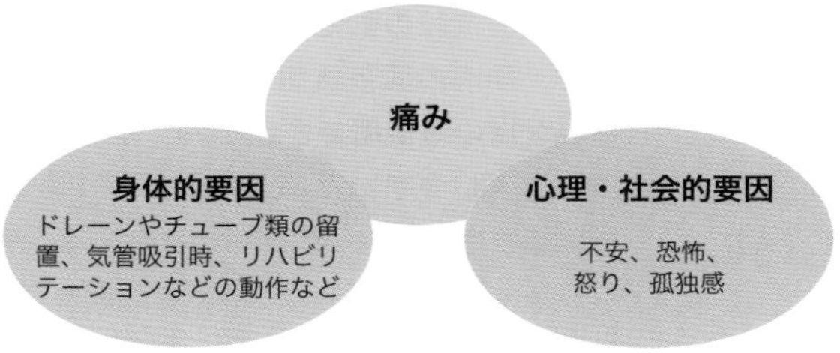

痛み

身体的要因
ドレーンやチューブ類の留置、気管吸引時、リハビリテーションなどの動作など

心理・社会的要因
不安、恐怖、怒り、孤独感

要因を明確にするために、認定・専門看護師へ相談する、理学療法士やソーシャルワーカー、心理士等多職種で介入していく

痛みの評価スケールとその特徴

患者さんの痛みの程度を医療者が客観的に共有するためには共通の指標（スケール）が必要となります。痛みの程度を評価するスケールには、患者さんが痛みの強さを"自己申告できる場合"と"自己申告できない場合"で使い分けられるように2種類あります。患者さんの状況や状態に応じて適切に使用していきます。

1. 痛みの強さを自己申告できる場合に使用するスケール

①数値評価スケール（NRS、図3）
● 評価方法：0（痛みなし）〜10（最強の痛み）の数字のうち、患者さんに今の痛みがどの数に値するか示してもらい判定します。NRS3を、患者さんが受け入れられる最大の疼痛レベルとし、NRS＞3を鎮痛の基準とします。

図3 数値評価スケールNRS（Numeric Rating Scale）

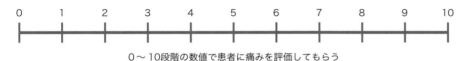

0〜10段階の数値で患者に痛みを評価してもらう

図4 視覚アナログスケールVAS（Visual Analogue Scale）

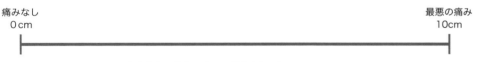

患者自身に線上に痛みの程度を印で記入してもらう

②視覚アナログ尺度（VAS、図4）

● **評価方法**：10cmの水平線の両端に「痛みなし」と「最悪の痛み」と書き、患者さんに今の痛みがどこに位置するか指し示してもらうことで判定します。3cmを患者さんが受け入れられる最大の疼痛レベルとし、**VAS＞3cmを鎮痛の基準とします**。

基準を超えた場合には、何らかの痛みが示唆されるため対応が必要です。ただし、これらのスケールでは"痛みの程度"しか評価ができないことを理解しましょう。

痛みがあることを確認した後には、痛みの性質や部位を確認していきます。常に数値に従って行動するのではなく、評価結果をもとに患者さんとコミュニケーションをとり、薬剤以外の方法で対処するか、鎮痛薬を使用するのか、少しの間経過観察をするのかなどを決定していきましょう。

経過観察を行った場合には、30分〜1時間程度の間には再度疼痛の評価を行い、鎮痛に向けた介入が必要か確認していきましょう。

2. 痛みの強さを自己申告できない場合に使用するスケール

①Behavioral Pain Scale（BPS、表1）

BPSは、表情、上肢の屈曲状態、人工呼吸器との同調性をスコア化し、点数（3〜12の範囲で）が大きいほど痛みの刺激が大きいことになります。**BPS＞5で有意な痛みの存在がある**として、注意深い観察を行い、鎮痛薬の使用や非薬物的介入を実施していきましょう。BPSは、15歳以上の人工呼吸管理患者に対して妥当性と信頼性が検証されています。

②Critical-Care Pain Observation Tool（CPOT、表2）

表情、四肢の動き、呼吸器との同調性の3項目に加えて、筋肉の緊張状態の4項目を評価します。CPOTは抜管後にも使用できるという特徴があり、一般病棟でも導入しやすいという特徴があります。点数は0〜8の範囲で、点数が大きいほど痛み刺激が強いことになります。**CPOT＞2では有意な痛みの存在がある**として、注意深い観察を行い、鎮痛薬の使用や非薬物的介入を実施していきましょう。

表1 Behavioral Pain Scale（BPS）

項目	説明	スコア
表情	穏やかな	1
	一部硬い（たとえば、まゆが下がっている）	2
	全く硬い（たとえば、まぶたを閉じている）	3
	しかめ面	4
上肢	全く動かない	1
	一部曲げている	2
	指を曲げて完全に曲げている	3
	ずっと引っ込めている	4
呼吸器との同調性	同調している	1
	時に咳嗽，大部分は呼吸器に同調している	2
	呼吸器とファイティング	3
	呼吸器の調整がきかない	4

（Payen JFから日本語訳についての承諾済み）　　　　　　　　（文献1、p.544より引用）

表2 Critical-Care Pain Observation Tool（CPOT）

指標	状態	説明	点
表情	筋の緊張が全くない	リラックスした状態	0
	しかめ面・眉が下がる・眼球の固定、まぶたや口角の筋肉が萎縮する	緊張状態	1
	上記の顔の動きと眼をぎゅっとするに加え固く閉じる	顔をゆがめている状態	2
身体運動	全く動かない（必ずしも無痛を意味していない）	動きの欠如	0
	緩慢かつ慎重な運動・疼痛部位を触ったりさすったりする動作・体動時注意をはらう	保護	1
	チューブを引っ張る・起き上がろうとする・手足を動かす/ばたつく・指示に従わない・医療スタッフをたたく・ベッドから出ようとする	落ち着かない状態	2
筋緊張（上肢の他動的屈曲と伸展による評価）	他動運動に対する抵抗がない	リラックスした	0
	他動運動に対する抵抗がある	緊張状態・硬直状態	1
	他動運動に対する強い抵抗があり、最後まで行うことができない	極度の緊張状態あるいは硬直状態	2
人工呼吸器の順応性（挿管患者）	アラームの作動がなく、人工呼吸器と同調した状態	人工呼吸器または運動に許容している	0
	アラームが自然に止まる	咳きこむが許容している	1
または	非同調性：人工呼吸の妨げ、頻回にアラームが作動する	人工呼吸器に抵抗している	2
発声（抜管された患者）	普通の調子で話すか、無音	普通の声で話すか、無音	0
	ため息・うめき声	ため息・うめき声	1
	泣き叫ぶ・すすり泣く	泣き叫ぶ・すすり泣く	2

（文献2より引用）

薬物を用いない疼痛緩和の方法

　痛みの緩和を考慮する際には、**まずは非薬物的な方法で疼痛緩和を目指すことが大切**です。疼痛の原因が明確になっている場合には、その原因の除去を行います。日々のケアのなかであたり前に実施していることでも、意識して行うことで疼痛緩和につながることがあると考えます。非薬物的な介入として実践できる内容を**表3**にまとめます。手浴や足浴などの部分浴も効果的です。実施する際には安楽な姿勢を整え、落ち着いた雰囲気（看護師が忙しい雰囲気を出さない）で実施することを心がけることが、経験的にポイントであると感じています。表3に示した内容はあくまでも筆者が実践で行った介入の一例であり、対応がこの限りではないこと、明確な根拠が示されているものではないことを理解して実践してください。

表3 非薬物的な看護介入の例

疼痛の原因	対処方法	ポイント・注意点	
同一体位による疼痛	● 体位変換の方法や実施の間隔を検討 ● マットレスを変更する ● 理学療法士と良肢位について検討する	● 必ず複数人で体位変換を行う	
気管吸引	● 呼吸状態を評価し、聴診により吸引の必要性を判断する（定時で吸引しない） ● 事前説明を行う	● 痰などの分泌物が増加した場合には肺炎を起こしている可能性もあるため、体温の変化や検査データを確認する	
体位変換やリハビリテーション時の体動	● 患者さんと予定を共有する ● 体動が生じる行為の前に鎮痛薬の予防投与について患者さんと検討する		
NPPV時のマスクによる圧迫	● 複数のマスクを使い分ける ● 一時的にマスクを外して除圧時間を設ける* ＊呼吸状態が不安定な場合には慎重に実施する必要があるため、医師を含め、チームで検討する		
手浴や足浴などの部分浴	● 苦痛のない体勢で実施する	● 患者さんの望むタイミングで実施する ● 落ち着いた雰囲気で実施する	

鎮痛薬の種類と特徴、注意点

1. 鎮痛薬の種類と特徴

　人工呼吸器装着中に鎮痛薬が必要な場合の第一選択として、フェンタニル（一般病棟では使用しない場合が多い）やモルヒネが多く用いられます。投与する薬剤の特徴や作用発現時間、副作用（**表4**）を理解して、投与後の効果判定や副作用の有無に注意して観察しましょう。

2. 麻薬使用時は副作用に注意

● **呼吸抑制**：人工呼吸器の設定が自発呼吸モードの場合には、呼吸回数の低下や1回換気量低下に注意が必要です。
● **低血圧**：モルヒネでは、血管拡張作用やヒスタミン遊離作用があるため、血圧低下が起こりやすいです。
● **意識レベル低下**：麻薬には鎮静効果もあるため、投与開始後の意識レベルの変化を観察しましょう。
● **胃・消化管機能の抑制**：胃内容物の停留、腸管蠕動抑制、イレウス、便秘などの発生に注意が必要です。必要に応じて、緩下薬などの投与について医師に確認しましょう。

3. 持続投与している麻薬を突然中止せず計画的に減量していく

　7日間以上使用している麻薬の投与を中止する場合は、離脱症状予防のため計画的に漸減していくことが望ましいとされています。人工呼吸器の離脱が予定されている場合には、離脱に向けた予定を医師に確認し、薬剤投与の計画的な調整ができるようにしていきましょう。

　長期に人工呼吸器装着が必要となる場合、気管切開が行われることがあります。気管切開後には経口挿管時の気管チューブによる疼痛や苦痛はなくなるため、気管切開後数日で鎮痛薬の持続投与を終了できることが多くあります。患者さんの疼痛や苦痛の状況を観察し、薬剤投与の継続について検討していきましょう。

表4 鎮痛薬の種類と特徴

種類(商品名)	作用発現	作用持続	投与量	副作用	特徴
フェンタニル	1～2分	30～60分	0.7～10μg/kg/時の持続静脈内投与	●呼吸抑制 ●消化管運動低下 ●嘔気	●即効性がある ●心筋収縮力抑制作用や血管拡張作用が少ないため血圧降下作用が少ない ●肝不全で蓄積しやすい
モルヒネ	5～10分	3～4時間	2～30mg/時の持続静脈内投与	●呼吸抑制 ●消化管運動低下 ●胆道内圧上昇 ●嘔気 ●血圧低下 ●気管支収縮 ●掻痒	●作用時間が長い ●血管拡張作用やヒスタミン遊離作用があるため、血圧低下が起こりやすい ●肝/腎障害がある場合は代謝産物が蓄積しやすく、作用が遷延する
アセトアミノフェン (アセリオ®)	10分	7時間	300～1000mg (最大4g/日以下)	●肝機能障害	●1日1500mgを超える高用量で長期投与する場合には慎重投与が必要
NSAIDs (ロピオン®)	30分	30～240分	50mg/回の静脈内投与	●腎機能障害 ●消化性潰瘍 ●出血 ●血小板凝集抑制 ●血圧低下 ●心不全増悪	●重症心不全患者の代償機構と拮抗するため注意
ペンタゾシン (ソセゴン®)	15～20分	3～4時間	15～30mgの静脈内投与	●呼吸抑制 ●血圧・肺動脈圧上昇 ●心筋酸素消費量増加 ●脳圧亢進	●麻薬拮抗作用をもつため、オピオイド鎮痛薬と使用している場合には、原則として使用できない ●嘔吐や便秘の副作用が少ない
ブプレノルフィン (レペタン®)	30分	6～9時間	0.1～0.2mgの静脈内投与	●嘔気、呼吸抑制、頭痛、発汗など	●鎮痛効果はモルヒネの25～40倍

PART 3 人工呼吸器装着患者マネジメント──鎮痛・鎮静

介入後には必ず効果を確認し、記録しよう

　疼痛や苦痛の存在が明らかになり非薬物的介入や鎮痛薬投与を行った後には、必ず介入の効果についての評価を行いましょう。そして、その結果を必ず看護記録として記録することが重要です(**図5**)。各施設の記録記載基準にもよりますが、効果を確認した際の記録として、実施内容、回数、どれくらいの時間で効果確認を行ったか、患者さんの反応などを記録しておくことも継続看護のために大切です。

　患者さんが、快適性を維持しながら療養生活を送ることができるよう多職種で連携しながら、そのときの患者さんの状態に最も適した疼痛コントロールを目指していきましょう。

図5 介入効果について評価や看護記録に残すことが大切

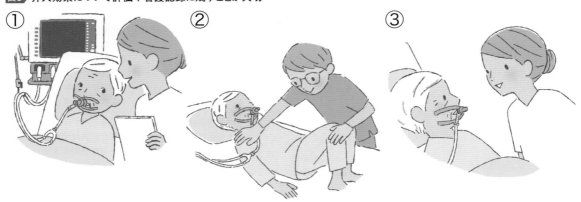

①身体を動かす時間に薬が効く時間となるよう、投与時間を予測する。例えば、アセリオ®を使用する場合には10〜30分くらい前を目安にするとよい

②リハビリテーションを行う時間に薬が効くように計算することが大切

③実施した結果を看護記録に残す。看護計画に反映させていく

〈引用文献〉
1. 日本集中治療医学会J-PADガイドライン作成委員会編：日本版・集中治療室における成人重症患者に対する痛み・不穏・せん妄管理のための臨床ガイドライン. 日本集中治療医学会雑誌 2014；21(5)：539-579.
2. 山田章子, 池松裕子：日本語版Critical-Care Pain Observation Tool（CPOT-J）の信頼性・妥当性・反応性の検証. 日本集中治療医学会雑誌 2016；23(2)：134.

〈参考文献〉
1. 坂木孝輔編：人工呼吸ケア はじめの一歩. 照林社, 東京, 2019.
2. 布宮伸：人工呼吸中の鎮痛・鎮静・せん妄対策. 日本臨床麻酔学会誌 2015；35(1)：98-105.
3. 日本集中治療医学会教育委員会編：日本集中治療医学会専門医テキスト第3版. 真興交易医書出版部, 2019.
4. 伊藤聡子：看護の視点からみた重症患者の疼痛評価−適正な痛みの評価は重症患者の痛み管理における良好なアウトカムにつながる. 日本集中治療医学会雑誌 2016；23：109-110.

● 鎮痛・鎮静

鎮静の目的・評価と薬剤

| 百石仁美 |

POINT
● 鎮静は患者さんの安全性の確保と苦痛の緩和に有効な一方で、過度に行うと人工呼吸器装着の期間延長や患者さんの心的ストレス等のデメリットもある
● 適切な鎮静度合いを評価するためのツールがあり、これを用いることで認識を医療者間で共有することができる

鎮静の目的

　人工呼吸器を使用する患者さんに対して鎮静薬を使用することで、快適に人工呼吸と患者さんの呼吸が同調することがあります。これは、ただ「寝かせること」を目的にしたものではありません。

　鎮静の目的は快適性と安全性の確保（不安と不穏の防止）、酸素消費量・基礎代謝量の抑制、換気の改善

と圧外傷の抑制をすることです。ただし、一般病棟では一定の治療効果や予後の改善を認め、急性期を脱して人工呼吸器装着を離脱する患者さんや、治療の甲斐なくDNAR（do not attempt resuscitation）の方針となった患者さんなどが多く、鎮静の必要性がない場合が多いです。

鎮静の深度に関する考え方

　深い鎮静は人工呼吸器装着の期間を延長させ、患者さんの心的外傷後ストレス障害の発生と関連性があるとされています。図1は、人工呼吸器装着中の患者さんの不穏となるさまざまな因子を列挙したものです。

　適正な鎮静管理のためには、騒音や照明などの環境調整を実施するとともに、患者さんへの十分なコミュニケーションを行って心の安寧へ導き、鎮静薬の作用・副作用を理解し、適切な鎮静度合いの評価を身につけ、そして医療チーム全体で鎮静深度の状況と患者さんのゴールを共有していくことが重要です。

　鎮静深度は、日中と夜間では異なります。早期リハビリテーションが重要視される日中には、鎮静薬より

も鎮痛薬を使用して体を動かすこと、夜間には、他の鎮静薬よりも循環動態に影響が少なく、さらに投与中も効果的なコミュニケーションが可能となるデクスメデトミジンの使用が適しています。

　せん妄へ移行しやすい、不眠を訴える患者さんは、心理的問題や精神症状が発生する危険性が高くなります。そのため、精神科リエゾンチームへ早めの介入を依頼して、医療スタッフがよりよくケアでき、身体疾患への治療が円滑に進むように支援を受けることも重要です。その際、睡眠導入薬や抑肝散などの漢方薬が検討されることもあります。

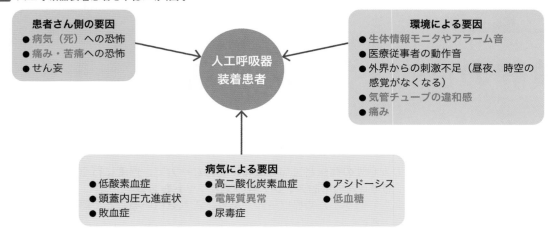

図1 人工呼吸器装着患者を不穏に導く因子

患者さん側の要因
- 病気（死）への恐怖
- 痛み・苦痛への恐怖
- せん妄

環境による要因
- 生体情報モニタやアラーム音
- 医療従事者の動作音
- 外界からの刺激不足（昼夜、時空の感覚がなくなる）
- 気管チューブの違和感
- 痛み

人工呼吸器装着患者

病気による要因
- 低酸素血症
- 頭蓋内圧亢進症状
- 敗血症
- 高二酸化炭素血症
- 電解質異常
- 尿毒症
- アシドーシス
- 低血糖

鎮静度合いの評価

1. 鎮静度合いの評価（鎮静スケール）のポイント

鎮静の度合いについては、スケールを用いて評価します。スケールを用いて評価することの利点を表1に示します。

2. 代表的な鎮静度合い評価

表2に代表的なスケールの評価基準と特徴を示します（スケール自体は他資料を参照してください）。

なお、わが国では、RASS（表3）が最も広く用いられています。

表1 鎮静スケールが評価に有用であるポイント

- すべての医療者に使いやすく、覚えやすいため、各鎮静レベルの評価基準の鑑別が容易であること
- 信頼性や妥当性があり、鎮静薬の調整を行うための基準となること
- 不穏や興奮の判定が可能であること
- 患者さんのもつ背景はさまざまでも、医療者間で共通認識のもとに評価が可能であること

表2 代表的な鎮静スケールの評価基準、特徴

①Ramsay Scale（ラムゼイ・スケール）
- 評価基準：6段階で分別されている

  1〜3：覚醒している状態である
  4〜5：眉間への刺激反応または反応がない状態である

- スケールの特徴：不穏に関しては1段階のみの評価であり、不穏の評価ができない。使いやすさに関しては他のスケールとの差はない

②Sedation-Agitation Scale（SAS）
- 評価基準：7段階で分別されている

  1：覚醒せず
  2：過剰鎮静
  3：鎮静（覚醒が困難、刺激で覚醒するが、すぐ眠ってしまう）
  4：穏やか／協力的
  5：不穏
  6：高度な不穏（頻回の言葉による静止をするが、穏やかにならない）
  7：危険な不穏（気管チューブを引っ張る、医療者を叩く）

- スケールの特徴：Ramsay Scaleと比較して不穏の評価が3段階に分かれているため、評価が正確である。使いやすさに関しては他のスケールと差はない

表3 Richmond Agitation-Sedation Scale（RASS）

ステップ1	30秒、患者さんを観察する。これ（視診のみ）によりスコア0〜＋4を判定する。	
ステップ2	1）大声で名前を呼ぶか、開眼するように言う。	
	2）10秒以上アイ・コンタクトができなければ繰り返す。以上2項目（呼びかけ刺激）によりスコア−1〜−3を判定する。	
	3）動きが見られなければ、肩を揺するか、胸骨を摩擦する。これ（身体刺激）によりスコア−4、−5を判定する。	

スコア	用語	説明	刺激内容
＋4	好戦的な	明らかに好戦的な、暴力的な、スタッフに対する差し迫った危険	
＋3	非常に興奮した	チューブ類またはカテーテル類を自己抜去；攻撃的な	
＋2	興奮した	頻繁な非意図的な運動、人工呼吸器ファイティング	
＋1	落ち着きのない	不安で絶えずそわそわしている、しかし動きは攻撃的でも活発でもない	
0	意識清明な落ち着いている		
−1	傾眠傾向	完全に清明ではないが、呼びかけに10秒以上の開眼およびアイ・コンタクトで応答する	呼びかけ刺激
−2	軽い鎮静状態	呼びかけに10秒未満のアイ・コンタクトで応答	呼びかけ刺激
−3	中等度鎮静	状態呼びかけに動きまたは開眼で応答するがアイ・コンタクトなし	呼びかけ刺激
−4	深い鎮静状態	呼びかけに無反応、しかし、身体刺激で動きまたは開眼	身体刺激
−5	昏睡	呼びかけにも身体刺激にも無反応	身体刺激

スケールの特徴：不穏の評価が4段階あるため、評価が正確である。使いやすさに関しては、20秒程度で測定ができる。他のスケールと比較して、人工呼吸器との非同調性（ファイティング）の評価ができるため人工呼吸器装着中の患者さんの評価としては適している。

（文献1より引用）

鎮静に用いられる薬剤（表4）

1. 鎮静薬のメリットとデメリット

1）鎮静薬のメリット

人工呼吸器装着中に鎮静薬を使用するメリットは、患者さんの呼吸と人工呼吸器が合うことが最も大きな点です。しかし、気管チューブ・気管切開チューブには多くの苦痛が存在し、なかでも気道の過敏による咳反射は、人工呼吸器と非同調になることが多いです。

また、肺の病態悪化による低酸素状態は呼吸中枢を刺激し、患者さんの自発呼吸が増大します。増大した自発呼吸により、人工呼吸器とのタイミングが合わないことだけでなく、肺への負担が多くなり、生命の危険性も高くなります。

2）鎮静薬のデメリット

人工呼吸器装着中の鎮静薬のデメリットは、呼吸・循環動態への影響です。特に、患者さんが脱水状態であれば影響は増大するため、鎮静薬を投与して人工呼吸器装着を始める患者さんには脱水状態の観察も必要となります。

鎮静薬のなかでも、プロポフォールは呼吸・循環動態への影響が強いため、ICU・CCUでの管理が必要です。

表4 代表的な鎮静薬

代表的な薬剤名	①ミダゾラム（ドルミカム®）	②プロポフォール（ディプリバン®）	③デクスメデトミジン	④ジアゼパム（セルシン®）	
作用	鎮静・抗けいれん	鎮静	鎮静・鎮痛	鎮静・抗けいれん・抗不安	
投与量	持続注入：0.03〜0.18mg/kg/時	持続注入：0.3〜3mg/kg/時	持続注入：0.2〜0.7μg/kg/時	間欠的静脈注射：10mg	
副作用	●低血圧	●呼吸抑制作用が強い ●低血圧	●循環抑制作用（徐脈）	●呼吸抑制作用 ●末梢ルートの投与で局所の静脈炎	
注意点	●48〜72時間以上の持続投与で覚醒遅延がある ●フルマゼニルが拮抗薬である	●半減期が早い ●長期大量投与によりプロポフォールインフュージョンシンドローム*を惹起する	●自然睡眠に近い ●深い鎮静での維持が困難 ●①②の薬剤よりせん妄の発症が少ない	●高齢者では覚醒が遅延する ●フルマゼニルが拮抗薬である	

＊【プロポフォールインフュージョンシンドローム】プロポフォールの投与を原因に生じる代謝性アシドーシスや低血糖、不整脈、腎不全などが複合的に生じること。

(引用文献2、3を参考に作成)

〈引用文献〉
1. Kress JP, Hall JB：Sedation in the mechanically ventilated patient. *Crit Care Med* 2006；34(10)：2541-2546.
2. 日本集中治療医学会J-PADガイドライン作成委員会編：日本版・集中治療室における成人重症患者に対する痛み・不穏・せん妄管理のための臨床ガイドライン. 日本集中治療医学会雑誌2014；21(5)：539-579.
3. 藤野裕士専門編：救急・集中治療アドバンス 急性呼吸不全. 中山書店, 東京, 2016：201-205.

〈参考文献〉
1. 日本呼吸療法医学会 人工呼吸中の鎮静ガイドライン作成委員会：人工呼吸中の鎮静のためのガイドライン. 人工呼吸 2007；24(2)：146-167.
2. 卯野木健, 芹田晃道, 四本竜一：成人ICU患者においてはどの鎮静スケールが有用か？ 一文献を用いた4つの鎮静スケールの比較一. 日本集中治療医学会雑誌 2008；15(2)：179-188.
3. 高島尚美, 村田洋章, 西開地由美, 他：12時間以上人工呼吸管理を受けたICU入室患者のストレス経験. 日本集中治療医学会雑誌 2017；24(4)：399-405.

人工呼吸器装着患者のケア

● 口腔ケア

口腔ケアの目的

| 柴田由美　山口麻子 |

POINT
- 気管挿管中の口腔ケアの最大の目的は、口腔内・咽頭の細菌数減少と乾燥予防である
- 口腔ケアのタイミング、使用物品、方法は、患者さんの全身状態、口腔環境に合わせて選択する

　誤嚥性肺炎や人工呼吸器関連肺炎（VAP）などの全身的合併症の予防には、口腔ケアが非常に重要です。口腔ケアの目的と効果を**表1**に示します。口腔内を清潔にすることだけでなく、**口腔機能の維持・向上、QOLの向上**など、さまざまな効果があります。

　人工呼吸器装着患者は、口腔乾燥や口腔機能低下、唾液減少による**口腔内の自浄作用の低下**がみられます。この結果、口腔内細菌・デンタルプラーク・剥離上皮膜・舌苔・分泌物などが増加し、これらが硬い痂皮状の付着物となり、自然呼吸の患者さんより口腔ケアが行いにくくなります。

　特に、気管挿管患者の場合、意識レベルや嚥下機能が低下していることが多く、**誤嚥（特に不顕性誤嚥）のリスク**が高くなります。また、気管チューブやバイトブロックにより視野が確保しにくく、歯ブラシやスポンジブラシを動かすスペースが少ないため、汚れが残りやすく注意が必要です。

　安全で質の高い入院治療を維持するために、口腔内を良好な状態に保つことは必須です。口腔内状態の把握、十分な保湿、付着物や分泌物を下気道に流れ込ませない口腔ケアが重要となります。

　これらのことを把握し、安全に口腔ケアを行わないと、逆に局所的・全身的合併症を引き起こすことがあるため、リスクを十分に理解しておく必要があります。

表1 口腔ケアの目的と効果

①口腔の保清および口腔機能の維持・向上
- ▶ 口腔疾患の予防
- ▶ 口腔内細菌数のコントロール
- ▶ 唾液分泌の促進
- ▶ 口腔乾燥の予防
- ▶ 口腔感染症、呼吸器感染症の予防
- ▶ 意識の覚醒を促す
- ▶ 味覚・触感覚の覚醒

②QOLの向上

実施頻度の目安

　口腔ケアの回数と実施間隔は、患者さんの口腔内の状態によりますが、一般的には**4〜6時間ごとに実施**することが理想です。1日に4〜6回の口腔ケアが必要ということになります。

　特に、気管挿管患者は口腔内が乾燥しやすく、VAPのリスクも高いため、こまめな口腔ケアが必要となります。具体的な手順は次項以降に示しますが、歯ブラシやスポンジブラシを用いての口腔ケアは**1日3回実施**することが望ましいと考えます。それ以外

は、スポンジブラシで口腔粘膜等の清拭をし、口腔保湿剤を用いて十分な保湿をするケアをしてください。口腔乾燥を予防することで、喀痰や分泌物などが硬くこびりつく状態になるのを回避することができ、1回の口腔ケアにかける時間を短縮することができます。

　歯ブラシやスポンジブラシを用いての口腔ケアは時間を要するため、1日3回行うことが難しい場合は、スポンジブラシでの口腔粘膜等の清拭と口腔保湿剤による保湿ケアの回数を増やすようにしてください。

● 口腔ケア

口腔ケアの基本手順
：主に気管挿管患者の場合

| 柴田由美　山口麻子 |

POINT
- 安全・効率的に口腔ケアを行うためには、看護師2人で実施する
- 誤嚥防止のため洗浄は行わず、スポンジブラシで拭き取る
- 保湿を十分に行い、剥離上皮膜や舌苔などが取りにくい場合は、数回に分けて取り除く

　人工呼吸器装着患者の口腔ケアは、基本的に看護師が実施することが望ましいです。特に、気管挿管患者は意識レベルが低下していることが多いこと、気管チューブが口腔内に挿入されているため患者さん自身がブラッシングを行うことが困難なことなどから、本項に示した口腔ケアの基本手順に即して看護師が口腔ケアを行います。

　一方、気管切開患者は、気管挿管患者と違って気管チューブやバイトブロックなどがないため口腔内の観察が容易で口腔ケアが行いやすくなります。しかし、気管挿管患者と同様に分泌物を自己喀出できないため、患者さんごとに全身状態や口腔ケア能力を評価して、口腔ケアの方法を考える必要があります。

　そこで本項では、気管挿管患者の場合を想定して口腔ケアの基本手技を紹介します。そして次項では、気管切開患者で意思疎通が可能な患者さん、あるいは自分で口腔ケアが行える患者さんの口腔ケアの方法を解説します。

　ただし、意思疎通ができてもベッドのギャッジアップができない場合は、看護師が口腔ケアを行ったほうがよいでしょう。それは、患者さん自身が口腔ケアを行う場合は姿勢やギャッジアップの角度が重要になり、60度以上の頭側挙上がとれないと誤嚥する可能性が高いからです。

必要物品（例）

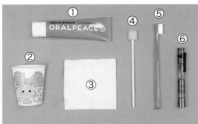
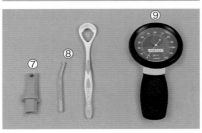

① 口腔保湿剤
② コップ（中に水または洗口液）
③ ガーゼ
④ スポンジブラシ
⑤ 歯ブラシ
⑥ ペンライト
⑦（必要に応じて）バイトブロック
⑧（必要に応じて）補助的清掃用具
　（歯間ブラシ、舌ブラシなど）
⑨（必要に応じて）カフ圧計
● 吸引に必要な器具一式（吸引器、吸引チューブ、吸引カテーテルなど。閉鎖式吸引についてはp.103を参照）

■ 個人防護具

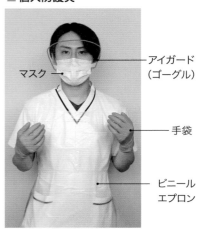

マスク
アイガード（ゴーグル）
手袋
ビニールエプロン

口腔ケアの手順

　下に示した手順は経口挿管患者の口腔ケアの手順となりますが、経鼻挿管、気管切開、非挿管の患者さんでも応用できます。

① バイタルサイン、感染・出血のリスクを確認する

↓

② 姿勢を調節する

↓

③ 吸引を行う

↓

④ カフ圧を確認し、気管チューブを固定しているテープを外す

↓

⑤ 口腔周囲、口唇の状態を確認する

↓

⑥ 口腔内を観察する

↓

⑦ 口腔内の乾燥部位、乾燥した剥離上皮膜や喀痰、舌苔などに口腔保湿剤を塗布し保湿する

↓

⑧ 歯を歯ブラシでブラッシングする

↓

⑨ (口腔保湿剤塗布から5〜10分後)軟化した剥離上皮膜や喀痰、舌苔をスポンジブラシで除去する

↓

⑩ 気管チューブとその周辺、バイトブロックをスポンジブラシで清拭する

↓

⑪ うがい、あるいはスポンジブラシで口腔内残留物、汚物などを拭き取る

↓

⑫ 口腔乾燥がある場合、口腔保湿剤を乾燥部位に薄く塗布する

↓

⑬ 吸引を行う

↓

⑭ バイタルサインを確認する

↓

⑮ (気管チューブの固定を外した場合)気管チューブを再固定し、カフ圧の適正圧を確認する

---

1 バイタルサイン、感染・出血のリスクを確認します。

ポイント

● 血液一般検査(白血球数、血小板数など)、生化学検査から口腔ケアによる感染・出血リスクを確認します。

2 姿勢を調整します。

ポイント

● 口腔ケア中の細菌を多く含んだ唾液などの水分が咽頭方向に垂れ込み、誤嚥する恐れがあるので、誤嚥しにくい姿勢に調整することが重要です。

● 病状によってはベッドのギャッジアップや頸部の角度の調整が難しい場合もありますが、頭部が後屈し、気道が確保されたような姿勢で口腔ケアを行っている場面を見かけることがあります。これは誤嚥しやすい姿勢なので注意してください。

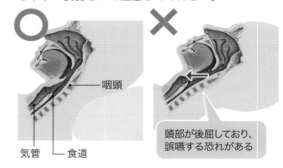

咽頭
気管　食道

頭部が後屈しており、誤嚥する恐れがある

● ベッドのギャッジアップが難しい場合でも、頭の後ろに枕などを入れて頸部をやや前屈にすることや頭部を側方に傾け唾液などの水分が口腔内の片側に貯留するように調整するとよいでしょう。

● 口腔ケア中に患者さんが苦痛を感じないような、安全・安楽な姿勢に整えるようにしてください。また、短時間であってもベッドの高さなどを調整して、実施者の負担を減らすことも必要です。

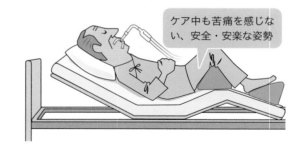

ケア中も苦痛を感じない、安全・安楽な姿勢

3 吸引を行います。

ポイント

● 口腔ケアの前に**口腔内・咽頭に貯留している唾液や分泌物**などを吸引しておくことで、水分を誤嚥するリスクを減らすことができます。カフ上の吸引も行うようにしてください。

注意

● 吸引を行いながら口腔ケアを実施している場面をよく見かけますが、吸引カテーテルを持っていると片手が塞がってしまうため、控えましょう。

● 吸引は、口腔ケア前・中・後と必要なタイミングで行うことが重要です。

4 カフ圧を確認し、気管チューブを固定しているテープを外します。

注意

● テープを外すことが困難・危険な場合は、外さずに行います。

5 口腔周囲、口唇の状態を確認します。

ポイント

● 口唇の乾燥や口角炎がある場合は、口腔保湿剤を薄く塗布します。

注意

● 気管チューブやバイトブロックなどが口唇に当たり、刺激によって傷や潰瘍ができることがあります。乾燥による口角炎もよくみられます。潰瘍や口角炎などを発見した場合は放置せず、医師や歯科医師に相談し治療を行うようにしてください。

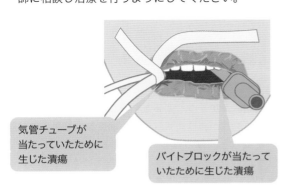

気管チューブが当たっていたために生じた潰瘍

バイトブロックが当たっていたために生じた潰瘍

6 口腔内を観察します。

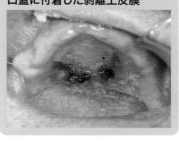

● 歯の状態
・歯の本数
・動揺歯の有無

● 義歯
・有無の確認（装着されている場合、外してケアを行う）

● 歯肉の状態
・発赤、腫脹、出血の有無　など

● 口腔粘膜の状態
・傷、潰瘍、出血の有無
・乾燥の有無　など

● 汚れの状態
・デンタルプラークの付着の有無
・喀痰、分泌物、舌苔、剥離上皮膜などの付着の有無
・口臭の有無

口蓋に付着した剥離上皮膜

ポイント

● 気管挿管中は意識障害、せん妄、不随意運動を認め、開口に協力が得られないことが多いです。

● ライトを利用して口腔内を明るくし、可能であれば固定してあるテープを外し、気管チューブを口角に寄せ、開口させるほうが効率よく口腔内が観察できます。

● 舌が腫脹している場合、舌圧子や歯ブラシの柄で愛護的に排除し、咽頭部まで観察します。

● 義歯が装着されたままの場合は、落下による窒息や誤飲、粘膜の損傷などの安全面から外す傾向にあります。その場合、急性期を脱したら再装着できるように義歯を水中保管してください。

● 脱落しそうな動揺歯や歯の鋭縁などが原因で粘膜が損傷している場合、それらの保護を目的として、一時的に義歯を装着することが有効なときもあります。

● 孤立した歯があり、口腔内に損傷をきたす場合や動揺歯がある場合には、医師、歯科医師、歯科衛生士に相談してください。

7 口腔内の乾燥部位、乾燥した剥離上皮膜や喀痰、舌苔などに**口腔保湿剤**を塗布し、保湿します。

8 歯を歯ブラシでブラッシングします。

● 下図のように、歯にブラシを当てて小刻みに動かして清掃します。

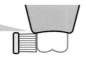
歯の咬む面の
当て方

外側（頰側面）の
歯と歯肉の
境目の当て方

内側
（舌・口蓋側面）の
当て方

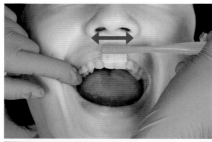

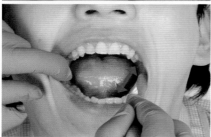

👆 **ポイント**

● 乾燥により硬くなった剥離上皮膜や喀痰、舌苔などが口腔保湿剤によって加湿され、軟化されるまで5〜10分程度かかるため、その間に歯のブラッシングを行います。

● デンタルプラークは歯と歯肉の境目や歯と歯の間につきやすいので、歯ブラシを歯と歯肉の境目に当てて小刻みに動かして、汚れが飛び散らないようやさしくブラッシングをします。

● （右利きの場合）右手に歯ブラシ、左手にガーゼを持って、歯ブラシをガーゼで拭きながら清掃していきます。ブラッシング中に出た水分や汚物は適宜、スポンジブラシで拭うか、吸引をします。

❗ **注意**

● 無歯顎の場合は口腔粘膜を歯ブラシで清掃するのではなく、スポンジブラシで行います。

9 （口腔保湿剤塗布から5〜10分後）軟化した剥離上皮膜や喀痰、舌苔をスポンジブラシで除去します。

👆 **ポイント**

● 右手にスポンジブラシ、左手にガーゼを持って、随時、スポンジブラシで唾液、付着物などの汚物を確実に回収し、スポンジブラシをガーゼで拭きながら清掃していきます。

● 口腔保湿剤によって軟化した剥離上皮膜や喀痰、舌苔を少しずつ取り除いていきます（スポンジブラシの使い方は、p.132図3参照）。

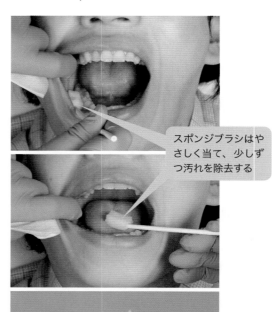

スポンジブラシはやさしく当て、少しずつ汚れを除去する

回収した汚れは、ガーゼで拭き取る

❗ **注意**

● 無理に剥がそうとすると粘膜ごと剥離され、出血する可能性があります。また、過度な力をかけて粘膜を拭うと、傷つけることがあるため注意が必要です。

● 1回ですべてを取り除こうとせず、時間をかけてやさしく丁寧に清掃してください。

● 口腔ケア中にスポンジブラシを噛み込んでしまった場合、慌てて引き抜こうとするとスポンジ部分がちぎれることや、柄から外れてしまうことがあり危険です。噛んでいるときは無理に引き抜こうとせず、

柄の部分を持ったまましばらくそのままにしていると、開口してくるタイミングがあるので、そのときに口腔外へ取り出しましょう。

10 気管チューブとその周辺、バイトブロックをスポンジブラシで清拭します。

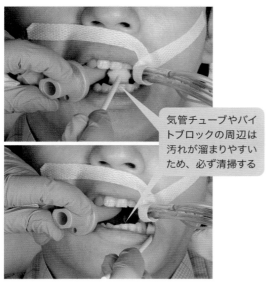

気管チューブやバイトブロックの周辺は汚れが溜まりやすいため、必ず清掃する

11 スポンジブラシで口腔内残留物、汚物などを拭き取ります。

🕒 ポイント
● 口腔ケアによって一時的に口腔内の細菌数が増加しているため、口腔ケアの最後に口腔内全体をスポンジブラシで清拭して汚物などを確実に回収し、口腔内に残さないようにしましょう。

12 口腔乾燥がある場合、口腔保湿剤を乾燥部位に薄く塗布します。

🕒 ポイント
● 次の口腔ケアまでの間、なるべく口腔内を乾燥させないことで剥離上皮膜や喀痰などをつきにくくする効果もあります。口腔保湿剤は薄く塗布することがポイントです。

⚠ 注意
● 口腔乾燥が強いとたくさん塗布したくなります。しかし、過剰量の口腔保湿剤によりダマができると、そこに細菌が繁殖し、かえって不衛生になるので注意してください。

13 吸引を行います。

🕒 ポイント
● 口腔内や咽頭に唾液や汚物などが貯留していることがあるため、口腔ケア後に吸引を行います。

14 バイタルサインを確認します。

15 （気管チューブの固定を外した場合）気管チューブを再固定し、**カフ圧の適正圧**を確認します。

口唇・口腔内の状態を評価するアセスメントツール

　口唇や口腔内の状態を確認・観察する際に、アセスメントツールを活用すると、誰が評価しても比較的均一な評価が可能になります。現在、対象によって異なるアセスメントシートがいくつか開発されています。

　具体的には、がん治療患者の口腔内の状態を評価するために開発された、OAG（Oral Assessment Guide）や施設入所中の要介護高齢者の口腔問題を適切に発見することを目的に作成されたOHAT（Oral Health Assessment Tool、**表1**）などです。

　対象となる患者さんの状態に応じて、または他職種とも共有しやすいアセスメントツールを選択して使用するとよいでしょう。

表1　OHAT-J　(Chalmers JM, 2005；松尾, 2016)

ID：	氏名：		評価日：	/	/

項目	0＝健全	1＝やや不良	2＝病的	スコア
口唇	正常、湿潤、ピンク	乾燥、ひび割れ、口角の発赤	腫脹や腫瘤、赤色斑、白色斑、潰瘍性出血、口角からの出血、潰瘍	
舌	正常、湿潤、ピンク	不整、亀裂、発赤、舌苔付着	赤色斑、白色斑、潰瘍、腫脹	
歯肉・粘膜	正常、湿潤、ピンク	乾燥、光沢、粗造、発赤 部分的な(1-6歯分)腫脹 義歯下の一部潰瘍	腫脹、出血(7歯分以上) 歯の動揺、潰瘍 白色斑、発赤、圧痛	
唾液	湿潤 漿液性	乾燥、べたつく粘膜、少量の唾液 口渇感若干あり	赤く干からびた状態 唾液はほぼなし、粘性の高い唾液 口渇感あり	
残存歯 □有 □無	歯・歯根の う蝕または破折なし	3本以下の う蝕、歯の破折、残根、咬耗	4本以上のう蝕、歯の破折、残根、非常に強い咬耗 義歯使用無しで3本以下の残存歯	
義歯 □有 □無	正常 義歯、人工歯の破折なし 普通に装着できる状態	一部位の義歯、人工歯の破折 毎日1-2時間の装着のみ可能	二部位以上の義歯、人工歯の破折 義歯紛失、義歯不適のため未装着 義歯接着剤が必要	
口腔清掃	口腔清掃状態良好 食渣、歯石、プラークなし	1-2部位に 食渣、歯石、プラークあり 若干口臭あり	多くの部位に 食渣、歯石、プラークあり 強い口臭あり	
歯痛	疼痛を示す言動的、身体的な徴候なし	疼痛を示す言動的な兆候あり： 顔を引きつらせる、口唇を噛む 食事しない、攻撃的になる	疼痛を示す身体的な徴候あり： 頬、歯肉の腫脹、歯の破折、潰瘍、歯肉下膿瘍。言動的な徴候もあり	
歯科受診（　要　・　不要　）　再評価予定日		/	/	合計

Japanese Translation: Koichiro Matsuo permitted by The Iowa Geriatric Education Center
available for download: https://www.ohcw-tmd.com/research/revised Sept 1, 2021
日本語版作成：東京医科歯科大学大学院地域・福祉口腔機能管理学分野教授　松尾浩一郎
https://www.ohcw-tmd.com/research/ohat.html
＊実際は参考症例写真が掲載されている。くわしくはリンク先参照

（文献2より引用）

口腔ケアを安全に行うためのポイント

1. 口腔ケアは、看護師2名で行うことが理想

　安全に口腔ケアを行うために、看護師2名で行うことが理想です。1人は口腔ケア実施者、もう1人は気管チューブやバイトブロックの固定、ライトで口腔内を照らす、生体情報モニタの確認をします（図1）。ライトで口腔内を照らすことで視野が確保され、汚れがついている部位や出血の有無などを確認しやすくなります（図2）。

2. 口腔ケア後の洗浄は行わず、スポンジブラシで拭き取る

　誤嚥のリスクが高い患者さんが多いことを前提にすると、口腔ケア後の洗浄は行わなくてもよいと考えます。

　スポンジブラシは口腔粘膜、舌、口蓋などを清掃するための用具ですが、口腔ケアによって分泌された唾液や口腔内残留物、汚物などを回収する目的としても使用します。スポンジブラシの使用方法と注意事項を図3に示します。

　スポンジブラシで汚物などを確実に拭き取り、唾液などの水分が口腔内、咽頭に貯留していることがあるので、吸引を行うようにしてください。

3. 口唇・口腔粘膜のケアは、湿潤下で愛護的に行い、粘膜を保護する

　十分な保湿をしないまま口腔ケアをすることによって、口唇、頬粘膜、口蓋、舌などを傷つけ、出血させてしまうことがあります。喀痰や分泌物と血液が混ざって硬く痂皮状になると、口腔ケアが困難となり、さらに口腔内環境が不良となります。

　また、口腔ケアによって新たな傷をつくらないためにも、口唇や口腔粘膜の保湿を十分に行うことが重要です。口腔保湿剤は手の甲に出し、ダマにならないよう伸ばしてから塗布すると粘膜になじみやすくなりま

図1 ▶ 口腔ケア実施時の看護師の立ち位置

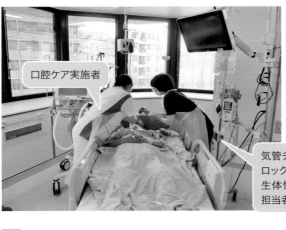

口腔ケア実施者

気管チューブやバイトブロックの固定、ライトや生体情報モニタ確認の担当者

（写真：著者提供）

人工呼吸器装着患者はベッドサイドに機器類が多く、介助者が写真の位置に立つことが難しい場合は患者さんの頭の位置から介助します

図2 ▶ 口腔ケア時にペンライトを用いる有効性

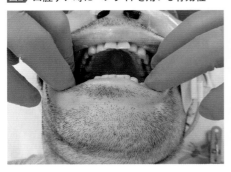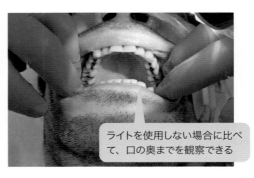

ライトを使用しない場合に比べて、口の奥までを観察できる

（写真：著者提供）

す（**図4**）。乾燥して硬くなった剝離上皮膜や喀痰、舌苔などは口腔保湿剤を塗布すると加湿され軟化します。
　現在はさまざまな種類の口腔保湿剤が販売されてお

り、口腔内の状態、患者さんの好みやアレルギーに配慮したものを使用するとよいでしょう。

図3 スポンジブラシの使用方法と注意事項

❶ 使用前にスポンジが柄から外れないことを確認する

↓

❷ コップに水や洗口液を入れ、スポンジブラシに水分を十分含ませ、よく絞る

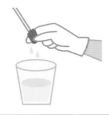

 注意
- そのままの状態で使用すると硬いため、患者さんに痛みを与えたり、口腔内を傷つけることにつながる
- 水分を含んでいると、汚物とともに水分を誤嚥する可能性があるため、指でよく絞り、さらにガーゼに押し当てて水分を取る

↓

❸ 口腔後方から前方に向かって操作し、汚れを口腔内に押し込まないようにする

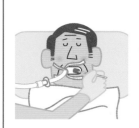

矢印の方向（奥から手前）に向かってスポンジブラシを動かす

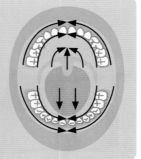

↓

❹ スポンジブラシに付着した汚れは、1回ごとにガーゼで拭き取る

図4 口腔保湿剤の扱い方

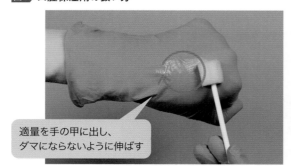

適量を手の甲に出し、ダマにならないように伸ばす

〈引用文献〉
1. Eilers J, Berger AM, Petersen MC：Development, testing, and application of the oral assessment guide. *Oncol Nurs Forum* 1988；15（3）：325-330.
2. 松尾浩一郎，中川量晴：口腔アセスメントシートOral Health Assessment Tool日本語版（OHAT-J）の作成と信頼性，妥当性の検討．障歯誌 2016；37（1）1-7.

〈参考文献〉
1. 渡邊賢礼：Q3：挿管中の患者に対する口腔ケアについて教えてください．急変キャッチ達人ナース 2013；34（3）：72-74.
2. 小田奈央：Q4：舌苔を奇麗に取るコツを教えてください．急変キャッチ達人ナース2013；34（3）：74-76.
3. 藤本篤士，武井典子，片倉朗，他編著：5疾病の口腔ケア チーム医療による全身疾患対応型口腔ケアのすすめ．医歯薬出版，東京，2013：16-17, 136-139.
4. 日本老年歯科医学会編：老年歯科医学用語辞典 第3版．医歯薬出版，東京，2023：190-191.
5. 日本クリティカルケア看護学会 口腔ケア委員会：気管挿管患者の口腔ケア実践ガイド．https://www.jaccn.jp/assets/file/guide/OralCareGuide_202102.pdf（2023.10.31アクセス）

PART 4　人工呼吸器装着患者のケア

● 口腔ケア

気管切開患者の口腔ケア
：意思疎通が可能な患者さん、自分で口腔ケアが可能な患者さんの場合

| 柴田由美　山口麻子 |

POINT
- 全身状態、口腔ケアの能力を評価し、個々の患者さんに合った口腔ケアの方法を選択する
- 気管切開チューブの事故抜去予防に注意して口腔ケアの環境を整える
- 見守りと口腔ケア後の口腔内確認、バイタルサインを確認する

　気管切開患者のうち意思疎通が可能で、座位に近い60度以上の姿勢がとれる患者さんは、患者さん自身が口腔ケアを行うことで**リハビリテーション**にもつながります。

　口腔ケア前に患者さんの状態、体幹の可動域や誤嚥の有無、出血などのリスクについて把握し、姿勢やベッドのギャッジアップ、口腔ケアに必要な物品の準備など、患者さん自身が安全に口腔ケアを行えるよう環境を整えます。座位に近い60度以上の姿勢がとれないとブラッシングを行いにくく、唾液などの水分も垂

れ込みやすいため、誤嚥する危険性が高くなります。

　口腔ケア中は患者さんを放置せずに、体調や口腔ケア能力に合わせて、声かけや見守りが大切です。60度以上の姿勢がとれない場合や、磨き残しなど口腔内の問題が生じた場合は、前項の「口腔ケアの基本手順」に準じて、看護師が口腔ケアを行います。

　唾液、痰、口腔内の付着物は感染の可能性があるものとして取り扱い、個人防護具（p.125参照）を装着し、標準予防策を実施します。

必要物品（例）

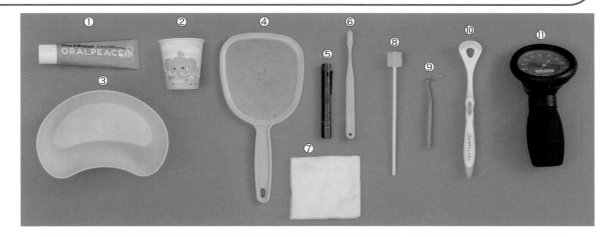

①口腔保湿剤	（必要に応じて）
②うがい用コップ（中に水を入れておく）	⑧スポンジブラシ
③ガーグルベースン	⑨歯間ブラシ
④手鏡	⑩舌ブラシ
⑤ペンライト	⑪カフ圧計
⑥歯ブラシ	●その他、吸引に必要な器具一式（吸引器、吸引チューブ、吸引カテーテルなど。閉鎖式吸引についてはp.103を参照）
⑦ガーゼ	

個人防護具はp.125参照。

意思疎通が可能な患者さん、自分で口腔ケアが可能な患者さんの口腔ケアの手順

1 バイタルサイン、感染・出血のリスクを確認します。

2 口腔ケアに必要な物品を、患者さんの手の届くオーバーテーブルなどに準備します。

3 姿勢を調整します（図1）。

ポイント
- 座位に近い姿勢にします。その際に、気管切開チューブが抜けないよう看護師2名で姿勢の調整を行います。
- 頭部を後屈しすぎると気管切開チューブが抜けてしまう可能性があります。頭部が安定しない場合は、枕などを入れてやや前傾になるよう調整してください。

図1 口腔ケアを行う際の姿勢

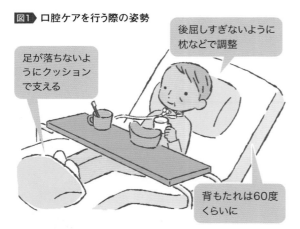

後屈しすぎないように枕などで調整

足が落ちないようにクッションで支える

背もたれは60度くらいに

4 口腔内の確認と吸引を行います。

気管切開チューブがカフ付きの場合は、カフ圧の確認をします。

ポイント
- 患者さん自身が口腔ケアを行う場合でも、口腔ケア前に口腔内を確認し、汚れの状態や異常の有無を観察します。
- 口腔ケア前に、口腔内・咽頭に貯留している唾液や分泌物を吸引します。カフ付きの場合は、カフ圧の適正圧を確認し、カフ上部の貯留物を吸引します。

5 歯を磨くよう患者さんに声かけを行います。

ポイント
- 歯ブラシの当て方はp.128 **手順8** と同様に行います。
- 歯ブラシがどこに当たっているか確認しながら磨くことが大切です。患者さんに必ず手鏡を渡して、磨いている場所を確認するように声かけをしましょう。
- 手などが当たって気管切開チューブが抜けないよう、ブラッシング中は患者さんから目を離さずに見守るようにしましょう。
- 気管切開をしていると粘稠度が高い痰や分泌物が溜まりやすくなります。誤嚥や気管切開チューブの狭窄・閉塞の恐れがあるため、必要に応じて、口腔ケアを中断して吸引を行います。

6 うがいをするよう患者さんに声かけを行います。

ポイント
- うがいと言うと、上を向いて「ガラガラうがい」をする患者さんがいます。しかし、頭部が後屈すると誤嚥や気管切開チューブ抜去のリスクが高くなるため、やや前傾で「ブクブクうがい」をするように声かけをしましょう。「ブクブクうがい」ができない場合は、水を口に含んで吐き出すだけでもよいです。うがいが難しい場合は、看護師がスポンジブラシで汚物の回収を必ず行うようにします。

7 磨き残しがないか、ライトで口腔内を照らして確認します。

ポイント
- 患者さん自身で口腔ケアを行えても、磨き残し、舌苔の付着、粘膜などに汚れがついていることがあります。看護師が必ず確認して、汚れが残っている場合は歯ブラシやスポンジブラシを使用して口腔ケアを行うようにします。

8 （口腔乾燥がある場合）口腔保湿剤を乾燥部位に薄く塗布します。

ポイント
- 気管挿管患者と同様に口腔乾燥が起こりやすくなります。口腔ケア後に乾燥している部位に薄く口腔保湿剤を塗布しておくとよいでしょう。意思疎通が可

能な場合、舌に口腔保湿剤を塗布し、患者さん自身が舌を動かして口腔粘膜などに塗り広げてもらうと、舌の運動や唾液分泌の促進にもつながります。

9 吸引を行います。

気管切開チューブがカフ付きの場合は、カフ圧の確認も行います。

🔵 **ポイント**

● 患者さん自身でうがいが行えても、口腔内・咽頭に唾液や汚物などが貯留していることがあるため、口腔ケア後に吸引を行います。気管切開チューブがカフ付きの場合は、カフ上部の吸引を行い、カフの適正圧を確認します。

10 バイタルサインを確認します。

特に注意が必要なポイント

1. ベッドのギャッジアップ角度

自身でブラッシングを行う際に、仰臥位ではブラッシングやうがいがうまく行えないだけでなく、唾液やブラッシングの際に出る水分を誤嚥しやすい姿勢であるため、必ずベッドをギャッジアップする必要があります。なるべく座位に近い姿勢がとれるよう、ギャッジアップを行います。

姿勢を調整する際は、気管切開チューブの誤抜去が起きないよう注意します。安全に行うために、必ず看護師2名で行います。

2. 口腔ケア中の見守りと、口腔ケア後の確認

意思疎通が可能で患者さん自身が口腔ケアを行えると、口腔ケアは患者さんに任せればいいと思いがちです。しかし、人工呼吸器装着により口腔が乾燥しやすくなること、気管切開によって痰の分泌が多くなることなどから、患者さん自身の口腔ケアだけでは不十分なこともあります。患者さん自身が安全に口腔ケアを行えるよう、常に生体情報モニタを確認し、口腔ケア中は患者さんから目を離さず、必要なタイミングで吸引や声かけをするようにします。

口腔ケア後は、口腔内をライトで照らして必ず確認します。p.127 手順5 の観察のポイントを参考に、口腔内の異常や磨き残し、汚れが付着していないかなど確認します。口腔ケアが不十分である場合は、歯ブラシやスポンジブラシなどを使用して看護師が口腔ケアを行います。

止血困難な粘膜出血、歯肉出血を認める場合は、すみやかに医師、歯科医師に情報共有を行い、診察につなげます。

3. 気管切開患者の状況に応じた口腔内の観察とケア方法

患者さん自身で口腔ケアが行えても、人工呼吸器を装着していると口腔内は乾燥します。特に、経口摂取をしていない患者さんは口腔乾燥が強くなる傾向にあります。口腔乾燥がある場合は、適宜、口腔保湿剤を塗布し口腔内を湿潤するようにしましょう。口腔乾燥があると、内服薬が舌下や粘膜に貼り付いたり、うまく飲み込めず口腔内に残ってしまうことがありますので、よく観察するようにしてください。

口腔内の汚れとしては、気管挿管患者や気管切開患者でも経口摂取をしていない場合は舌苔や乾燥した剥離上皮膜などが付着していることが多く、経口摂取をしている場合はデンタルプラークや食物残渣などが多く付きます。患者さんの状態によって口腔内の状況や汚れの状態が異なるため、よく観察したうえで、必要な口腔ケアを行います。摂食嚥下障害や全身的な疾患による感覚鈍麻を有する気管切開患者は口腔内の汚れの貯留に気づけないことがあるため、誤嚥性肺炎のリスクが高くなります。口腔ケアによる刺激によって唾液分泌が促され、軟口蓋や咽頭に付着した剥離上皮膜や喀痰が剥がれて咽頭に流れ込むと、誤嚥や気道閉塞につながる危険があります。個々の患者さんごとに口腔環境を評価し、口腔ケアの方法を考え口腔内細菌の種類や量を減らすことができれば、VAP(人工呼吸器関連肺炎)や誤嚥性肺炎発症のリスクを下げ、患者さんの安全につなげることができます。

〈参考文献〉
1. 日本クリティカルケア看護学会 口腔ケア委員会：気管挿管患者の口腔ケア実践ガイド.
   https://jaccn.jp/assets/file/guide/OralCareGuide_202102.pdf
   (2023.10.31アクセス)

● 口腔ケア

場面別：
口腔ケアが困難な場合への対応

| 柴田由美　山口麻子 |

POINT
- 患者さんをよく観察し、口腔ケアが困難な原因や問題点を抽出する
- 問題点を評価し、起こりうるリスクを回避する

開口が困難な患者さんへの対応

1. 開口が難しい理由を理解する

　患者さんに口腔ケアを行っていて、「なかなか口を開けてくれない」という経験をされた方は多いと思います。なぜ開口してくれないのか、その理由を理解することが必要です。口腔内や顎関節などに痛みがあり、口を開けられないのか、認知機能の低下や心理的に拒否をしていて口を開けないのか、状況によって対応も異なってきます。

　開口を困難とさせている疾患がある場合は無理に開口させず、可能な範囲で口腔ケアを行い、医師や歯科医師に報告し、治療を優先させてください。口腔周囲の緊張が強い場合や心理的な拒否がある場合は、すぐに口腔ケアを開始するのではなく、まずは肩や頸部、顔面、口腔周囲の筋肉をほぐすようなマッサージを行い、リラックスさせることで開口を促せることがあります。

2. 開口を促す「K-point刺激法」を行う

　開口を促す方法として、K-point刺激法があります。対象は仮性球麻痺の患者さんとされています。そのため、すべての患者さんに有効な方法ではなく、刺激をしても効果がない場合もあります。

　方法は頬の内側を歯列に沿って奥へ指を進め、臼歯の後方からやや内側にあるK-pointと呼ばれる部分を指で刺激をして開口を促します（**図1**）。開口したタイミングでバイトブロックなどの開口を保持する器具を使用すると、口腔ケアが行いやすくなります。

　開口を保持する器具を使用する場合、器具を置く位置に歯の動揺がある場合、強い力がかかることで歯の脱落や動揺が増すことがあるため注意が必要です。歯の動揺がない場合でも前歯部に器具を置くことは避け、臼歯部で噛ませるようにしましょう（**図2**）。また、皮膚・粘膜にバイトブロックによる持続的刺激が加わることで、褥瘡性潰瘍を形成することがあります。同じ部位に長時間留置することは避けましょう。

3. 心理的な理由で開口困難な場合は、口腔内に触れられる感覚に慣れてもらう

　心理的な拒否があり開口が困難な場合、無理に開口させて口腔ケアを行うことで拒否が強くなることもあります。

　そういった場合は無理せず、口唇を指で広げ、歯の表側や頬の内側など、できる範囲で口腔ケアを行い、口腔内を触れられる感覚に少しずつ慣れてもらうことも重要だと考えます。

図1 K-point刺激法

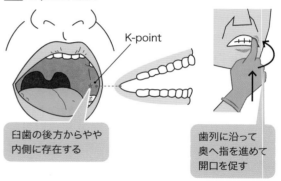

K-point

臼歯の後方からやや内側に存在する

歯列に沿って奥へ指を進めて開口を促す

（文献1を参考に作成）

図2 開口を保持する器具を使用する場合のポイント

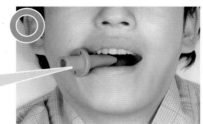 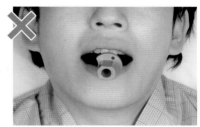

前歯部に動揺がない場合でも、長時間噛み続けることで破折などの恐れがあるため、臼歯部で噛ませる

口唇や口腔内に出血がある患者さんへの対応

1. 出血箇所の観察を行う

全身状態の悪化や薬剤などの影響で口唇や口腔内の易出血性がある場合、まずはどこからの出血か観察することが重要です。粘膜などからの出血があると喀痰や分泌物と血液が混ざり、硬い痂疲状となり口蓋や咽頭部に付着していることがあります。

出血部位を確認せずスポンジブラシで取り除こうとすると、粘膜などをさらに傷つけ、場合によっては出血が止まらない状態になることもあります。

2. 愛護的に清掃を行い、保湿も欠かさず行う

この場合の口腔ケアは、歯の表面などを歯ブラシで清掃し、粘膜などはスポンジブラシや綿球などをやさしく当てて表面の汚れを拭う程度にし、けっして擦らないように注意しましょう。

歯肉からの出血がある場合は、やわらかめの歯ブラシで清掃する必要があります。清掃後は口腔保湿剤を塗布し、乾燥を防ぐようにしてください。

口腔保湿剤がなじむことにより、硬い痂皮状の付着物が無理な力を加えずとも自然に取れてくることがありますので、口腔内の湿潤を保つようにしましょう。

舌苔が厚く、多く付着している患者さんへの対応

舌苔とは、舌表面糸状乳頭に、口腔粘膜の剥離上皮膜、食物残渣、細菌、白血球などが付着したもの（図3）で、口臭や誤嚥性肺炎の原因と考えられています。

舌苔の色調は発熱や細菌の産生する色素により変化します。抗菌薬やステロイド剤の処方後、菌交代現象により黒色を呈することがあります。

舌苔は健常者にも見られますが、舌の機能が低下し、咀嚼や会話を十分に行えない場合や口腔清掃不良の場合に蓄積します。

舌の清掃は舌を前に出してもらい、あるいは舌尖をガーゼなどで把持し、前方へ牽引して舌根部から舌尖部に向けてブラシ（スポンジブラシ、軟毛歯ブラシ、舌ブラシなど）を前方方向に動かし取り除きます。乾燥の強い舌苔が付着している場合は、口腔保湿剤を塗布し、5～10分程度時間を置くことで軟化し、取り除きやすくなります。舌苔が厚く付着している場合は、スポンジブラシより舌ブラシを使用したほうが効率よく除去することができます。

口腔ケアの際に舌を動かす体操などをして、唾液分泌を促し、舌の機能を向上させることも舌苔を付着しにくくします。なぜ舌苔が付着しているのか、その原因を理解し、機能面も考慮しながら口腔ケアをしていくことが重要です。

図3 舌苔の付着している舌

通常の舌苔

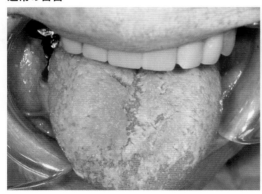

黒毛舌

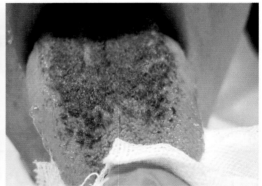

舌の糸状乳頭が角化・肥厚し、著しく伸長して、舌背中央部が黒褐色の毛状を呈する状態。

〈引用文献〉
1. 日本摂食嚥下リハビリテーション学会医療検討委員会：訓練法のまとめ（2014版）. 日本摂食嚥下リハビリテーション学会誌 2014；18(1)：81.

〈参考文献〉
1. 藤本篤士，武井典子，東森秀年，他編著：続5疾病の口腔ケア プロフェショナルな実践のためのQ&A 55. 医歯薬出版，東京，2016：128−144.
2. 日本老年歯科医学会編：老年歯科医学用語辞典 第3版. 医歯薬出版，東京，2023：118, 191.

コラム
Column 安全で効果的な口腔ケアのために大切なこと

　気管挿管患者は急性期であることが多く全身状態も不安定であるため、安全かつ効果的に口腔ケアを行うために、全身状態や各種モニタ、周囲の環境を観察・評価して患者さんへの負担を減らす工夫が大切です。表1に示すような全身状態の場合は口腔ケアを中断して、患者さんの状況観察に努めたほうがよいでしょう。

　安全で質の高い入院治療を維持するために、口腔内を良好な状態に保つことは必須です。不明な点や

表1 口腔ケアを中断して状態の観察をしたほうがよいとされる場合

- パルスオキシメータにおいて、SpO_2が著しく低下
- 呼吸回数の増加や、胸郭運動の低下、規則性の乱れなど呼吸パターンの変化
- 換気量や気道内圧の著しい変化

疑問がある場合は、歯科医師・歯科衛生士に相談してください。

● 感染管理

人工呼吸器装着中の感染管理
（COVID-19対応を含めて）

| 中根香織 |

POINT
- 歯周病予防や口腔ケアを行い、口腔内の細菌数を減らすことで誤嚥性肺炎や人工呼吸器関連肺炎を予防することができる
- 口腔ケアや気管吸引などのケアを行う際は標準予防策を徹底し曝露予防に努める

人工呼吸器関連肺炎（VAP）の発生機序

人工呼吸器関連肺炎（VAP）は、気管挿管下の人工呼吸管理中の患者さんで、挿管後48時間以上経過した後に新たに発生する肺炎のことをいいます。主な要因には「誤嚥」と「吸入」が挙げられます（図1）。

1. 誤嚥

誤嚥は、口腔内の唾液や分泌物、鼻腔・副鼻腔の分泌物、口腔・鼻腔内の細菌が気管チューブを伝わり気管に流入すること、逆流した胃の内容物や細菌が気管に流入することにより発生します。わが国の特徴として、高齢者に対して人工呼吸管理を行う機会が増加していますが、歯科疾患実態調査では65歳以上の高齢者の約6割が歯周ポケットを保有しており、年々増加傾向にあります。歯周病ではプラーク1mgに含まれる細菌の数は10億個ともいわれます。歯周病予防や口腔ケアを行うことで口腔内の細菌数が減り、誤嚥性肺炎やVAPの予防につながるため、口腔内をよく観察し、歯肉炎や歯のぐらつきがある場合は歯科医師や歯科衛生士に相談しましょう。

2. 吸入

吸入は、気管チューブから微生物を吸い込むことです。経路としては、**不潔な吸引操作や人工呼吸器回路・加温加湿器の汚染**により発生し、医療従事者が手指衛生を行わないことが最大の要因となります。

図1 ▶ 人工呼吸器関連肺炎（VAP）の発生機序

吸入
・汚染されたエアロゾル
・手指衛生を行わない
・回路組立て・人工鼻や閉鎖式吸引チューブ交換
・自動給水システム蒸留水交換
・気管チューブと回路の着脱
・開放式吸引
・加温加湿器蒸留水追加
・ネブライザーの実施

誤嚥
・口腔内の唾液・分泌物
・齲歯・歯垢
・鼻腔分泌物
・副鼻腔炎
・胃内容物の逆流

VAPバンドル（表1）

日本集中治療医学会の『人工呼吸器関連肺炎予防バンドル（VAPバンドル）』では、「Ⅰ．手指衛生を確実に実施する」（図2）、「Ⅱ．人工呼吸器回路を頻回に交換しない」、「Ⅲ．適切な鎮静・鎮痛を図る。特に過鎮静を避ける」、「Ⅳ．人工呼吸器からの離脱ができるかどうか、毎日評価する」、「Ⅴ．人工呼吸中の患者を仰臥位で管理しない」とされています（表1）。

過鎮静により嚥下反射や咳嗽反射が低下して誤嚥のリスクが高くなるため、日中の鎮静薬の減量や中断を医師と話し合い、鎮静レベルを評価しましょう。高齢者は下部食道括約筋群の機能不全によって胃食道逆流が高頻度に発生するため、経管栄養中と食後2時間は45度以上の頭側挙上をめざしましょう。

表1 VAPバンドル

		背景	実施方法
Ⅰ．手指衛生を確実に実施する		手洗い・手指衛生は、すべての院内感染から医療従事者および患者さんを護るための基本的な手段である。人の手を媒介した病原菌の水平伝播が、VAPをはじめとする病院内感染の一要素となりえる。確実な手洗い・手指衛生の履行により、これを回避する	①すべての医療従事者および患者・家族は、以下の場合に手洗いを行う 　1）患者診療区域に入る前 　2）患者さんに接触する前 　3）患者の体液・分泌物に触れた後 　4）患者さんから離れた後 　5）患者診療区域から出た後 ②医療従事者は呼吸回路の接続前後にも手洗いを行う ③目に見える汚れがなければ、流水と石けんの代わりに速乾式アルコール製剤を使用する ④目に見える汚れがある場合、流水と石けんを用いた手洗いを行う ⑤患者ベッドサイドの利用しやすい位置に手洗い製剤を配備する
Ⅱ．人工呼吸器回路を頻回に交換しない		人工呼吸器回路を開放させると、回路内腔を通じた下気道汚染の危険性が高まる。定期的な回路交換は、VAP発生率を高くする	①回路は、患者さんごとに交換する ②回路は、目に見える汚れや破損がある場合に交換する ③定期的な回路交換を禁止するものではないが、7日未満での交換は推奨しない ④回路内に溜まった水滴は、発見したとき、あるいは体位変換前に無菌的な手技で除去する
Ⅲ．適切な鎮静・鎮痛を図る。特に過鎮静を避ける		人工呼吸中には鎮静・鎮痛薬を適切に用いる。過鎮静は人工呼吸期間延長の原因となり、VAPの発生頻度を増す	①鎮静スケールとしてはRASS[※1]の使用を推奨する ②RASSのスコアは−3〜0となるように投与量を調節する ③カルテ（看護記録など）に鎮静・鎮痛薬の使用状況と、鎮静評価の記載欄を設ける。評価は毎日数回行う ④日中の鎮静薬中断・減量を検討し、RASSを用い鎮静レベルを評価する。必要時は1/2量での鎮静薬投与を再開する。なお、鎮痛薬に関しては中断しない ⑤筋弛緩薬は特別な理由があるとき以外には持続投与しない ⑥医療チームの中で鎮静の目的と目標スコアについての協議・評価を行い共通認識を持つ
Ⅳ．人工呼吸器からの離脱ができるかどうか、毎日評価する		気管挿管はVAPのリスク因子である。気管挿管期間を短縮するために、1）人工呼吸器からの離脱の手順を定め定期的に評価を行う、2）自発呼吸トライアル（SBT）[※2]を用いて1日1回離脱の可能性を検討する	①個々の施設に応じた人工呼吸器離脱プロトコルを作成し、適用する ②毎日、人工呼吸器装着患者一人一人についてモーニングカンファレンスや申し送りなどでSBTが実施可能か協議・評価し、その結果を医療スタッフで共有する ③開始基準を満たした場合に、SBTを実施する。その結果は、カルテ（看護記録など）に記録する
Ⅴ．人工呼吸中の患者さんを仰臥位で管理しない		仰臥位で患者さんを管理すると、胃内容物が口腔咽頭に逆流し、VAPの発症率が増加する。ベッドの頭位を上げる体位は、仰臥位と比較してVAP発生率を低下させる	●禁忌でない限り、頭位を上げる。30度を1つの目安とする。医療スタッフがベッドの頭位を定期的に観察する ①決められた時間に頭位挙上状況をカルテ（看護記録など）に記録する ②定期的に頭位挙上実施状況を医療スタッフ全員で協議・評価し、共有する ③経管栄養剤の注入中は確実に実施する 　1）経胃栄養の場合、胃の残渣量が増えないような栄養剤投与計画を考慮する 　2）胃の残渣が多い場合や逆流の危険性が高い場合、経十二指腸あるいは経小腸栄養を行う

※1 鎮静スケール（RASS）については「鎮静の目的・評価と用いる薬剤」の項参照（p.121）
※2 自発呼吸トライアル（SBT）については「ウィーニングの進め方」の項参照（p.199）

（文献1を参考に作成）

図2 人工呼吸器装着中の手指衛生の5つの瞬間

手指衛生の5つの瞬間

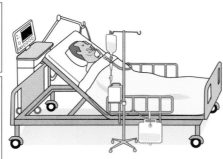

①患者さんに触れる前
- 患者観察前
- 体位を整える前
- カフ圧測定前　など

②清潔・無菌操作前
- 気管吸引前
- 口腔ケア前
- 閉鎖式吸引チューブと人工鼻交換前
- 呼吸器の蒸留水追加前
- 採血前　など

③体液曝露リスクの後
- 気管吸引後
- 口腔ケア後
- 気管挿管・抜管後
- 採血後
- 血液ガス測定後　など

④患者さんに触れた後
- 体位を整えた後
- 患者観察後　など

⑤患者周囲環境に触れた後
- 呼吸器に触れた後
- モニターアラームを消音した後
- 輸液ポンプやシリンジポンプに
  触れた後　など

（文献2、p.123を参考に作成）

人工呼吸器装着中の基本的な感染管理

1. 標準予防策（スタンダードプリコーション）

標準予防策（スタンダードプリコーション）は、患者さんの血液や汗を除く体液・分泌物・排泄物、健康でない皮膚、粘膜は感染性があるものとして扱い、病原体の伝播を予防することとしています（図3）。患者さんと医療従事者双方を感染から守るために、曝露のリスクがある気管吸引や口腔ケア実施時には標準予防策に沿って手指衛生を行って清潔操作を徹底し、適切な個人防護具（PPE、p.125参照）を着用し、使用後はその場で廃棄します。気管吸引や気管支鏡を行う際、不潔操作によって微生物で汚染されたエアロゾルが発生し、肺に吸入することで肺炎の要因となります。手指衛生や手袋を着用しないで吸引を行ったり、他の用途

図3 標準予防策の概要

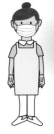
個人防護具
（PPE）の使用

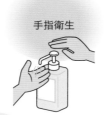
手指衛生

呼吸器
咳エチケット

器材・器具・
機器の取り扱い
（適切な洗浄・消毒・滅菌）

安全な注射手技
（リキャップしない）

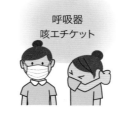
腰椎穿刺時の
感染予防策

周辺環境整備
リネンの取り扱い

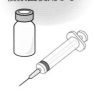
単回使用物品、薬剤を
複数回使用しない

血液媒介病原体
曝露防止

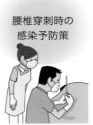
患者配置

（文献3を参考に作成）

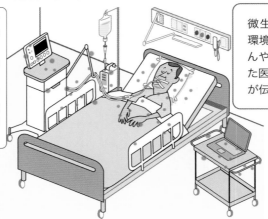

図4 患者さんの周囲環境に存在する患者由来の微生物

● 黄色ブドウ球菌、アシネトバクター属などが患者さんの皮膚に存在→100万コロニー/cm^2
● 皮膚からは、細菌を含む約100万個の皮膚屑がこぼれている
● 患者さんの近くの環境（ベッドリネン、家具類）は患者由来の微生物で汚染される（特にブドウ球菌と腸球菌）

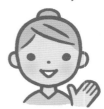

微生物は、患者さんの皮膚や環境表面に存在します。患者さんや患者さんのまわりに触れた医療者の手を介して、微生物が伝播します

（文献4を参考に作成）

で使用していた手袋を交換しないまま吸引を行うことは、患者さんの周囲環境や病院環境の微生物を押し込むことにつながります。同様に、加温加湿器の蒸留水の追加や、人工鼻、閉鎖式吸引を交換する場合も手指衛生を行わないと人工呼吸器回路内に微生物が侵入して増殖し、汚染されたエアロゾル発生の要因となります。

また、医療従事者が高頻度で接触している人工呼吸器のタッチパネルやアラーム解除ボタンなどは、1日1回以上清拭し、付着している患者由来の微生物や、医療環境に定着している微生物を減らす必要があります（**図4**）。

2. 人工呼吸器回路の曝露予防

人工呼吸器回路は汚染や破損のある場合に交換し、定期交換は推奨されません。加温加湿器には滅菌蒸留水を使用し、自動注水システム（**図5**）を使用することで回路内の汚染が予防できます。人工鼻を使用する場合は48時間ごとに交換しましょう。ネブライザーは汚染されたエアロゾルの発生要因となるため、使用しないほうがよいでしょう。

3. 気管吸引実施時の注意点

気管吸引は清潔操作で実施し、必要最小限にとどめましょう。吸引回路および吸引器は患者専用にして、複数の患者さんに使用しないようにしましょう。閉鎖

図5 加温加湿器の自動注水システム

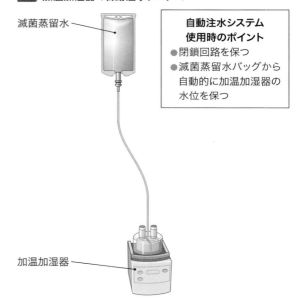

滅菌蒸留水

**自動注水システム
使用時のポイント**
● 閉鎖回路を保つ
● 滅菌蒸留水バッグから自動的に加温加湿器の水位を保つ

加温加湿器

式吸引は気道分泌物の飛沫による汚染から医療従事者や周囲環境を守り、気管内に微生物を押し込むことを予防できるメリットがあります（p.67、100参照）。

ディスポーザブル吸引器は排液や洗浄時の人と環境への曝露リスクが少なく、業務効率と感染予防効果があります。

COVID-19への対応

1. PPEの着用

新型コロナウイルス(COVID-19)の感染経路は、①飛沫感染、②エアロゾル感染、③接触感染と考えられています。飛沫は2mより遠くに飛び散る可能性は低いですが、エアロゾルは空気中を数時間漂います。感染予防策としては、飛沫感染予防として看護師と患者さんの双方がサージカルマスクを着用します。患者さんがマスクを着用できない場合は、アイガードやゴーグルを着用します。エアロゾル産生手技(気管挿管、抜管、気管吸引、ネーザルハイフロー、NPPV、気管切開、蘇生処置、上部消化管内視鏡、気管支鏡、吸入など)を行う場合は、N95マスク、アイガードやゴーグルを使用します。**N95マスク使用時は毎回ユーザーシールチェックを行い、漏れがないことを確認しましょう(図6)。**患者さんや周囲環境に触れる場合は、看護師の身体が触れる部位をカバーする必要があり、手袋とエプロン(もしくはガウン)を選択します(表2)。手袋は手指衛生のタイミングに沿って交換が必要であり、エプロンやガウンはMRSAなどの薬剤耐性菌を広げないために、患者さんごとの交換が必要です。

図6 > N95マスクが必要なエアロゾル産生手技とN95マスクのユーザーシールチェック

●エアロゾル産生手技
・気管挿管・抜管
・気管吸引
・ネイザルハイフロー
・NPPV
・気管切開
・蘇生処置
・気管支鏡
・上部消化管内視鏡
・吸入　など

●ユーザーシールチェック　※着用時は毎回行う
①両手でマスクと顔を覆い、息を吸ったり、吐いたりする
②空気の漏れをチェックする
③漏れているときはゴムバンドやノーズワイヤーを調整して密着させる
④もう一度①を繰り返す

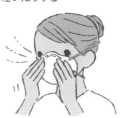

表2 > COVID-19患者のPPE

リスク PPE	エアロゾル産生手技 気管挿管、開放式吸引、口腔ケア	患者さんと直接接触 ケア、検査、処置、リハビリテーション、移動	患者周囲環境と接触 人工呼吸器操作、輸液ポンプ操作	その他 清掃、配膳
サージカルマスク	○	◎	◎	◎
N95マスク	◎	－	－	－
目の保護 (アイガード)	◎	○ (標準予防策に応じて選択)	－	○ (患者さんがマスクを着用できない場合)
手袋	◎	◎	◎	◎
エプロン・ガウン	◎	○ (接触部位と標準予防策に応じて選択)	○ (接触部位に応じて選択)	○ (接触部位に応じて選択)

◎:使用、－:不要、○:状況に応じて使用(身体が患者さんや患者周囲の環境に触れる場合)　　　　(文献3を参考に作成)

図7 COVID-19患者の病室のゾーニング例

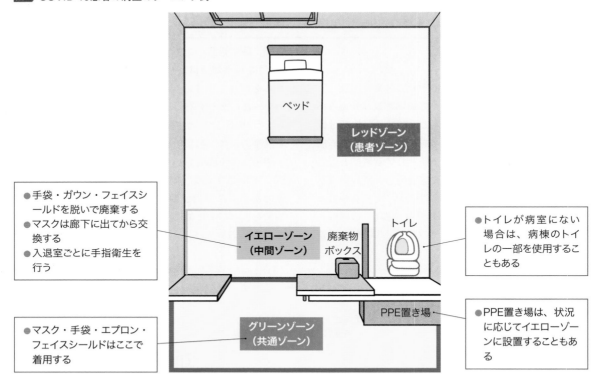

ベッド

レッドゾーン
（患者ゾーン）

●手袋・ガウン・フェイスシールドを脱いで廃棄する
●マスクは廊下に出てから交換する
●入退室ごとに手指衛生を行う

イエローゾーン
（中間ゾーン）

廃棄物ボックス

トイレ

●トイレが病室にない場合は、病棟のトイレの一部を使用することもある

PPE置き場

●PPE置き場は、状況に応じてイエローゾーンに設置することもある

●マスク・手袋・エプロン・フェイスシールドはここで着用する

グリーンゾーン
（共通ゾーン）

2. 病室のゾーニング

　病室は個室管理が望ましいですが、複数の患者さんがいる場合は集団隔離を行う場合もあります。病室はゾーニングを行い、PPEを着用しなければならない場所（レッドゾーン）と着脱場所（イエローゾーン）、着用しない場所（グリーンゾーン）を明確にしましょう（図7）。

3. 呼吸器回路や付属品等の管理

　呼吸器回路や付属品等は単回使用製品を使用し、人工呼吸器の呼気出口にフィルターを使用し、吸気、呼気のフィルターはウイルス除去能力があるHEPAフィルターと同等の性能を持つものが推奨されています。人工鼻や閉鎖式吸引チューブを交換する際は、周囲環境への曝露リスクが高いため、人工呼吸器回路を開放する時間を最小限にするために交換するパーツの組み立てを行い、N95マスクを使用して交換しましょう（図8）。交換後は周囲環境の清拭や換気を行いましょう。バッグバルブマスクを使用するときは、バクテリアフィルターを装着しましょう（図9）。

4. 環境表面の消毒

　新型コロナウイルスは環境表面で生存可能なため、患者さんや医療従事者がよく手で触れる場所（高頻度接触面）は、1日1回程度、洗浄剤または消毒薬で拭き取り清掃をしましょう。

〈引用文献〉
1. 日本集中治療医学会 ICU機能評価委員会：人工呼吸器関連肺炎予防バンドル 2010改訂版.
   https://www.jsicm.org/pdf/2010VAP.pdf (2023.10.31アクセス)
2. WHO Guidelines on Hand Hygiene in Health Care.
   https://iris.who.int/bitstream/handle/10665/44102/9789241597906_eng.pdf (2023.10.31アクセス)
3. 日本環境感染学会：医療機関における新型コロナウイルス感染症への対応ガイド 第5版.
   http://www.kankyokansen.org/uploads/uploads/files/jsipc/COVID-19_taioguide5.pdf (2023.10.31アクセス)
4. Didier PD, Allegranzi B, Sax H, et al：Evidence-based model for hand transmission during patient care and the role of improved practices. *Lancet Infect Dis* 2006；6(10)：641-652.
5. 呼吸療法医学会, 日本臨床工学技士会：新型コロナウイルス肺炎患者に使用する人工呼吸器等の取り扱いについて－医療機器を介した感染を防止する観点から－Ver.3.0.
   https://square.umin.ac.jp/jrcm/pdf/covid19kokyu_v3.pdf (2023.10.31アクセス)

図8 人工鼻と閉鎖式吸引チューブの交換手順

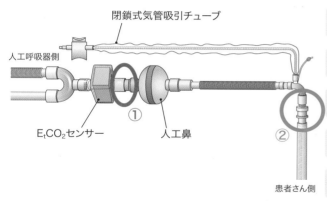

新しい人工鼻と新しい吸引チューブを組み立てる

↓

人工鼻とE$_t$CO$_2$センサー（呼吸回路）の間を外す（①）

↓

吸引チューブと気管チューブの接続を外す（②）

↓

人工鼻＋吸引チューブを取り除く

↓

新しい吸引チューブと気管チューブを接続する

↓

新しい人工鼻とE$_t$CO$_2$センサー（呼吸回路）を接続する

（文献5より引用）

図9 バッグバルブマスク使用時のフィルター装着の例

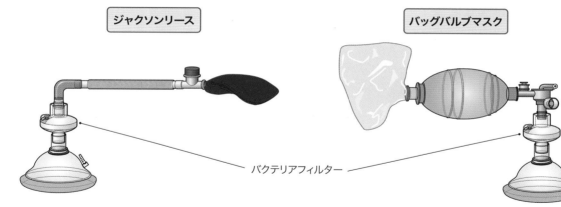

ジャクソンリース

バッグバルブマスク

バクテリアフィルター

コラム
Column　　**新型コロナウイルス感染者が使用した食器・リネン類はどうする？**

　新型コロナウイルス感染者が使用した食器でも、食器用洗剤に含まれる界面活性剤によりウイルスは不活化できるため、食洗器（80℃、10分以上）を使用している施設であれば他の患者さんの食器と一緒に洗浄しても問題ありません。リネンも食器と同様に、熱水洗濯できる洗濯機を使用している施設であれば、そのまま洗濯できます。

　ただし、食器やリネンを持ち運ぶ場合は、ビニール袋に入れて運搬経路での接触感染予防策を実施しましょう。

● 栄養管理

人工呼吸器装着中の栄養管理

| 路川　環 |

● 栄養状態のアセスメント後、必要栄養量と水分量を算出し栄養剤と投与経路を選択する
● 投与時は上体を30〜45度起こす。下痢や胃部膨満感などがある場合は、投与速度を遅くしたり、経腸栄養ポンプによる持続投与を行う

人工呼吸器装着中の栄養管理の基本

1. 栄養管理はなぜ必要?

　「栄養補給」は、人が生命を維持するためになくてはならないものです。急性期は、その栄養管理がおろそかにされ治療が優先されがちですが、治療の効果を発揮させるためには栄養管理は必須であり、人工呼吸器装着中も例外ではありません。

2. 栄養状態のアセスメント

　栄養必要量や内容は患者さんの状態によって異なります。そのため、まずは栄養状態のアセスメントを行います。栄養アセスメントに用いられる指標には、「病歴」「栄養歴」「投薬歴」「理学的所見」「身体計測」「臨床データ」などがあります[1]。

3. 必要栄養量の算出

　『静脈経腸栄養ガイドライン 第3版』[1]では、必要栄養量の算出方法に表1の3つを挙げています。
　一般的には簡便な①を使用して算出します。ただし、機械的陽圧呼吸下の患者さんで自発呼吸運動がまったくない場合には、計算した基礎代謝量×0.8を基本値(その患者さんの基礎代謝量)とします[2]。

4. 水分量の算出

　水分量は、体重当たり30〜40mL/日を基準とし、病態に応じて増減させます。
　人工呼吸器装着中の栄養管理は、経管栄養法による経腸栄養剤の投与が中心となりますが、その場合に気をつけたいのは"栄養剤の量＝水分量"ではないということです。1kcal/mL濃度の経腸栄養剤の水分量は約85%です。栄養剤の濃度が増加するにしたがって、水分含有量は減少します。

5. 栄養剤の選択

　人工呼吸器を装着する背景はさまざまですが、何らかの理由で呼吸不全の状態に陥っている患者さんも少なくないと思います。特に、高二酸化炭素血症を呈するⅡ型呼吸不全の場合は、脂質の含有量が多く、呼吸商[*1]に配慮した栄養剤を選択します。

6. 栄養経路の選択

　栄養療法には、「経静脈栄養法」と「経腸栄養法」があります。バクテリアル・トランスロケーション[*2]による敗血症などの予防のためにも、腸管が機能している場合は経腸栄養法が第一選択です。そして、気管挿管

表1　必要栄養量の算出方法

①エネルギー投与量は、体重1kgあたり25〜30kcalを基準とし、ストレスの程度に準じて増減する
②間接カロリメトリーにより、安静時エネルギー消費量を測定して算出する
③Harris-Benedictの式などを用いて基礎エネルギー消費量を予測し、活動係数や病態によるエネルギー代謝の変化を考慮して算出する

(文献1より引用)

中は経口摂取ができないため、経管栄養法とします。人工呼吸器装着中は、誤嚥を懸念して経腸栄養が敬遠されがちですが、後述の「投与中の注意点」を厳守すればリスク低減が可能です。腸管を使用できない場合は末梢静脈栄養法が選択されますが、2週間以上になる

ようであれば中心静脈栄養法に移行します。

また、気管切開中でも慢性期であれば経口摂取ができる場合もあります。その際は吸気が鼻腔を通らないため、においがわかりにくく、味が薄く感じられることを知っておきましょう。

経腸栄養剤投与中の注意点

1. ポジショニング

経管栄養で注意が必要なのは「誤嚥」で、人工呼吸器管理中の誤嚥性肺炎は、呼吸状態への大きなダメージです。誤嚥の原因としては、図1が挙げられます。

誤嚥予防には、投与中のポジショニングが重要です。必ず上体を30〜45度起こして投与します。また、投与前に胃内に残っている残量を把握し、多い場合には対処法を考えることも重要です。

2. 投与速度

経腸栄養剤の投与速度により、下痢や胃部膨満感など合併症を起こすことがあります。このような場合に

は、投与速度を遅くしたり、経腸栄養ポンプによる持続投与法への切り替えを検討します。

3. 口腔ケア

誤嚥性肺炎や人工呼吸器関連肺炎（VAP）予防には、口腔ケアが非常に重要です。気管挿管中は、鎮静や開口状態による唾液の誤嚥や図1のような原因により、経口栄養剤や唾液の誤嚥のリスクがあります。特に気管挿管中は、ケアが行き届かず口腔細菌が増殖したところに唾液や逆流した栄養剤を誤嚥すると、肺炎を引き起こします。気管チューブの外壁を含め、4〜6時間ごとのケアが望まれます。

図1 誤嚥の原因

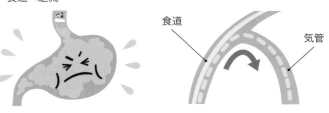

❶陽圧換気により胃が膨張し、食道へ逆流

❷経腸栄養剤が経鼻胃管を伝って逆流

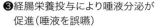

食道

気管

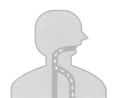

❸経腸栄養投与により唾液分泌が促進（唾液を誤嚥）

〈引用文献〉
1. 日本静脈経腸栄養学会編：静脈経腸栄養ガイドライン 第3版. 照林社, 東京, 2013.
2. 河内正治, 丸谷晶美：人工呼吸管理中の栄養管理. 日本呼吸ケア・リハビリテーション学会誌 2010；20(2)：120-124.
3. 東口髙志：NST 実践マニュアル. 医歯薬出版, 東京, 2005：106.

＊1【呼吸商】生体内で栄養素を分解してエネルギーに変換する際の酸素消費量に対する二酸化炭素排出量の体積比。炭水化物が1.0、タンパク質が0.8、脂質が0.7。
＊2【バクテリアル・トランスロケーション】bacterial translocation。腸管内の細菌が腸管壁を越えて生体内に侵入したり、細菌が産生するエンドトキシンや外毒素などが腸管粘膜を通って生体内に侵入する病態。長期間消化管を使用しないことで、消化管の粘膜が萎縮・脱落し防御力が破綻することもリスクの1つとされる。

●清潔ケア

人工呼吸器装着中の清潔ケア

| 宮里優子 |

POINT
- 清潔ケア実施に際して、患者さんが得られる効果と生じる恐れのあるリスクを把握し、実施の可否ややり方を選択する
- 清拭時は患者さんの全身状態を観察できる機会であり、異常がないかをチェックする

人工呼吸器装着患者の病態

　人工呼吸器装着中の患者さんは、そのサポートなしでは生体の正常な機能維持ができなくなっています。
　一方で、人工呼吸器そのものが身体に与える影響も

あり、全身状態の観察と生体の恒常性維持に努める必要があります(詳細は、p.174〜を参照)。

実施前のアセスメント

　人工呼吸器を装着している患者さんへの清潔ケアでは、実施前のアセスメントが最も重要です。人工呼吸器装着患者は、原因や程度はさまざまですが、上記のような病態にあります。そのため、清潔ケアを行うことが酸素化や換気の悪化、呼吸仕事量と組織の酸素消費量の増大による組織酸素化の悪化につながる恐れがあります。これらが、生体にとって負荷となりうることを理解しておきましょう。

　清潔ケアを行う際は、ケアによって得られる効果とこれらの変化のリスクをアセスメントし、清潔ケアを実施するか、また実施する場合はどのような方法を選択するかを検討することが重要となります。

　アセスメントのポイントは**表1**のとおりです。これらの項目について、経時的変化(以前と比べて改善傾向なのか、悪化傾向なのか)など複合的な情報を収集し、評価材料としましょう。アセスメントの際、特に注意が必要なのは次のような患者さんです。
- 循環動態が安定しておらず、昇圧薬を使用していたり、輸液負荷をしていたりする。
- すでに末梢循環不全の徴候がある(皮膚の冷感、冷汗、チアノーゼなど)。
- 頻呼吸や努力呼吸がある。

- 心不全があり、ベッドをフラットにするだけでSpO_2の低下や呼吸困難感が生じる。
- 喀痰が多く、左右に体位を変えるだけでSpO_2が変動する。

表1　人工呼吸器装着中の患者さんのアセスメントのポイント

呼吸	●呼吸回数　●SpO_2　●胸郭の動き ●呼吸補助筋の使用状況　●呼吸音 ●副雑音の有無と種類　●胸部X線画像 ●気道分泌物の量・性状　●血液ガスデータ ●人工呼吸器設定　●P/F比
循環	●心拍数　●血圧　●心電図波形　●頸静脈怒張 ●浮腫　●末梢循環不全の徴候(皮膚の冷感・湿潤・チアノーゼ)
代謝	●血糖値　●乳酸値 ●SvO_2(混合静脈血酸素飽和度)
腎機能	●尿量　●体重変化　●血液データ(BUN、Cr) ●CCr
神経系	●意識レベル(JCS・GCS) ●鎮静スケール(RASS) ●せん妄評価(CAM-ICU・ICDSC)
栄養	●投与カロリー　●血液データ(TP、ALB)

清潔ケア時の準備

人工呼吸器を装着している患者さんのケアの際は、短時間で安全に効率よく実施できるように、以下のことに注意して準備を行うことが重要です。

● 挿入物、特に気管チューブや気管切開チューブのカフ圧や固定が確実であるかを確認する。固定が不安定な場合は、確実に固定をし直してから実施する。
● 必要であればカフ上と気管内の吸引を実施しておく。
● 実施中の状態変化に気づけるよう、生体情報モニタを装着する。

● 人員として、看護師2名以上を確保する。
● 途中で物品を取りにベッドを離れることがないよう、手順に沿い必要物品がすべてそろっていることを確認してから開始する。
● 意識障害がある患者さんや鎮静下にある患者さんは、熱くても訴えられないことから、使用する湯は適切な温度であることを確認する。

実施中のポイント

1. 清潔ケアは、全身観察の貴重な機会でもある

清潔ケアは、ただ身体を清潔に保つことだけが目的ではなく、患者さんの全身をくまなく観察するよい機会です。観察ポイント（表2）を参考に、多くの情報を収集できるよう観察しながらケアを行いましょう。人工呼吸器装着中の患者さんは特に、鎮静により体動が制限されるため、後頭部の褥瘡発生のリスクも高く、また見逃しやすいです。

2. 実施中のモニタリングを欠かさない

清潔ケア実施中は、状態変化の可能性があるため、必ず生体情報モニタを装着し、生体情報モニタの変化に注意を払いながら実施しましょう。

3. 挿入物の管理と体位変換は2名以上で、協力して実施する

人工呼吸器装着中の患者さんは、挿入物が多く、清拭中のベッドの上げ下げや体位変換に伴う誤抜去のリスクが高いです。清拭や体位変換は必ず2名以上で実施し、患者さんの左右両側に立つようにしましょう。そして、両者の役割分担を明確にしてケア中の挿入物を管理しましょう（p.157〜参照）。

4. 両上下肢に左右差がないかを観察する

清拭を実施する際は、手足を拭きながら「関節の動き」や「硬さ」、「可動域の左右差」などを観察することができます。

ただし、鎮静や意識障害で疼痛を訴えられない患者さんは、更衣の際などに脱臼のリスクがありますので、更衣の際は関節に無理な方向への力を加えないように注意しましょう。

表2 清拭中の観察ポイント（モニタリング値以外）

項目	観察ポイント
気道	● 気管チューブ・気管切開チューブの閉塞の徴候はないか ● 固定は確実か
呼吸	● ベッドをフラットにした状態でモニタリング値に変化がないか ● 呼吸困難感の有無・程度 ● 胸郭の動き・左右差 ● 呼吸補助筋の張りや使用状況 ● 呼吸回数
循環	● ベッドをフラットにした状態でモニタリング値に変化がないか ● 末梢循環不全の徴候（冷感・冷汗・チアノーゼ）の有無 ● 頸静脈怒張　● 浮腫（部位・程度）
中枢神経系	● 意識レベル　● 鎮静深度 ● 刺激や疼痛に対する反応 ● 麻痺の有無 ● 四肢の動きと左右差
皮膚	● 乾燥　● 褥瘡　● スキン-テア ● テープや医療材料によるかぶれ ● 挿入物の固定状況 ● 挿入物刺入部の皮膚トラブル（出血、血腫、腫脹、色調変化、感染徴候） ● すでにある創部の状態 ● 発赤　● 発疹　● 腫脹　● 熱感　● 出血 ● 陰部や殿部の浸軟　● びらん
その他	● 顔色　● 表情　● 疼痛部位と疼痛の程度 ● 関節可動域と左右差

実施後の注意点

1. 患者状態の評価を欠かさない

実施後は必ずバイタルサインを測定し、状態悪化がないかを評価しましょう。

2. すべての挿入物の長さや固定に変化がないかを確認する

ルート類やケアで使用した医療材料等が下敷きになっていたり、衣服のシワが十分伸ばせていなかったりすると、褥瘡が発生する恐れがあります。

また、人工呼吸器装着中の患者さんは鎮静されている場合が多く、四肢のポジショニングが不良であることにより褥瘡や神経麻痺を生じる可能性もあるため、ケア終了時の除圧とポジショニングに注意を払いましょう。

3. 患者さんの感想を記録に残す

ケアを通して得られた患者さんの感想や反応、ケア中に観察した結果を記録に残しましょう。

〈参考文献〉
1. 笹本浩，横山哲朗：肺不全と呼吸不全. 呼吸と循環 1969；17(1)：4-7.
2. 道又元裕監修：重症患者の呼吸器ケア エキスパートの目線と経験知. 日総研出版，愛知，2011.
3. 3学会合同呼吸療法認定士認定委員会編：3学会合同呼吸療法認定士認定講習会テキスト. 2007.

●移乗・移送

人工呼吸器装着患者の移乗・移送時の注意点

| 武田かおり |

POINT
- ●移乗回数や挿入物・装着物などは最小限にとどめる
- ●緊急の移乗・移送であるほど、リスクを念頭に置いて行う

　検査などで、人工呼吸器を使っている患者さんの移乗・移送が必要な場合が出てきます。ここでは、CTやMRIなどの検査があると想定して、その注意点や準備しておくべきことを説明していきます。

移乗・移送時の注意点

　まず、患者さんが移送できる全身状態であるかを確認するため、バイタルサインの確認や、フィジカルアセスメントを行います。例えば、血圧が高い状態のまま検査に行くと、さらに血圧が上昇してしまう恐れがあります。そのため、事前に血圧が高い原因をフィジカルアセスメントし、医師へ報告し、薬剤の使用等の対処をしておきます。

　また、移乗・移送に伴う疼痛増強などの恐れもあるため、疼痛のコントロールなどを行っておく必要もあります。

移乗・移送時に準備しておくべきこと

　ポータブル人工呼吸器の有無に関しては、CPAP（持続気道陽圧）で安定している場合には、ジャクソンリースもしくは吹き流しを検討し、それ以外の場合にはポータブル人工呼吸器を準備するかどうかを医師と検討しましょう。ポータブル人工呼吸器のなかには、MRI対応ではないものもあります。MRI検査の際には、自施設のポータブル人工呼吸器がMRI対応の機器かどうかを、臨床工学技士へ必ず確認しましょう。不慣れな場合には、医師・看護師のみでなく臨床工学技士に一緒に移送してもらうと、より安全に行えると思います。

　また、移送時は検査室やエレベーターの出入口が狭いこともあります。患者さんにぶつからないのであれば、人工呼吸器をベッドの内側に設置し、移送の妨げにならないようにします（**図1**）。

　吹き流しによる酸素投与の患者さん、人工呼吸器使用患者の両方とも、必ず酸素ボンベの残量が十分であるか、ポータブル人工呼吸器のバッテリーが十分にあるかを確認します（**図2**、**表1**）。ポータブル人工呼吸器を使用している場合に、患者さんの状態によっては予備の酸素ボンベ、酸素流量計と酸素チューブ、ジャクソンリースを持参し、患者さんの状態に変化があったときにバッグ換気へ変更できるように準備が必要かを医師と相談しましょう。

　また、生体情報モニタを持参しましょう。心電図、SpO_2に加え、昇圧薬や降圧薬、鎮痛・鎮静薬を使用している患者さんに関しては、血圧をモニタできるようにしましょう。患者状態に合わせ、モニタする項目を決定しましょう。

　必ず出床前に喀痰貯留の確認をし、必要時には吸引をしてから検査へ出床するようにしましょう。

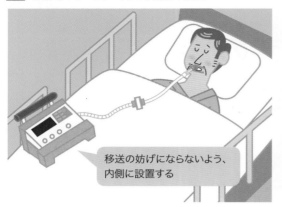

図1 移送時のポータブル人工呼吸器の位置

移送の妨げにならないよう、内側に設置する

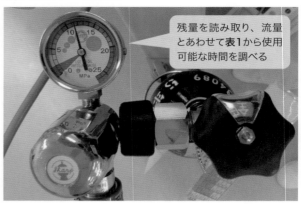

図2 酸素ボンベの残量計

残量を読み取り、流量とあわせて表1から使用可能な時間を調べる

表1 酸素流量とボンベ圧力の関係

		ボンベ圧力(Mpa)												
		15	14	13	12	11	10	9	8	7	6	5	4	3
酸素流量	1L	6h40	6h20	5h50	5h25	4h55	4h32	4h00	3h35	3h10	2h40	2h15	1h45	1h20
	2L	3h20	3h10	2h55	2h43	2h25	2h16	2h00	1h45	1h35	1h20	1h06	54	40
	3L	2h13	2h05	1h55	1h45	1h35	1h30	1h20	1h10	1h00	54	45	36	27
	4L	2h05	1h35	1h25	1h20	1h10	1h08	1h00	54	47	40	34	27	
	5L	1h20	1h15	1h10	1h05	59	54	48	43	38	32	27		
	6L	1h06	1h00	58	54	49	45	40	36	31	27	—	—	—
	7L	57	54	50	46	42	38	34	31	27				
	8L	50	47	44	40	37	34	30	27	—				
	9L	44	42	39	36	33	30	27	—					
	10L	40	38	35	32	29	27	—						

ブリーフィングで確認すること

1. 役割の確認

　ベッドからストレッチャーへの移動、ベッドもしくは、ストレッチャーから検査台などへの移動の際は、患者さんのバイタルサインの安定化や挿入物の数、自施設にある移乗用のボードなどにより、必要な人数と役割を検討しましょう。

　当院では、移乗・移送時、患者さんの頭側に立つスタッフをリーダーとしています。患者さんの顔色や胸郭の動きなどの呼吸状態の観察がしやすいためです。生体情報モニタもリーダーから見える位置へ設置します。リーダーは一番慣れているスタッフが担当します。

　また、ポータブル人工呼吸器の作動状況の観察、もしくは用手換気をしながら患者さんの呼吸状態の観察と誤抜去予防ができるスタッフが必要です。

　ベッドやストレッチャーとは別に点滴棒を持参して検査室へ行く場合は、点滴棒を持って移動するスタッフも必要になります。その際は、点滴棒と反対の手はルートと患者さんを一緒に持ち、誤抜去を予防しましょう。その他、ベッドやストレッチャーを移動するスタッフも欠かせません。

　必ずリーダーが各スタッフの役割を確認し、誰がどこを見ているのかを明確にし、出床するようにしましょう(図3)。

図3 移送開始時の役割確認の例

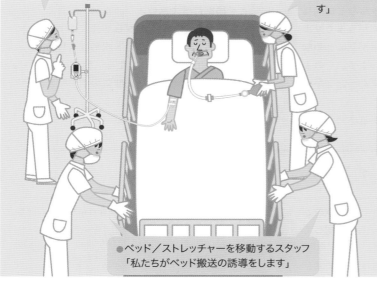

● 点滴棒を持つスタッフ
「私が、点滴を必ず見ます」

● リーダー兼ジャクソンリース等の接続部を持つスタッフ
「それでは行きましょう。危なければ声をかけてください」
「ジャクソンリースで用手換気と気管チューブを必ず見ます」

挿入物が多い場合には、排液ボトル（メラサキューム等）も確認する必要があります

● ベッド／ストレッチャーを移動するスタッフ
「私たちがベッド搬送の誘導をします」

2. 挿入物、点滴ラインの長さの確認

挿入物の長さや、点滴のラインが移乗しても十分に届くのかを確認します（**図4**）。

その後、前述の通り、「誰が」「どこを」責任をもって確認しているか、明確にしてから移乗をはじめます。

3. 移動先での待ち時間

当院（昭和大学 江東豊洲病院）では人工呼吸器装着患者の検査の場合には、待ち時間が最短となるように検査室が調整を行ってくれます。そのようなシステムがない場合には、患者さんの安全のため待ち時間が最短となるように、調整を事前に依頼することも必要であると考えます。

図4 移乗時の点滴ラインの長さの確認

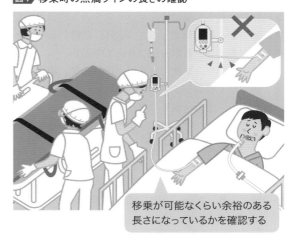

移乗が可能なくらい余裕のある長さになっているかを確認する

移送時のポイント

エレベーターの乗り降りの段差や扉の段差などで患者さんが驚いたり、胸腔ドレーンのボトルなどが倒れそうになってしまいます。また、点滴棒がうまく進まず引っ張られてしまうなど、普段私たちが気にとめないようなところにもリスクはひそんでいます。そのような場所では特にゆっくり進むなど、声をかけながら移送しましょう。

患者さんには、症状の出現や変化がある場合や、何か引っ張られる感じなどがある場合には報告してほしいことを事前に伝えましょう。また、段差でストレッチャーが揺れる場合や、曲がる場合には事前に揺れることや曲がること、進むことを説明しましょう。

CT室やMRI室の前についたら、前述の通り待機の時間があります。待機場所に酸素の中央配管がある施設であれば、つなぎ替えましょう。

検査室内でのポイント

検査台に移動する場合にも、ベッドからの移乗時と同様、検査室のスタッフも含め、再度役割を確認してから移乗を行うようにしましょう。

また、酸素も検査中は中央配管につなぎ替えます。もし酸素化に余裕があるなら、移動時のみ気管チューブ・気管切開チューブと酸素投与デバイスを外すことも検討しましょう。外さないで移動する際、チューブが抜けないように酸素投与デバイスや人工呼吸器の蛇腹に余裕があるか確認します（図5）。気管チューブ・気管切開チューブとポータブル人工呼吸器、もしくはジャクソンリースを使用する場合には必ず、接続部を手で固定して移動します。

検査中も、生体情報モニタが医療者に見えるようにし、生体情報モニタの確認や、患者さんの体動など観察を継続しましょう。

検査を終え、移送するベッドやストレッチャーに戻ったあとも、生体情報モニタや患者さんの様子、挿入物の状況に異常がないことを確認してから、検査室か

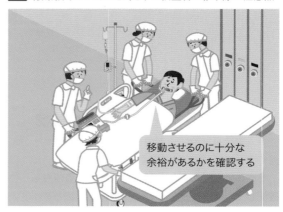

図5 酸素投与デバイスを外さずに検査台に移す際の注意点

移動させるのに十分な余裕があるかを確認する

ら退室しましょう。中央配管から酸素をつなぎ替えた後に必ず酸素が流れているか、**ポータブル人工呼吸器の作動状況**を確認しましょう。

病室に戻ったときの観察ポイント

ポータブル人工呼吸器からベッドサイドに設置してある人工呼吸器に戻した際には必ず、気管チューブ・気管切開チューブに装着します。人工呼吸器が正しく作動しているか、加温加湿器を使用している場合には、その電源が入っているか必ず確認しましょう（図6）。また、**バイタルサイン**や患者さんの胸部が挙上しているかも必ず確認します。施設によっては、再装着チェックリストなどで管理を行っています（**表2**）。

移動や移乗に伴って疼痛や苦痛が増強し、鎮痛・鎮静薬を使用している患者さんにおいても、血圧が上昇してしまったり、頻呼吸になっていたり、また逆に負荷がかかり血圧が低下してしまうこともあります。帰室後に再度、**挿入物の長さや固定位置の確認**を行いましょう。上記のことを確認してからベッドサイドを離れます。

図6 帰室時の注意点

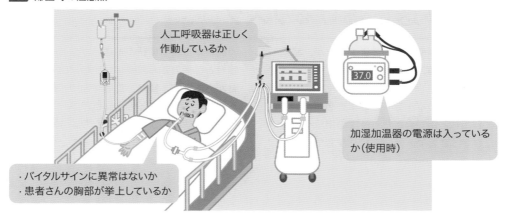

人工呼吸器は正しく
作動しているか

加湿加温器の電源は入っている
か(使用時)

・バイタルサインに異常はないか
・患者さんの胸部が挙上しているか

表2 人工呼吸器再装着時のチェックリスト(昭和大学江東豊洲病院の場合)

● 以下の項目について、看護師は使用前(①〜⑨のみ)と運行中(①〜⑳)に点検する

日時	バイタル等
①日付：時間	● 心拍数／血圧
②点検者名(臨床工学技士、看護師)	● SpO_2／E_tCO_2
③イベント(開始、継続、変更、待機)	**設定**※
設備・回路	● 患者モード(成人、小児)
④外観(OK、NG)	● 換気モード
⑤電源(OK、NG)	● 酸素濃度
⑥各配管接続(OK、NG)	● PIP/TV
⑦キャスターロック(OK、NG)	● Ti/吸気流速
⑧呼吸回路(OK、NG)	● 換気回数
⑨テスト肺(OK、NG)	● PS/PEEP
⑩接続(経口／経鼻、気管切開、抜管)	● トリガー
⑪カフ圧	● スロープ／サイクルオフ
⑫設定(チェックは看護師のみ)	● ポーズ／オープンバルブ(ON、OFF)
⑬固定位置(OK、NG)	● フローパターン(短／減)
加温加湿器	**モニタ・機器情報**
⑭電源・コネクタ・コード線(OK、NG)	● F_1O_2
⑮設定(マスク、挿管)	● 気道内圧(Peak/Mean)
温度設定(チェックは臨床工学技士のみ)	● 気道内圧(PEEP)
⑯実測(Yピース／チャンバ)	● 換気回数
⑰蒸留水残量	● 1回換気量(吸／呼)
⑱加湿確認水位・結露水除去(OK、NG)	● 分時換気量(吸／呼)
人工鼻	● リーク率
⑲加湿・使用状況(OK、NG)	**アラーム(上限／下限)**
⑳使用開始日時	● 気道内圧
	● 分時換気量(上限／下限)
	● 頻呼吸／無呼吸時間
	● リーク許容範囲(%)
	● アラーム音量／トーン
	● E_tCO_2(上限／下限)

※指示等に沿って確認し、経過表に記載する。同時に本
表の「バイタル等」も確認して経過表に記載する。

移乗・移送におけるリスク

　前述したなかにもいくつか出てきましたが、移乗・移送におけるリスクに関して再度まとめておきます（**表3**）。

　帰室後は、これらのポイントの確認を必ず行いましょう。帰室したことに安心したり、次の指示への対応に追われたりすることで、確認を怠りがちです。

＊

　病棟から検査に行くときは、予定されている検査の場合と、患者さんに変化が生じて緊急で検査を行う場合があります。特に、患者さんの状態変化時に緊急で検査などへ移送する場合には、業務が煩雑化して普段行える確認事項が行えなくなりますので、これらのリスクが発生する恐れが高くなることを念頭に置いて、移乗・移送を行いましょう。

表3 移乗・移送におけるリスクと予防

①気管チューブ・気管切開チューブの誤抜去のリスク

予防	●移乗・移送時には常に、人工呼吸器や酸素配管との接続部分を手で持って固定をする
発生したときの対処	●病室であれば、すぐにマスク換気に切り替え、再挿入の準備をする ●移送中であれば、マスク換気に切り替えられる場合には切り替え、病室や近くで処置が行える場所に移動する

②生体情報モニタが未装着、外れている間にバイタルサインが変化（心肺停止やSpO$_2$の低下など）するリスク

予防	●検査に対応できる生体情報モニタ類を使用し、必要なパラメータは常に表示できるようにしておく ●患者さんの顔色や体動などの観察を継続する
発生したときの対処	●状況に応じて対処する（CPRの開始、応援の要請、酸素投与条件の再確認など）

例：「帰室時に人工呼吸器に接続したが、スタンバイ状態になっていて換気が開始されていなかった」
「人工呼吸器は作動しているのに、接続していなかった」
「テスト肺を使用していたため人工呼吸器のアラームが鳴らず、生体情報モニタアラームが鳴り、気づいた」　など

③帰室時のチェックミスのリスク

予防	●人工呼吸器の作動状況に関しては、常に2名以上のスタッフで確認する習慣をつけておく
発生したときの対処	●状況に応じて対処する（心肺停止の場合にはCPRの開始、SpO$_2$低下のみの場合には、人工呼吸器の再装着、もしくは用手換気等で酸素化の安定を図る）

● 体位変換

人工呼吸器装着患者の
体位変換の注意点

| 室伏美帆

POINT
- 体位変換前には、全身状態のフィジカルアセスメントを行うとともに、体位変換時の役割分担・責任分担を明確にしておく
- 体位変換時は固定のゆるみやずれがないか特に注意し、2名以上で実施する

体位変換前に確認すべきこと

　人工呼吸器装着中の患者さんであっても、褥瘡発生予防のための体位変換や、排痰目的の体位ドレナージ、ポジショニング、リハビリテーションなどで、側臥位や腹臥位、座位、端座位、立位などさまざまな体位をとる必要があります。

　体位変換の実施前にはブリーフィングを行い、「①体位変換が実施できる全身状態か」アセスメントを行うとともに、「②体位変換時の役割分担」(図1)について話し合います。実施する際は、気管チューブ・気管切開チューブやその他のルート類の予定外抜去を防止するために、2名以上で行います。

図1 体位変換時の役割分担

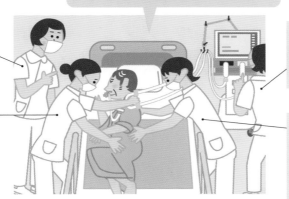

端座位や立位などへ体位変換する際は、必要な人数や、患者さんが実施可能な状態かどうかを医師や多職種と検討してから行う

リーダー
全体を把握し指示が出せる、クリニカルラダーの高いスタッフが担当

気管チューブ・気管切開チューブ支持者
チューブの支持、頭部側の挿入物を観察

観察・生体情報モニタ監視・挿入物の管理
観察ポイントを明確にし、継続的な観察とモニタリングを行う

体位変換者
・患者さんに負荷がかからないように身体を保持
・体格が大きい場合や複数の重要なチューブが挿入されているなどの場合は、2名以上が必要

2名の場合は、「体位変換者」が「観察・生体情報モニタ監視・挿入物の管理」の兼任や、「気管チューブ・気管切開チューブ支持者」が「リーダー」の役割も担う。

体位変換の実施方法

実施前に固定の確認を行います。気管切開チューブが挿入されている場合は、縫合糸での固定の有無や外れの有無、固定具のゆるみ、引っ張られているところがないかを確認します。気管チューブの場合は、テープのゆるみや唾液などによる剥がれがないか、気管チューブホルダー（固定具）のゆるみがないか、深さ・固定位置のずれがないか確認してから行いましょう。

側臥位の場合は、患者さんの左右に1人ずつ立ち、人工呼吸器の回路をアームから外し、図2のような点に注意して実施します。実施後は、チューブの重みや角度で引っ張られないよう、クッションやタオルで支えます。

前傾側臥位の場合も側臥位のときと同様に行いますが、体位の保持は、患者さんが良肢位を保てるように胸部にクッションを入れ、安楽な姿勢を保てるようにします（図3）。身体の下側になる腕が圧迫されないよ

うに整え、肩が圧迫される場合は、クッションを肩の下に敷くなど工夫をします。

図3 前傾側臥位でのクッションを用いた体位の保持

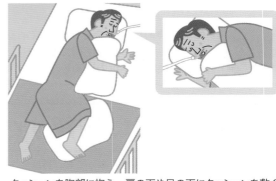

クッションを胸部に抱え、肩の下や足の下にクッションを敷く

図2 側臥位への体位変換のポイント

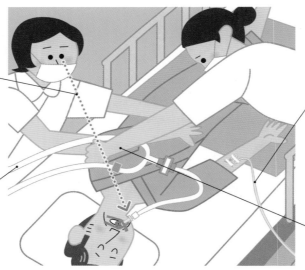

● 気管切開チューブの根元や気管チューブの固定位置からは目を離さない

● 人工呼吸器の回路内に結露がある場合は取り除き、患者さん側に垂れ込まないようにする

● 中心静脈カテーテル、末梢輸液ライン、経鼻胃管などのルートの固定を確認し、十分にゆとりのある長さを確保する

● 人工呼吸器の回路のY字の中に左手を入れて患者さんを支え、回路と患者さんを一緒に保持する

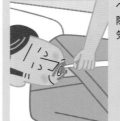

ベッドのアップ・ダウンの際も気管切開チューブや気管チューブを保持する

気管切開術での体位変換時に特に注意が必要な点

気管切開術を行ってから日数が浅い場合は、気管切開孔が完全に形成されておらず、**気管切開チューブの予定外抜去が起こると、再挿入ができなくなる可能性**があるため特に注意が必要です。そのため、体位変換時の役割分担を行い気管切開チューブの保持を確実に行うなど、一般的な注意事項を遵守します。さらに、頭部を後屈しすぎたり、身体に対して首を横に屈曲し

すぎると気管切開チューブが引っ張られたり、予定外抜去のリスクとなるので、首の向きや頭の位置を整えることが必要です。

人工呼吸器装着中であっても、体位変換を行うことは大切です。安全に実施できるように、ブリーフィングを行い、役割分担を明確にし、患者さんの状態に合わせて行うことが必要です。

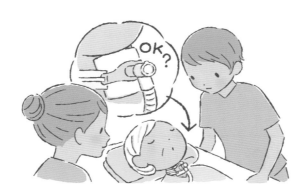

〈参考文献〉
1. 西原浩真：Theme1 肺合併症の予防・改善のためのポジショニング. 呼吸器ケア 2017；15（3）：220-234.
2. 小松由佳：人工呼吸と体位変換 体位は換気にどのような影響を及ぼすか. ICNR 2014；1(3)：28-36.
3. 小松由佳：エキスパートの呼吸器ケア〜人工呼吸管理中のケアに必要な知識編 体位管理. 重症集中ケア 2011；10(2)：15-21.

● 褥瘡予防

医療関連機器圧迫創傷（MDRPU）の予防ケア

| 山﨑正雄　小林宏栄 |

POINT
- 創傷被覆材などをクッション代わりにし、気管チューブや気管切開チューブのプレートによる過度な皮膚の圧迫を避ける
- 気管チューブ固定のためのテープ剥離時の刺激を緩和するために、剥離時に粘着剥離剤の使用や、貼付前に皮膚被膜剤の使用を行う

医療機器の持続的な圧迫によって生じた粘膜以外の皮膚損傷を、一般的に医療関連機器圧迫創傷（MDRPU）と呼びます。人工呼吸器に関連した

MDRPUの原因としては、気管チューブ、バイトブロックや気管切開チューブ（本体と固定具）が挙げられ、MDRPUのなかでも発生頻度が高いものになります。

気管切開の場合

1. MDRPUの発生部位

気管切開によるMDRPUは、頸部の屈曲で圧迫される部分や、気管切開部からの分泌物・発汗によって湿潤した部分に発生します。発生部位は、主に、気管切開チューブのプレート接触部やチューブホルダー・ひ

もの接触部の首の横・後頸部です（図1）。

気管切開チューブには、プレートがやわらかいシリコンの製品や固いプラスチック製品があります。固定具は、ひもとチューブホルダーがあり、気管切開直後はひもによる固定、気管切開数日後からはチューブホルダー（図1）の使用が一般的です。

図1 気管切開によるMDRPU（写真はチューブホルダーによる固定）

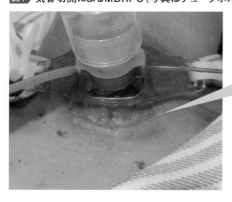 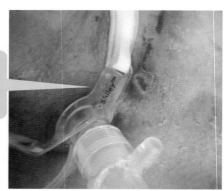

プレート接触部やチューブホルダーまたはひもと接触する首の横・後頸部に生じやすい

2. 予防対策

1）チューブのプレート部・固定具で皮膚を過度に圧迫しない

気管切開チューブのプレート部が頸部皮膚を圧迫していないか、固定具（チューブホルダー・ひも）が頸部できつく締められていないかを観察し、指1本分が入るくらいの余裕をもった固定が実施できているかの確認が重要です。一般的にプレート部にYガーゼを挟みますが、**プレート部よりYガーゼの幅が大きいことが原則**です。プレート部の端が皮膚と縫合されている場合も、Yガーゼの端を切り、できるだけプレート部が皮膚に接触しないように工夫する必要があります。

2）皮膚保護剤などをクッション代わりに使用する

一般的なMDRPU予防を行っていても、実際の現場では、Yガーゼ・頸部が常に喀痰で汚染されたり、頸部の屈曲によりプレート部が皮膚を圧迫している場面があります。

プレート部によるMDRPU予防には**板状皮膚保護剤**（**図2-①**）、損傷した皮膚の治癒目的には**ポリウレタンフォームドレッシング**（**図2-②**）というように、クッション性のある創傷被覆材を使用することがあります。また、チューブホルダーやひもの頸部への食い込みの予防として、**コットンやギプス用包帯（オルテックス®など）でチューブホルダーやひもを巻く**（**図3-①**）ことや、**接触部位の皮膚側にココロール®や薄い創傷被覆材を貼付する**（**図3-②**）ことも工夫の1つです。

図2 気管切開チューブのプレート部によるMDRPU予防ならびに皮膚損傷治癒目的の創傷被覆材の例

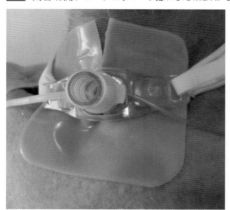

プロケアー®ウエハーを使用した例

①MDRPU予防目的
（板状皮膚保護剤）

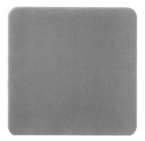

プロケアー®ウエハー
（写真提供：アルケア株式会社）

②皮膚損傷治癒目的
（ポリウレタンフォームドレッシング）

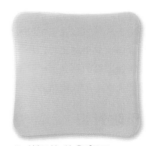

ハイドロサイト®プラス
（写真提供：スミス・アンド・ネフュー株式会社）

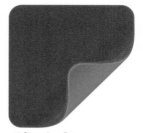

メピレックス®Ag
（写真提供：メンリッケヘルスケア株式会社）

図3 気管切開チューブホルダーやひもの頸部への食い込み予防

①チューブホルダーやひもをギプス用包帯で巻く

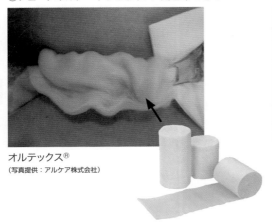

オルテックス®
（写真提供：アルケア株式会社）

②ココロール®や薄い創傷被覆材を貼付

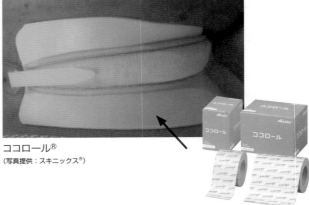

ココロール®
（写真提供：スキニックス®）

気管挿管の場合

1. MDRPUの発生部位

　気管チューブによるMDRPUは、気管チューブ・バイトブロックでは主に口唇・口角によく発生します。一般病棟では気管チューブをテープで固定することが一般的ですので、使用方法には注意が必要です。

2. 予防対策

1）気管チューブで皮膚を過度に圧迫しない

　気管チューブ・バイトブロックをテープ固定することにより、口唇・口角を過度に圧迫していないか観察し、テープを固定することが重要です。

　気管挿管の場合、乾燥した口唇・口角は皮膚損傷を助長するため、**白色ワセリン**などで湿潤させておくことも予防となります。

2）テープの剥離刺激を最小限にする

　固定用のテープは粘着性の強い製品が多いため、テープを毎日交換することによる剥離刺激が加わることで、皮膚が損傷するスキン-テア*などの問題も発生します。

　愛護的に皮膚を押さえながらやさしく剥がしていくことに加えて、剥離時に粘着剥離剤（リムーバー）を使用することや、貼付前に皮膚被膜剤を使用することも予防ケアとなります。また、テープ固定が困難な場合は、気管内チューブホルダー（アンカーファスト）などを使用する場合もあります。

〈参考文献〉
1. 日本褥瘡学会編：ベストプラクティス 医療関連機器圧迫創傷の予防と管理. 照林社, 東京, 2016.

*【スキン-テア】摩擦・ずれによって、皮膚が裂けて生じる真皮深層までの損傷（部分層損傷）。

精神的ケア

人工呼吸器装着患者の
不安・不眠への対応

| 杉野亜紀 |

POINT
- 全人的苦痛をふまえて、患者さんが抱く不安や思いを把握してケア介入する
- 不眠に対しては、睡眠評価法を活用して睡眠の質を評価し、患者さんに応じた個別的な介入を行う

人工呼吸器を装着した患者さんは、目を覚ました際に突然起きた自分の状況に対して、多くの衝撃とともに恐怖心や不安を感じます。気管チューブに対する苦痛や、事故抜去予防のために使用された抑制帯などによる体動制限から拘束感や絶望感を抱きます。

本稿では、非日常的な病院の環境で安楽が阻害され、不安や不眠を抱えた患者さんに対して看護師はどのように対応すればよいかを解説します。

患者さんが抱く思いとは：全人的苦痛をふまえて

図1は、抜管後やICUを退室する患者さんから実際に聞いた声をまとめたものです。

患者さんは、精神的・身体的な苦痛で夜間に眠れなくなると、さまざまなことを考え、不安が助長し気持ちが落ち込んだりします。また、家族や仕事に対する心配や、自分では何もできないなどといった絶望感から、生きる気力を失ってしまうこともあります。図2は、身体的、精神的、社会的苦痛がたとえなくなっても、最終的に残る根源的な苦痛がスピリチュアルな苦痛であることを示したものです。スピリチュアルな苦痛とは、「こんな状態で生きていても意味がない」「家族に迷惑をかけてまで生きていたくない」といった、生きることそのものへの苦痛であり、より深い、根源的な苦痛です。しかし、それぞれの苦痛の強さは人によってまったく異なります。そのため、患者個々の声を聴き、どの苦痛緩和の優先度が高いのかそのつどアセスメントして、患者さんのニーズに応じたケア介入を行うことが重要です。

図1 抜管後・ICU退室時の患者さんの実際の声

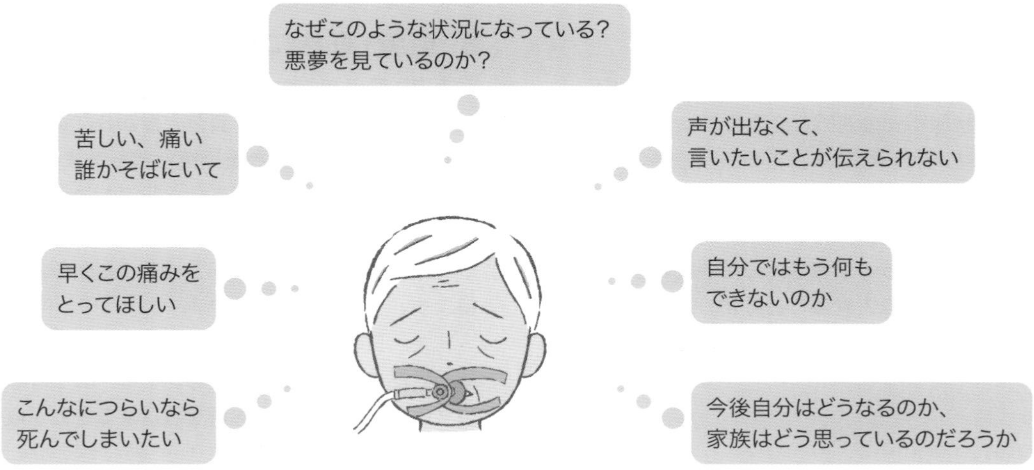

なぜこのような状況になっている？
悪夢を見ているのか？

苦しい、痛い
誰かそばにいて

声が出なくて、
言いたいことが伝えられない

早くこの痛みを
とってほしい

自分ではもう何も
できないのか

こんなにつらいなら
死んでしまいたい

今後自分はどうなるのか、
家族はどう思っているのだろうか

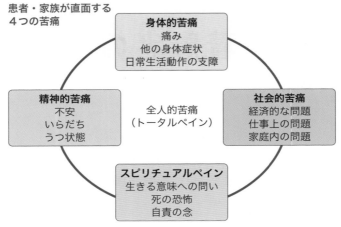

図2 全人的苦痛（トータルペイン）

患者・家族が直面する
4つの苦痛

身体的苦痛
痛み
他の身体症状
日常生活動作の支障

精神的苦痛
不安
いらだち
うつ状態

全人的苦痛
（トータルペイン）

社会的苦痛
経済的な問題
仕事上の問題
家庭内の問題

スピリチュアルペイン
生きる意味への問い
死の恐怖
自責の念

（文献1より改変）

不安の要因を理解して心身の苦痛を緩和する

不安とは"漠然とした感情の恐れ"ともいわれ、「特性不安」と「状態不安」に分けて考えることができます。特性不安は痛みや苦痛と関連しています[2]。

● **特性不安**：危険に対し回避的である、心配性といったその人自身の性格による不安。状態や状況によって変わるものではないため、あまり変化しない。

● **状態不安**：ある特定の時点や場面で感じる不安のこと。置かれた状況による不安。

また、ペプロウは、不安を「ストレスに反応して生み出されるもの」と定義しています[3]。このことからも、**ストレス＝状態不安の要因**と考えることができます。

私たち看護師は、患者さん一人ひとりの特性（特性不安）を理解し、いかにして状態不安の緩和を図るかを考えて介入する必要があります。

1. 生活背景をふまえて環境を整える

表1は、状態不安の要因と介入方法について具体的な内容をまとめたものです。この過程で最も重要なことは、入院前の患者さんがどのような日常生活を送り、どのような価値観を持っているか、趣味や習慣などを知ることによって患者さんの**個別性**を考慮した環境を療養生活に取り入れることです。

2. 家族の存在そのものが患者さんの安心感につながる

患者さんにとって家族は、かけがえのない存在で第一の理解者です。しかし、家族であっても、人工呼吸器装着により発声困難な患者さんとのコミュニケーションには、どう接したらよいか戸惑うこともあるため、慣れるまでは看護師が間に入って支援します。その日の患者さんの変化や状態を伝えることで、家族からも患者さんの普段の様子や思い出、エピソードなどを聞くことができれば、患者さんの人となり（生活背景）を知る機会にもなります。また、家族との情報の共有化を深めることで、患者・家族のニーズが充足され、信頼関係を構築することもできます。

3. 患者・家族にとっての情報提供とは

人工呼吸器装着中の患者さんは、自分に何が起こっているのか理解できず、自分が置かれている状況の情報が受け取れないことを困難ととらえます[4]。これは家族も同様であり、今どういう状況なのか、これからどうなるのかといった不安には、適宜、医師から現状や治療方針について説明を受けることが解決策となり得ます。

また、日時や場所、出来事などの会話をもち、現状認知を促し、安心感を与えるケアは、人工呼吸器装着患者の回復意欲によい影響を及ぼすことも示唆されています[5]。

表1 状態不安と介入不安

要因		介入方法
痛み	●気管チューブ、創部痛 ●ドレーンやルートの挿入	●痛みの評価と鎮痛薬の投与、調整 ●不必要なドレーン、ルートの抜去(医師と検討)、MDRPU予防
苦痛	●喀痰の吸引、医療処置 ●抑制による体動制限、体位 ●発声不能、口渇	●アセスメントに基づいた吸引の実施 ●処置/ケア内容と時間の検討 ●抑制の必要性、使用物品、解除の検討 ●安楽な姿勢を考慮したポジショニング ●コミュニケーション方法の検討・選択 ●保湿方法・回数の強化
不眠		●要因の把握と緩和 ●睡眠評価法の実施 ●鎮静薬・睡眠薬の調整 ●リエゾンの介入と情報共有の強化 ●家族との面会時間・面会方法の工夫 ●耳栓やアイマスクの活用 ●ケア時間の検討 ●サーカディアンリズム(活動と休息時間)を考慮したタイムスケジュールの作成と実施 ●ナイトケア(足浴、手浴、洗髪)や部分マッサージの計画・導入
環境	●閉鎖的で感覚のない空間 ●モニターのアラーム音、点滅 ●医療者による会話や物音	●写真や時計、カレンダーの設置 ●適宜日時を知らせる ●適切なアラームの設定、夜間スリープモードの使用を検討 ●不必要な会話や物音を立てない配慮 ●室温や湿度を患者さんの状態や好みに合わせる
鎮静薬使用下での理解力/認知機能の低下		●日中の鎮静を中止 ●ICU日記などによる記憶の定着、繰り返しの説明 ●患者さんの好きな音楽を聞かせる、アロマテラピー、家族の声や動画による刺激
情報の遮断		●テレビやラジオからの情報を提供する ●1日の予定や、検査・処置の説明 ●医師から現状や治療経過について説明を受ける機会を設定する(情報の提供)
自己尊厳の低下		●セルフケア能力を高めるケア介入 ●嚥下機能回復に対するケア ●意思決定支援

睡眠状況の測定ツールを活用する

『PADISガイドライン』[6]では、睡眠の質について直接患者さんに尋ねて評価する方法が推奨されており、Richards-Campbell睡眠調査票(RCSQ)が提案されています(図3)。不眠の原因はさまざまですが、睡眠の質を評価して患者背景に応じた個別的なケア介入(一般的な不眠への介入方法は表1を参照)を医療者間で共有して展開することで、効果的な睡眠援助が可能となるのではないかと考えます。

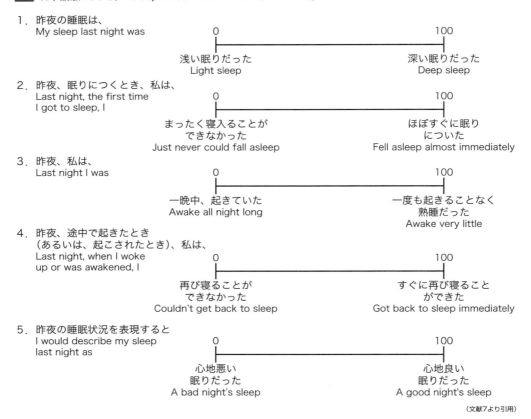

図3 日本語版RCSQ（The Japanese Version RCSQ：J-RCSQ）

1. 昨夜の睡眠は、
   My sleep last night was

   0 ────────────── 100

   浅い眠りだった　　　　　　　深い眠りだった
   Light sleep　　　　　　　　　Deep sleep

2. 昨夜、眠りにつくとき、私は、
   Last night, the first time
   I got to sleep, I

   0 ────────────── 100

   まったく寝入ることが　　　　ほぼすぐに眠り
   できなかった　　　　　　　　についた
   Just never could fall asleep　Fell asleep almost immediately

3. 昨夜、私は、
   Last night I was

   0 ────────────── 100

   一晩中、起きていた　　　　　一度も起きることなく
   Awake all night long　　　　熟睡だった
   　　　　　　　　　　　　　　Awake very little

4. 昨夜、途中で起きたとき
   （あるいは、起こされたとき）、私は、
   Last night, when I woke
   up or was awakened, I

   0 ────────────── 100

   再び寝ることが　　　　　　　すぐに再び寝ること
   できなかった　　　　　　　　ができた
   Couldn't get back to sleep　Got back to sleep immediately

5. 昨夜の睡眠状況を表現すると
   I would describe my sleep
   last night as

   0 ────────────── 100

   心地悪い　　　　　　　　　　心地良い
   眠りだった　　　　　　　　　眠りだった
   A bad night's sleep　　　　A good night's sleep

（文献7より引用）

患者さんの声を聴くためのコミュニケーション方法の選択

人工呼吸器装着患者とのコミュニケーション方法を選択するうえでは、患者さんの認知機能、身体機能をアセスメントし、どのような方法が効率的かつ効果的かを判別することがコツです（**表2**）。患者さんの認知機能の評価は、見当識や注意力に着目し、せん妄発症の有無も考慮します。また、コミュニケーション方法を1つに限定せず、そのときの患者さんの状況に応じて組み合わせて行うことが大切です。

人工呼吸器装着患者のコミュニケーションにおいては、相手に理解されない、ニーズが満たされない、など特徴的な体験があります[8]。そのため、コミュニケーションがたとえ困難でも、患者さんが自分を理解してくれようとしている、見守っていてくれるという安心感が得られるよう、寄り添う姿勢が看護師には求められます。

詳細は、p.168～「人工呼吸器装着患者とのコミュニケーション」を参照ください。

〈引用文献〉
1. 恒藤暁：最新緩和医療学. 最新医学社, 大阪, 1999：7.
2. Maria IC, Cooke M, Macfarlaneet B, et al：Factors associated with anxiety in critically ill patients：A prospective observational cohort study. Int J Nurs Stud 2016；60：225-233.
3. アニタ W. オトゥール, シェイラ R. ウェルト編, 池田朋子, 小口徹, 川口優子, 他訳：ペプロウ看護論－看護実践における対人関係理論. 医学書院, 東京, 1996.
4. Guttormson JL, Bremer KL, Jones RM：Not being able to talk was horrid：A descriptive, correlational study of communication during mechanical ventilation. Intensive Crit Care Nurs 2015；31(3)：179-186.
5. 茂呂悦子, 中村美鈴：集中治療室入室中に人工呼吸器を装着した術後管理患者の回復を促すための看護援助の検討. 日本クリティカル看護学会誌 2010；6(3)：37-45.
6. Devlin JW, Skrobik Y, Gélinaset C, et al：Clinical practice guidelines for the prevention and management of pain, agitation/sedation, delirium, immobility, and sleep disruption in adult patients in the ICU. Crit Care Med 2018；46(9)：e825-e873.
7. Murata H, Oono Y, Sanui M, et al：The Japanese version of the Richards-Campbell Sleep Questionnaire：Reliability and validity assessment. Nurs Open 2019；6(3)：808-814.
8. Carroll SM：Nonvocal ventilated patients perceptions of being understood. West J Nurs Res 2004；26(1)：85-103.
9. 片岡秀樹：人工呼吸中のコミュニケーション法のコツを教えて？. 岡元和文編, 人工呼吸器とケアQ&A－基本用語からトラブル対策まで－第2版. 総合医学社, 東京, 2010：222-223.

表2 人工呼吸器装着患者とのコミュニケーション方法

種類	方法	利点	欠点
筆談	ペンを用いて紙やボードに書いてもらう	言葉を直接表現できる	手の震えや疲労でうまく書けないことがある
指文字	手掌に一文字ずつ指で書いてもらう	道具がいらない	長い文章には適さない
五十音表	あいうえお表を用いて文をつくってもらう	文字の判別が容易	文字を探すのに時間がかかる
単語カード	患者さんの要望が多い事柄をカードにして選択してもらう	選択がスムーズであれば簡便である	カードの毎数を考慮する必要がある
読唇術	患者さんの口の動きを読み取る	会話の実感がある	慣れないと困難
ジェスチャー	患者さんの表情や身振りを読み、質問を返して確認する	道具がいらない	看護師が理解できないとストレスが増大する
タブレットなどの機器	キーボードで文字を入力してもらう	慣れていれば容易正確な伝達が可能	操作の習得が必要

（文献9を参考に作成）

PART
4
人工呼吸器装着患者のケア ── 精神的ケア

●コミュニケーション

人工呼吸器装着患者との コミュニケーション

| 鈴木康平 |

POINT
- コミュニケーションは社会生活に不可欠であるが、それが困難な患者さんの置かれた状況を想像して対応する
- 各コミュニケーション方法の長所・短所を把握し個々の患者さんに適したものを選択する

　私たちが社会生活を営む際には、コミュニケーションが不可欠です。コミュニケーションには、**言語的コミュニケーションと非言語的コミュニケーション**があります。

　本稿では、発声が行えない状態の気管挿管・気管切開している患者さん（スピーチカニューレ使用患者を除く）とのコミュニケーション方法と、コミュニケーションについて理解しておくべきポイントを説明します。

発声以外のコミュニケーション方法

1. 筆談

　紙もしくはホワイトボードを用意し、患者さんに書いてもらう方法です。文字が書ける状態の患者さんが対象となります。

　人工呼吸器装着中の患者さんの場合、筋力低下等も考えられるため、握りやすい太いペンを準備しましょう。また筆圧も低いため、インクの色が濃く見やすいものを選択しましょう。可能ならベッドをギャッジアップし、体勢を整えます。

　書けた情報は的確に伝わりますが、書かれた文字が読めないことも多く、**字を書く動作や体勢が患者さんの負担になる**こともあります。物品の準備も少なくすぐに対応できますが、字を書く時間を考えると比較的時間がかかります。携帯電話やスマートフォンが使用できるならば、文字を打ってもらい、それを確認する手段もあります。

2. 50音表

　50音を書いた文字盤を見せて患者さんに指を指してもらいます（**図1**）。筆談に比べ患者さんの負担は少なく、時間も短縮できます。

　ただし、文字を探す必要があるため、視力が低い患者さんには使用できません。また、1文字ずつ探すため長文は困難です。

3. 単語表

　患者さんからの訴えの頻度が高いものを抽出し、書き出します（**図2**）。患者さんに見せて指で指してもらいます。もしくは、看護師が言葉で伝え、**アイコンタクトや頷きで確認する**こともできます。

　患者さんの負担はさらに減りますが、**単語表にない訴えだった場合には対応できません**。

> 第一選択は筆談ですが、患者さんの理解度などを考慮して選択しましょう

図1 50音表の例

		゜	ら	や	ま	は	な	た	さ	か	あ
単語表へ	小文字	゜	り		み	ひ	に	ち	し	き	い
		わ	る	ゆ	む	ふ	ぬ	つ	す	く	う
		を	れ		め	へ	ね	て	せ	け	え
		ん	ろ	よ	も	ほ	の	と	そ	こ	お

図2 単語表の例

暑い	寒い	痛い	苦しい
吸引	体の向き		お腹
手	足	頭	背中
上	下	ヒダリ	ミギ
コール	はい	いいえ	50音表へ

4. 読唇・ジェスチャー

患者さんの訴えを表情や唇の動きから予測し、看護師が聞き返して確認します。物品が不要ですが、理解できないことも多いです。入院期間が長いと、患者さんの訴えたいことも予測できるようになり、理解できることも多くなりますが、経験と技術が必要です。

5. 補助・代替コミュニケーション手段（AAC）

AAC（augmentative and alternative communication）は、随意運動可能な部位（四肢、下顎、眼瞼、眼球運動など）の運動、筋電図、視線、脳波などを電気的信号に変換して作動させる機器です。主に筋萎縮性側索硬化症（amyotrophic lateral sclerosis：ALS）患者に使用します。

病院にACCの機器があることはまれですが、今後IT機器の発達により入手しやすくなり、多くの病院に導入される日が来るかもしれません。

理解しておくべきポイント

1. 苦痛を理解する

気管挿管や気管切開をしている患者さんは、チューブによる疼痛、話したいのに声が出ない、食事をとりたくてもとれない、水も飲めない、動きたくてもたくさんの挿入物や生体情報モニタがあり動けないなど、たくさんの苦痛があります。シーツのしわやタオルケットなどの掛け物の位置、テープのかゆみを訴えることもあります。

皆さんも一度、「話せない」という苦痛を想像してみてください。おそらく、その想像よりもはるかに強い苦痛を患者さんは感じているのです。これらの苦痛を知るには、実際に患者さんとコミュニケーションをとることが重要であり、患者さんの苦痛を理解することで、その訴えをより理解できるようになります。

2. 孤独感を与えない

発声ができないという環境では、患者さんは不安や恐怖が強まります。患者さんは不安や恐怖に加え、環境の影響などから同じことを何度も聞いたり、せん妄症状が出現したりすることもあります。しかし、これらは症状の1つであり、根気強い対応が必要です。

訪室時には患者さんに声をかけ、苦痛がないかを聞き、退室時には、次はいつ訪室する予定なのか、ナースコールが押せる方ならナースコールを渡して、いつでも呼んでいいことを伝えましょう。患者さんからの質問があれば、誠意をもって答えましょう。

清潔ケア時や点滴確認時、食事やバイタルサイン測定時など、1日のうちに何回も訪室します。そのつど声をかけることで患者さんは安心します。また、発声はできなくても、コミュニケーションがとれる相手がいると思うことで安心感にもつながります。コミュニケーションによる信頼関係の構築も重要です。

PART **4** 人工呼吸器装着患者のケア — コミュニケーション

● 家族ケア

人工呼吸器装着患者の家族への対応

| 鈴木康平 |

POINT
- 人工呼吸器装着患者の家族は、不安に思うことが多いため、特に丁寧な対応・説明を行う
- 家族とのかかわりについても記録し、統一した対応をする

　人工呼吸器装着患者の家族への対応は、まずはコミュニケーションを図って、信頼関係を築くことがとても大切です。家族は不安も多いため、多職種やいろいろな場面での説明、日々の変化の説明を行い、不安を

少しずつ減らしていくことがとても大切です。
　本稿では、人工呼吸器装着患者の家族の不安や、その具体的な対応について解説します。

人工呼吸器装着患者の家族へは、特に丁寧に説明をする

　私たち看護師は、入院している患者さんに対して治療の補助や看護を日々行うため院内の環境に慣れていますが、一般的には、入院や治療は特別でまれなことです。そのため、入院や病棟の環境に慣れていない方がほとんどです。なかでも、人工呼吸器を使用している患者さんを目の当たりにすると、「状態が悪いのではないか」「とても特別な治療をしているのではないか」などと不安になることが多いです。そのため、人工呼吸器を使用している患者さんの家族へは、特に丁寧な説明や対応が必要です。
　人工呼吸器を使用する前には、必ず医師から患者さんや家族に病状や人工呼吸器の必要性についての説明が行われます。しかし、実際に人工呼吸器を使用すると、家族は「イメージが違う」「予想以上に大変なものがついている」などといった印象をもつことがあります。なぜなら、人工呼吸器を使用する場合には、点滴ルート（末梢ルートや中心静脈ライン）、経鼻胃管、膀胱留置カテーテルなどの挿入物、点滴を投与する輸液ポンプやシリンジポンプ、患者さんの状態観察のための生体監視モニタ、必要によっては抑制やセンサー類なども使用するためです。家族から見ると、想像以上に患者さんにたくさんの機器が装着されている状態になります。チューブやコードなどの管類が整理されて

いるだけでも印象は変わりますので、挿入物やコード類はまとめておくなどの環境整備も重要です。
　また、患者さんは薬剤を使用して鎮静状態にあるため、家族がコミュニケーションをとれないことも不安の原因になります。家族が面会に来た際には、患者さんと家族だけにするのではなく、**必ず看護師が同席するようにしましょう**。

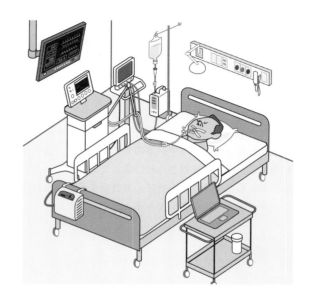

急性期での家族への対応で特に注意すること

　人工呼吸器使用後すぐの面会の場合、家族は人工呼吸器を見るのが初めての場合が多いため、特に注意が必要です。家族には、人工呼吸器の使用を開始して予定通りに治療が進んでいること、他の挿入物がなぜ使用されているかなどを説明しましょう。ただし、そのような詳しい説明をしないでほしいという家族もいるため、それぞれに合わせた対応が必要になります。また、治療や病状について質問があれば、医師からの説明の場を調整し、**患者さんの状態や治療計画について正確な情報を伝え、可能な限り家族の不安を減らしていくことも大切です。**

　日々の面会時に家族がどう感じているか、どのような対応を望んでいるかを汲み取ることも看護師の役割の一つです。面会時には家族とコミュニケーションを

とり信頼関係を築くことで、家族も質問や不安なことを打ち明けやすくなるため、家族とのかかわりについても記録に残し、統一した対応をしていきましょう。

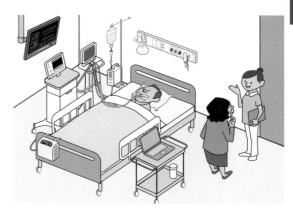

急性期を脱したら状態が改善していることを説明する

　急性期を脱すると点滴が終了となり、徐々に挿入物が減っていきます。挿入物が減っていくことは、家族にとって目に見えて改善していると感じる一つの指標となることが多いです。挿入物が減ったときは、なぜいらなくなったのか説明しましょう（例えば、抗生物質の治療が終了したため点滴は必要なくなった、など）。

　また、患者さんの状態に合わせて人工呼吸器の設定

を徐々に軽くしていくこともありますが、人工呼吸器自体は使用しているため家族からは変化がわかりません。しかし、患者さんの状態が改善しているということは、家族にとってとても大切なことです。そこで、人工呼吸器に頼っているだけでなく、徐々に患者さん自身で生命活動（呼吸）を維持できていることを説明し、患者さんの状態が改善していることを家族にも理解してもらうようにしましょう。

一般病棟への移動退院に向けての家族への対応

　集中治療部門から一般病棟へ移動する際や、退院が近くなると人工呼吸器を院内で使用しているものから在宅用に変更する場合があります。機械類が変更されていると目に見えて変化がわかるため、必ず家族に説明する必要があります。面会のたびに、前回の来院時と違うことをそのつど説明し、コミュニケーションをとりましょう。

　人工呼吸器使用中の患者さんもリハビリテーションを行います。家族が人工呼吸器やその他の治療を受容

できてきたら、リハビリテーションの見学を勧めるなども取り入れていきましょう。

　家族は、患者さんの代理意思決定者になる場合もあるため、患者さんにどのようなことが行われているのか理解してもらうこともとても大切です。

　また、患者さんによっては退院先が自宅になることもあるため、必要によっては清潔ケアやその他の指導が必要なこともあります。自宅退院する場合の家族指導については、p.203を参照してください。

人工呼吸ケアに関連して
使用される主な略語②

略語	欧文	日本語等
MRI	magnetic resonance imaging	磁気共鳴断層撮影
NRS	Numeric Rating Scale	数値評価
NHF	nasal high flow	高流量鼻カニュラシステム
NPPV	non-invasive positive pressure ventilation	非侵襲的陽圧換気
OAG	Oral Assessment Guide	口腔アセスメントガイド
OHAT	Oral Health Assessment Tool	口腔アセスメントツール
P/F比	$PaCO_2/F_IO_2$	酸素化係数
$PaCO_2$	partial pressure of arterial carbon dioxide	動脈血二酸化炭素分圧
PaO_2	partial pressure of arterial oxygen	動脈血酸素分圧
PCV	pressure control ventilation	圧規定換気
PEEP	positive end-expiratory pressure	呼気終末陽圧
PICS	post intensive care syndrome	集中治療後症候群
PIP	peak inspiratory pressure	最高気道内圧
PS	pressure support	プレッシャーサポート（圧支持）
PSV	pressure support ventilation	圧支持換気
RASS	Richmond Agitation - Sedation Scale	リッチモンド興奮鎮静スケール
ROM-ex	range of motion exercise	関節可動域訓練
RSI	rapid sequence intubation	迅速導入気管挿管
RST	respiratry support team	呼吸ケアサポートチーム
SaO_2	arterial oxygen saturation	動脈血酸素飽和度
SAS	Sedation-Agitation Scale	鎮静興奮スケール
SAT	spontaneous awakening trial	自発覚醒トライアル
SBT	spontaneous breathing trial	自発呼吸トライアル
SIMV	synchronized intermittent mandatory ventilation	同期式間欠的強制換気
SpO_2	arterial oxygen saturation of pulse oximetry	経皮的動脈血酸素飽和度
SPONT	spontaneous	自発呼吸
SvO_2	mixed venous oxygen saturation	混合静脈血酸素飽和度
VAP	ventilator-associated pneumonia	人工呼吸器関連肺炎
VAS	Visual Analog Scale	視覚アナログスケール
VCV	volume control ventilation	量規定換気
VILI	ventilator-induced lung injury	人工呼吸器関連肺傷害

日本呼吸療法医学会：日本呼吸療法医学会用語集 改訂第2版ver2. を参考に作成
http://square.umin.ac.jp/jrcm/contents/yougo.html（2023.10.31アクセス）

合併症・急変時対応の

実際

人工呼吸器装着中に注意したい合併症

| 和田麻依子 |

● 人工呼吸器装着患者は、口腔や気道の損傷のほか、精神面を含めた全身的な合併症の恐れがある
● 適切な観察・アセスメントにより影響を小さくすることが可能であり、これらの実施も重要な看護ケアである

人工呼吸器装着中に注意したい合併症として、ここでは気管チューブ・気管切開チューブによる合併症と全身への影響について説明します。

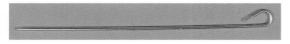

気道にチューブを挿管することによる合併症

1. 口腔内の損傷

喉頭鏡や気管チューブを口腔内に挿入するときに、歯の一部欠損・脱落が起こることがあります。気管挿管時の脱落を防ぐために歯のぐらつきがないかを確認し、もし抜けそうな歯がある場合は医師に報告をして対応してもらいます。

気管挿管時は苦痛を伴うため、通常は鎮静をかけて行いますが、鎮静が不十分な場合、苦痛により患者さんが動いてしまい、喉頭鏡や気管チューブ挿入時に口腔内を傷つけることもあります。また、スタイレット（図1）の先端が気管チューブ先端から露出していることで、口腔内を傷つける恐れもあります。

2. 気道の外傷

気道の外傷には、挿管時に起こるものと留置時に起こるものがあります。

1) 挿管時に起こりうる外傷

気管チューブの挿入時にスタイレットが気管チューブの先端から露出していた場合、気道を傷つけ、出血の原因となることがあります（図2）。少量の出血なら問題はありません。しかし、出血傾向にある患者さんなどは止血しにくく、出血により視野が狭くなり、挿管が難しくなります。気管挿管介助についたときは、スタイレットが気管チューブから出ないように準備し

図1 スタイレット

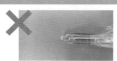

スタイレットは気管挿管の際にチューブを気管まで届けやすくするためのガイド役です

図2 スタイレットの位置

正しい位置	誤った位置
● スタイレットは気管チューブ内に収まっている	● スタイレットの先端が気管チューブから露出している（気道を傷つけ、出血させる恐れがある）

ます（図2）。なお、当院（昭和大学病院）では、スタイレットがチューブで保護されているものを使用しており、スタイレットが気管チューブ先端から出ていても気道損傷を起こさないしくみになっています。

　また、患者さんの気道の太さに合っていない大きな気管チューブを使用することも、外傷の原因になります。体型に合った気管チューブを準備します。

　年齢ごとに推奨されている気管チューブの太さを**表1**にまとめました。ただし、同じ年齢でも体型によって太さが変わってきます。挿管介助につくときは、医師に確認するか、もしくはサイズが違うものを複数用意しておくとよいでしょう。

2）留置中に起こりうる外傷

　気道に気管チューブを長期間挿入していることで、その先端が気道の一部に当たって気道が刺激され、肉芽が形成されることがあります。肉芽が大きくなると気管チューブを巻きこんでしまう恐れがあります。また、肉芽がチューブに絡んでしまうと、閉鎖式吸引カテーテル（エコキャス™）や吸引カテーテルを入れても途中で挿入が困難となり、有効な吸引ができないことがあります。吸引ができないことで、気道分泌物が除去できずに換気量減少や窒息、肉芽による気道閉塞の原因にもなります。

　また、気管チューブの高すぎるカフ圧によっても、気道粘膜の潰瘍形成や血流障害が起こります。気道だけでなく、動脈の血流障害を起こす危険性もありま

表1 年齢別の適切な気管チューブの太さ

成人（15歳以上）	● 男性8.0〜8.5mm ● 女性7.0〜7.5mm
新生児	● 3.0mm
6〜12か月	● 3.5mm
2歳まで	● 3.5〜4.5mm
10歳まで	● 4＋年齢/4（mm）
15歳まで	● 6.5〜7.0mm

す。血流障害が続くと粘膜が壊死し、気道食道穿孔を起こす恐れがあります。穿孔は、換気不全や誤嚥性肺炎、感染症を引き起こす原因になります。場合によっては外科的処置が必要となり、患者さんへの身体的負担も強くなります。以上のことから、カフ圧は適切に管理する必要があります。

　カフ圧は通常、30cmH$_2$O以下に管理します。カフ圧管理には、**必ずカフ圧計を使用**します。シリンジのみを使用してのカフ圧管理は、カフ圧が高くなりすぎたり、低くなりすぎたりする原因になります。

　また、吸引時の手技によっても出血する場合があります。無理やり吸引カテーテルを挿入することにより気道を傷つけたり、同じ部位を長時間吸引することで気道損傷を引き起こしたりします。詳細は、p.103〜を参照してください。

胸腔に陽圧をかけることによる合併症

　通常、胸腔内は陰圧です。自然呼吸のときには横隔膜の収縮により胸腔内の陰圧が強くなり、胸腔内に空気が自然と入るようになっています。

　しかし、人工呼吸器はガス（空気・酸素）を送り込むことで気道内や胸腔内を陽圧にして肺を膨らませ、呼吸の補助をしています。胸腔内が陽圧になることで、肺に大きな圧がかかり、圧障害の恐れが生じます（図3）。

　また、心臓も圧迫されることで血液が戻りにくくなり（前負荷減少）、全身に送り出される血液量（心拍出量）も減少します。全身の血流が減少することで、さまざまな臓器に影響を及ぼし、合併症が発症します。

　合併症を起こさないためには、適切な換気モード・換気量の設定、PEEP管理が重要となります。高いPEEPは肺の圧外傷や心拍出量の低下、脳圧の亢進を

図3 人工呼吸器装着による肺への影響のイメージ

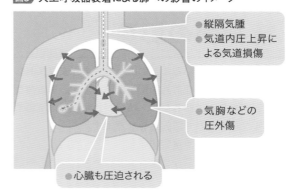

- 縦隔気腫
- 気道内圧上昇による気道損傷
- 気胸などの圧外傷
- 心臓も圧迫される

起こす恐れがあるため10cmH$_2$O以下に設定します。

　人工呼吸器の導入が全身の各部位に与える影響には、大きく以下の5つがあります。

1. 肺への影響 (図3)

　換気量の増加による縦隔気腫、気胸の発生などの圧外傷や気道内圧が過剰に高くなることによる気道損傷が起こります。

　1回換気量の変化を日々観察し、患者さんの体型や病態から適切な換気量なのかをアセスメントします。患者さんの体型や病態から考えて1回換気量が多い場合は、圧外傷を起こすリスクがあることから人工呼吸器の設定を見直す必要があり、医師に換気量が増えてきていることを報告します。1回換気量の吸気と呼気の差が大きくなり、人工呼吸器回路に異常がない場合は圧障害(縦隔気腫や気胸)が起こっている恐れが高いため、医師に報告します。

2. 心臓への影響 (図4)

　胸腔内が常に陽圧となることで血液が戻りにくくなり、心拍出量の低下が起こります。その結果、人工呼吸器での管理を始めたと同時に低血圧となり、心拍数上昇となります。

　心不全を起こしている患者さんでは特に血圧低下が起こりやすいため、人工呼吸開始時は血圧・脈拍に変化が起こらないかを観察します。日々の観察では、循環動態の変化も重要な観察ポイントになります。脈拍や血圧の変化を観察し、正常値から逸脱している場合や急な変化が起きている場合には医師に報告します。

　PEEPを変更することで、心拍出量低下を予防することができ、血圧や脈拍が通常に戻ることもあります。

3. 腎臓への影響

　心拍出量が低下することで腎臓への血流も低下し、尿量が少なくなります。浮腫の原因にもなるため、尿量の変化も観察します。

4. 肝臓への影響

　肝臓への血流量の低下により、肝機能障害を起こします。

5. 脳への影響

　胸腔内圧が上昇することで静脈環流が低下し、頭蓋内圧が上昇します。意識レベル・瞳孔・嘔吐・けいれん・バイタルサインを観察し、変化があるときは医師に報告します。

図4 人工呼吸器装着による心臓への影響のイメージ

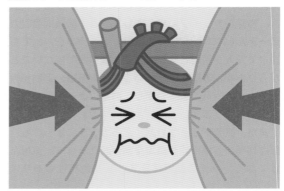

●圧の高まった肺に圧迫されることで、心臓に戻ってくる血液・心臓から出る血液の量がともに減少する。
●血圧の低下、心拍数上昇などが生じるため、特に心機能の低下している患者さんは注意が必要となる。

精神面の影響

　気管挿管されていることによってさまざまなストレスが発生し、精神面にも影響が出てきます。気管挿管は非日常なことであるため、状況がわからずに不穏やせん妄を引き起こす原因にもなります。

　また、気管挿管や気管切開をすることで声が出せなくなり、言語的コミュニケーションがとれなくなります。言語的コミュニケーションがとれなくなることで、自覚症状・不安・悲しみ・怒りなどが相手に伝わらず、ストレスが強くなります。非言語的コミュニケーションを通して、患者さんの訴えに耳を傾けていく必要があります。コミュニケーションの方法については、p.168〜を参照してください。

　これから何が行われるのか、今後どうなっていくのかなどを、難しい医療用語ではなく、理解しやすい、わかりやすい言葉で説明することで、患者さんの不安の軽減にもつながります。説明後は、理解できたか必ず確認します。理解し、納得するまで何度も説明を繰り返します。患者さんに、「わかったら瞬きしてください」、「手を握ってください」などと伝えて合図をしてもらい、理解できているか確認していく必要があります。

　患者さんが安心して療養できる環境を整えることが

重要です。患者さんのそばに付き添い、タッチングや
マッサージなどをしてリラックスできる環境を整える
ことも重要な看護ケアとなります。

〈参考文献〉
1. 小谷透監修：ゼロからわかる人工呼吸器ケア. 成美堂出版, 東京, 2017.
2. 道又元裕, 小谷透, 神津玲編：人工呼吸器管理実践ガイド. 照林社, 東京, 2009.
3. 看護スキルアッププロジェクト編：これでわかった！ 人工呼吸管理. エキスパートナース 2016；32(7)：11-33.
4. 市川幾恵：「意味づけ」「経験値」でわかる病態生理看護過程：エキスパートが持つ知恵と経験知. 日総研出版, 愛知, 2006.
5. 樫山鉄矢, 勝博史：ハローキティの早引き人工呼吸ケアハンドブック. ナツメ社, 東京, 2010.

急激な変化や異常に
気づくには、日々患者さんと
接しているナースの力が
不可欠です

呼吸状態の急激な悪化への対応

| 和田麻依子 |

POINT
- VAPが原因の場合は、原因菌に対する抗菌薬を投与する。また、体位管理やドレナージ、口腔ケアを行う
- 圧外傷による気胸が原因の場合は、経過観察もしくは胸腔ドレーンを挿入する
- 人工呼吸器に問題がある場合は、ただちに用手換気を実施する
- 回路内の気道分泌物には、去痰薬や輸液、体位ドレナージで対応する

患者さんの呼吸状態悪化の原因として、VAP(人工呼吸器関連肺炎)や圧外傷など、さまざまなものがあります。患者さんの呼吸状態が悪化したら全身状態の観察(**表1**)を行い、医師に状況報告をし、原因に対す

る治療を開始する必要があります。

ここでは、VAPや圧外傷によるものと、それ以外のものについての対応を述べます。

表1 呼吸状態が悪化した際の全身の観察項目

意識レベル	バイタルサイン	呼吸	気道分泌物	換気	皮膚	尿量	人工呼吸器
●意識レベルの低下の有無の確認 ●鎮静薬を使用している場合はRASS(p.52)での変化	●脈拍・呼吸数の増加または低下 ●血圧の低下	●努力呼吸の有無 ●呼吸補助筋の使用の有無 ●呼吸の深さの変化	●色・におい・粘稠度の変化 ●量の増加	●1回換気量の低下 ●呼気と吸気の差の増加 ●分時換気量の低下 ●リーク量の増加 ●気道内圧の増加 ●グラフィックモニタの変化	●チアノーゼ ●蒼白・汗・冷感の有無	●尿量の減少 ●色の変化	●回路の閉塞 ●本体の電源 ●アラームの種類

VAPや圧外傷による気胸が原因の場合

1. VAPが原因の場合

VAPを起こすと、人工呼吸器装着が長期間になり、重篤化し、生命の危機的状況となることがあります。肺胞内で炎症が起こり、ガス交換ができなくなります。そのため、1回換気量やSpO₂の低下、呼吸回数や脈拍の上昇、気道内圧の上昇、気道分泌物の増加

や色・においの変化、呼吸音の減弱、無気肺が起こります。

治療には、VAPを起こした原因である起炎菌の検索を行い、原因菌に対する抗菌薬を投与する必要があります。また、排痰のために体位管理やドレナージを実施し、清潔保持のために口腔ケアを強化し、悪化予防をします。早期発見のために、気道分泌物、呼吸音

の変化、口腔内の観察を行うことが重要です。

2. 圧外傷による気胸が原因の場合

人工呼吸器装着中の患者さんで発生する圧外傷は、設定が患者さんの肺の状態に合っていないことが原因であり、この結果、気胸を起こします。気胸が起こると、人工呼吸器で空気を送り込んでも胸腔内に空気が入るだけで、ガス交換ができません。

圧外傷による気胸が起こった場合は、1回換気量の低下や、吸気・呼気の換気量の差が大きくなることで、リーク量の増加、SpO_2の低下、疼痛の出現がみられます。

治療としては、気胸の重症度により経過観察もしくは胸腔ドレーンの挿入が行われます。気胸を起こさないために、1回換気量や気道内圧を確認するときは、前回観察時の数値との変化の有無を確認することが重要です。もし、数値が変化している場合は全身状態を観察し、医師に報告しましょう。

VAPや圧外傷以外の原因の場合

VAPや圧外傷以外に呼吸状態が急に悪化を起こす原因として、人工呼吸器や人工呼吸器回路に問題が生じている場合や、事故（自己）抜管があります。

1. 人工呼吸器や呼吸回路に問題がある

人工呼吸器に原因がある場合は、すぐにバッグバルブマスクなどを使用した用手換気に切り替え、医師、臨床工学技士に報告します。新しい人工呼吸器が準備できしだい交換を行います。

回路内に気道分泌物が貯留したり閉塞した場合にも、呼吸状態が悪化します。そのため、日々のケアのなかで患者さんの気道分泌物に変化はないか、観察を行うことが予防のために重要です。気道分泌物の色・性状・においが変化していないかを観察します。

また、加湿不足や脱水により気道分泌物が硬くなり、痰詰まりを起こすことがあります。聴診や人工呼吸器のグラフィックモニタで気道分泌物の存在は確認できますが、吸引しても喀痰が取れない場合や、喀痰の粘稠度が高くなり吸引に時間を要する場合は、痰詰まりを起こしやすい状況であるため、医師に報告し、去痰薬や補液量の変更などの対応が必要です（p.110参照）。痰詰まり予防には、体位管理が効果的です（VAPの予防にも有効）。体位ドレナージを実施する場合は、チューブトラブルや患者さんの状態変化が起こりやすいため、注意する必要があります。

加えて、回路内に水が貯留すると換気の妨げとなり、呼吸状態の悪化の原因となるため、ウォータートラップが回路の最も低い位置になるようにします（図1）。

図1 ウォータートラップの位置

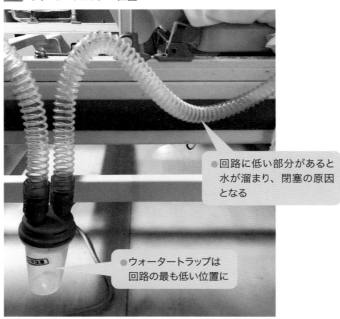

● 回路に低い部分があると水が溜まり、閉塞の原因となる

● ウォータートラップは回路の最も低い位置に

179

2. 事故（自己）抜管*

　事故（自己）抜管による呼吸状態の悪化の場合も、再挿管を行うまでバッグバルブマスクなどを使用して用手換気を行います。このとき、患者さんが気管挿管なのか気管切開なのかによって手順が違います。気管切開の場合、一時的気管切開なら、換気を行う際に気管切開孔を清潔なガーゼなどで覆わなければ、送り込んだ空気が漏れてしまい換気ができないので注意します（事故〈自己〉抜管時の対応については、p.181〜を参照）。

（事故〈自己〉抜管時の対応については、p.181〜を参照）。

　＊

　患者さんの状態変化が起こる数時間前には、何らかの変化がみられるといわれています。必ず表1の観察項目を確認する習慣を身につけ、「何かおかしいな」と感じたときは、先輩看護師や医師に報告するようにしましょう。

　急な呼吸状態悪化時にあわてないためにも、常時、予備の気管チューブや気管切開チューブ、バッグバルブマスクなどを患者さんのそばに準備しておくことも重要です。

＊【事故（自己）抜管】本書では、予期せず気管チューブが引っ張られて抜けてしまうことを事故抜管（原因：体位変換、移動、テープの固定が不十分など）、患者さんが自分自身で気管チューブを抜いてしまうことを自己抜管（原因：鎮痛・鎮静が適切でない、意識障害、せん妄など）としている。

事故(自己)抜管してしまったときの対応

| 山本友依 |

 POINT
- 自発呼吸がない(弱い)場合は用手換気を行い、再挿管の準備を行う(気管切開の場合は、気管切開孔をガーゼで覆うなどする)
- 自発呼吸があり呼吸状態が安定していれば、酸素投与を行い経過を観察する場合もある

気管切開チューブの事故(自己)抜管は、血液や痰による気道閉塞の危険性があります。一方、気管チューブの事故(自己)抜管は、カフが膨らんだままチューブが気道を通過することで、気道損傷や浮腫が起こる可能性があり、その結果、気道が狭窄(閉塞)する危険性があります。

また、装着していた人工呼吸器が外れてしまうことで、呼吸状態が急激に悪化することも考えられます。

そのため、事故(自己)抜管が起こらないよう予防することが重要です。

しかし、完全に防ぐことは難しく、事故(自己)抜管が起きてしまうことがあります。ベッドサイドでケアを行う看護師は、事故(自己)抜管を発見することが多いため適切な対応を理解する必要があります。

事故(自己)抜管を発見したときの対応

事故(自己)抜管を発見したときの対応を図1に示します。事故(自己)抜管を発見したら、ベッドサイドは離れずただちに大声もしくはナースコールで医師や周囲のスタッフに応援を要請しましょう。自発呼吸がない(弱い)場合は再挿管の適応になるため、気道を確保し、用手換気(バッグバルブマスクまたはジャクソンリース)を行い再挿管の準備を行います。気管切開の場合は、一時的気管切開なら換気を行う際に気管切開孔を清潔なガーゼなどで覆います(図2)。気管切開の場合は、すぐに新しい気管切開チューブを挿入できるように、ベッドサイドに気管切開チューブ(現在使用しているものと同じサイズと、ワンサイズ小さいもの)を、常時置いておくことが大切です。自発呼吸があり呼吸状態が安定していれば、酸素投与を行い経過観察となることもあります。

また、気管チューブが中途半端に抜けてしまっている場合は、表1のように対応し、それ以上抜けないように固定した後、医師に報告します。

事故(自己)抜管を予防する方法

事故(自己)抜管は生命の危機に陥る可能性があるため、予防が重要です。事故(自己)抜管を防ぐ方法として、表2が挙げられます。

気管挿管し人工呼吸器を装着される患者さんには、大きなストレスが生じます。そのため、筆談や文字盤などの非言語的コミュニケーション方法を活用し、患者さんと意思疎通を図ることで、患者さんの理解と苦痛緩和に努め、精神的ケアを行う必要があります。

図1 事故（自己）抜管を発見したときの対応

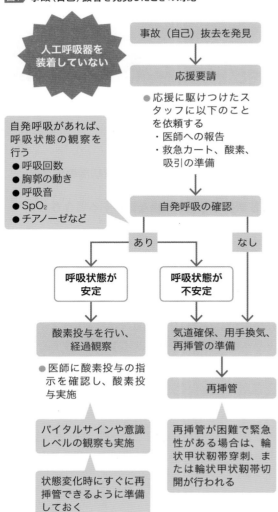

- 人工呼吸器を装着していない

事故（自己）抜去を発見
↓
応援要請
- 応援に駆けつけたスタッフに以下のことを依頼する
  ・医師への報告
  ・救急カート、酸素、吸引の準備
↓
自発呼吸の確認

自発呼吸があれば、呼吸状態の観察を行う
- 呼吸回数
- 胸郭の動き
- 呼吸音
- SpO_2
- チアノーゼなど

【あり】
呼吸状態が安定
↓
酸素投与を行い、経過観察
- 医師に酸素投与の指示を確認し、酸素投与実施
→ バイタルサインや意識レベルの観察も実施
→ 状態変化時にすぐに再挿管できるように準備しておく

【なし】
呼吸状態が不安定
↓
気道確保、用手換気、再挿管の準備
↓
再挿管
→ 再挿管が困難で緊急性がある場合は、輪状甲状靱帯穿刺、または輪状甲状靱帯切開が行われる

表1 気管チューブが少し抜けて挿入の深さが浅くなっているときの対応

①それ以上抜けないように手で固定する
②応援要請
③救急カート（再挿管準備）、医師への報告を応援者に依頼する
④患者さんの呼吸状態（以下）を確認
- 呼吸回数、胸郭の動き、呼吸音、SpO_2など
- 人工呼吸器に表示されている1回換気量、分時換気量、気道内圧など
⑤医師とともに気管チューブを元の固定位置へ変更する

> 手順
> 1. カフ圧を抜く
> 2. 気管チューブを、抜けた位置から本来の位置へ変更する
> 3. カフを適切なカフ圧に設定する
> 4. 気管挿管の固定用のテープで固定する
> 5. X線撮影し、位置を確認する

表2 事故（自己）抜管の予防方法

事故抜管	●気管チューブ・気管切開チューブの固定をしっかり行う ●回路に余裕をもたせ、引っ張られないようにする ●体位変換や移動時は複数人で対応するとともに、気管チューブ・気管切開チューブの監視役（役割分担）を決めておく
自己抜管	●適切な鎮痛、鎮静を行う ●精神的ケアを行う ●抑制（患者さんの安全を守るため、やむを得ず行う場合には、必要最小限とするとともに、有効な抑制となるよう調整する）

図2 一時的気管切開における事故（自己）抜管時の対応（自発呼吸がない、呼吸状態が不安定の場合）

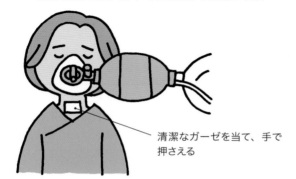

清潔なガーゼを当て、手で押さえる

〈参考文献〉
1. 長尾和宏監修, 株式会社レアネットドライブ ナースハッピーライフ編集グループ：看護の現場ですぐに役立つ 人工呼吸ケアのキホン. 秀和システム, 東京, 2016：121-122.
2. 讃井將満監修, 自治医科大学附属さいたま医療センターRST：これならわかる！ 人工呼吸器の使い方. ナツメ社, 東京, 2018：184.
3. 道又元裕編：人工呼吸ケアのすべてがわかる本. 照林社, 東京, 2001：340-341.
4. 岡元和文編：人工呼吸器とケアQ&A―基本用語からトラブル対策まで―（新装版）. 総合医学社, 東京, 2006：180-181, 264-265.
5. 樫山鉄矢編, 山本むつみ：オールカラー ナースのためのやさしくわかる人工呼吸ケア 第2版. ナツメ社, 東京, 2014：181-183.

人工呼吸器装着中に発生する
トラブルの原因検索

水流洋平

● 人工呼吸器装着中、24時間作動している人工呼吸器にはさまざまなトラブル発生が想定される
● 患者さんや人工呼吸器本体、回路など原因は多様であることから、その検索と対策を実施することが重要である

トラブルは突然やってくる――。

人工呼吸器は24時間作動し、患者さんの呼吸をサポートしているため、日常的にトラブルが発生するリスクがあります。また、トラブルは患者さん側の原因だけではなく、人工呼吸器の本体や回路などさまざまな要素に起因しており、原因検索して対処する必要があります。

そこで本稿では、人工呼吸器装着中に起こりうるトラブルに対する原因検索から、評価や対処方法について解説します。

人工呼吸器装着中のトラブル時の対応

1. DOPEによるアラームの原因検索

人工呼吸器装着中のトラブルの原因を検索する考え方に「DOPE」があります。**表1**に各項目の内容を解説します（アラームへの対応については、p.28〜を参照してください）。

表1 人工呼吸器アラームの原因検索「DOPE」

D	Displacement 気管チューブの位置の異常	● カフ漏れや声が出ていないか（**図1**） ● 胸郭の動きや左右差の有無 ● 呼吸音の減弱や消失 ● 人工呼吸器の1回換気量の低下や吸気呼気に差がないか（**図2**）
O	Occlusion 気管チューブや人工呼吸器回路の閉塞	● 気管チューブの閉塞の原因として、患者さんがチューブを噛む、出血や喀痰などの異物による閉塞などがある ● 人工呼吸器回路がベッドや柵などで潰されていないか
P	Pneumothorax 気胸の発生	● 人工呼吸器装着中は陽圧換気が原因で、気胸を引き起こすことがある ● 急激な血圧やSpO₂の低下が起こった場合は、頸静脈の怒張や片側で呼吸音減弱または消失が生じていないか ● 気胸が疑われる場合は、すぐに胸部X線を撮影して評価する
E	Equipment failure 人工呼吸器本体や回路の異常	● 患者さんと人工呼吸器を外して、テスト肺に接続した人工呼吸器が正常に稼働していれば、患者さん側のトラブルを疑う ● もし「人工呼吸器が正常に稼働しない」「回路にエアリークなどの異常がある」という場合は、人工呼吸器本体と回路の異常を疑う

図1 適切な気管チューブの位置

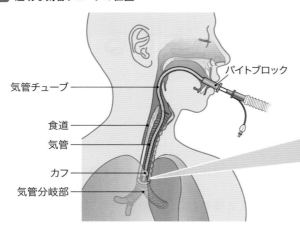

気管チューブ
食道
気管
カフ
気管分岐部
バイトブロック

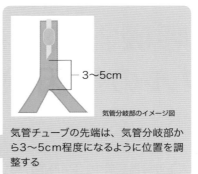

3〜5cm

気管分岐部のイメージ図

気管チューブの先端は、気管分岐部から3〜5cm程度になるように位置を調整する

気管挿管中の患者さんから声が聞こえる場合、チューブの先端が喉頭から上方へ抜けていることがある

図2 吸気と呼気の1回換気量に差がある場合

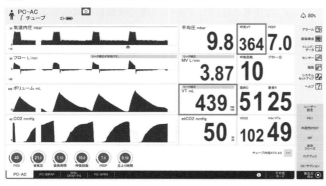

439mL（吸気の1回換気量）−364mL（呼気の1回換気量）＝75mLが誤差
→吸気の1回換気量の10%（43.9mL）以上の誤差（75mL）があるため、エアリークの恐れがある

トラブル時の医療器具・機器の確認

トラブルが生じた際に確認すべきチェックポイントを、**図3**に示します。

図3 トラブル時に確認すべきポイント

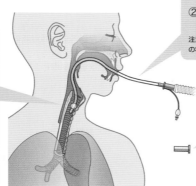

気管チューブの固定状況
①気管チューブの固定の位置が変わっていないか確認する
②気管チューブの固定は安定性があるか確認する
注意：気管切開チューブの場合は、チューブホルダーの状態と気管切開孔の状態を確認する

人工呼吸器の回路
①回路の接続や位置が適切か確認する
②回路にリークや閉塞がないか確認する

カフ圧の確認
①カフ圧計によるカフ圧の確認、頸部を聴診してリークの有無を確認する
②カフ圧を入れた直後にカフがすぐに漏れないか確認する

バイトブロック
①バイトブロックが適切に固定されているか確認する
②バイトブロックに破損がないか確認する

人工呼吸器
①アラームの発生がないか確認する
②正常に作動しているか確認する
③電源コードや酸素が医療配管設備に接続されているか確認する

実際の人工呼吸器装着中のトラブル対応

いくつか事例を示して、「原因は何か(DOPEに則して)」「どのようなアラームが鳴ったか」「評価と対策」を解説します。

事例① D：気管チューブの固定位置が4cm抜けている

● 気管挿管して人工呼吸器装着中の患者さん。アラームが鳴って部屋を訪れると、挿管しているのに声が聞こえる。また、患者さんの口元からは空気が漏れる音が聞こえている

[アラームの種類]
● 低圧アラーム ● 分時換気量低下 ● 1回換気量低下(呼気) ● リークアラーム など

[評価]
● 気管チューブの固定位置が視覚的に4cm抜けており、人工呼吸器のアラームが分時換気量低下で、吸気呼気の1回換気量に差がある
● さらに声が出ていることから、気管チューブの先端が気管の口腔側に出ている可能性がある
● カフ漏れを起こしている可能性もある

[対策]
● まずはカフ圧を確認した
● 医師やリーダー看護師へ報告し、気管チューブの位置確認と位置調整のため、気管挿管の準備を行った

事例② O：気管チューブを噛んで閉塞している

● 意識障害がある患者さん。気管チューブを噛んでいる。噛まないよう説明するが、気管チューブを噛み続けてアラームが鳴っている

[アラームの種類]
● 最高気道内圧上昇 ● 分時換気量低下 ● 1回換気量低下 など

[評価]
● 気管チューブを噛んでいることによる閉塞を認め、最高気道内圧上昇のアラームが発生している
● 原因は気管チューブの閉塞の可能性が高い

[対策]
● 気管チューブの閉塞に対して、バイトブロックを使用した。その後、気道閉塞が解除され、人工呼吸器のアラームが消失した
● 医師やリーダー看護師へ評価した内容と対策を説明し、バイトブロックの固定方法や、次回の気管チューブの閉塞時の対応を共有した
● 医師と鎮痛薬と鎮静薬の管理について意思と確認した

事例③ P：左肺野の呼吸音減弱と触診で胸郭挙上に左右差がある

● 間質性肺炎の患者さんで状態は安定していたが、急にSpO$_2$が低下し始めた。気管吸引を実施して喀痰は特になく、SpO$_2$が改善しない

[アラームの種類]
● 頻呼吸 ● 分時換気量上昇 ● 1回換気量上昇 ● リークアラーム など

[評価]
● 呼吸音の減弱と胸郭の左右差を認め、バイタルサインは頻呼吸やSpO$_2$が低下しており、緊急性が高い状態である
● 左肺野の呼吸音の減弱と左肺の胸郭挙上の左右差があったため、気胸の可能性が高いと考えた

[対策]
● ただちに医師へ報告して、胸部X線撮影を実施した
● 緊張性気胸により胸腔内圧が上昇し、低血圧、頸静脈怒張が生じていないか観察を強化した

事例④　E：人工呼吸器回路からリーク音が聞こえる

●慢性呼吸不全で長期的に人工呼吸器装着中の患者さん。アラームが鳴り続けており、人工呼吸器の回路から漏れる音がしている

アラームの種類
●低圧アラーム　●分時換気量低下　●1回換気量低下（呼気）　など

評価
●吸気・呼気・1回換気量に10％以上の誤差があり、リークの疑いがあった
●回路から空気が漏れる音がしたため、回路からのリークを疑った

対策
●人工呼吸器側の回路から明らかにリーク音が聞こえたため、医師や臨床工学技士を呼んだ
●ただちに別の人工呼吸器を準備し、交換を実施した
●人工呼吸器を患者さんから外して用手換気に切り替え、人工呼吸器はテスト肺を装着した

アラームが鳴った際は、必ず原因検索を行う

　人工呼吸器装着中は患者さんの病態や人工呼吸器の管理方法によって、さまざまなトラブルが発生します。

　そのため、アラームが鳴った場合は、必ずDOPEでその原因検索を行い、患者さんと人工呼吸器の評価を行い、適切な対策を実施することが重要となります。

〈参考文献〉
1. 日本外傷学会, 日本救急医学会監修, 日本外傷学会外傷初期診療ガイドライン改訂第6版編集委員会編：改訂第6版　外傷初期診療ガイドラインJATEC. へるす出版, 東京, 2021.
2. 日本版敗血症診療ガイドライン2020特別委員会：日本版敗血症診療ガイドライン2020. 日集中医誌 2021；28 Supplement.
3. 和足孝之：臨床現場におけるバイタルサインの活用. 日内会誌 2019；108(12)：2460-2466.
4. 則末泰博編, 片岡惇, 鍋島正慶：人工呼吸管理レジデントマニュアル. 医学書院, 東京, 2019.
5. 戎初代：一般病棟で気をつけたい観察・ケアのポイント 呼吸(2)人工呼吸器を装着中の患者. ナーシング・トゥデイ 2009；24(5)34-35.

呼吸リハビリテーション

PICSと呼吸リハビリテーション

| 鶴田かおり　松本有祐 |

POINT
- PICSはICU在室中やその後に生じる心身の障害であり、長期的に残存するため予防が重要となる
- 呼吸リハビリテーションは、PICSの予防と改善のために早期離床を継続して行う

人工呼吸器装着患者の経過と状態、問題点を知ろう

患者さんは、全身状態が悪化し呼吸不全に陥ると人工呼吸器装着が必要となり、集中治療室（intensive care unit：ICU）に入室します。治療により全身状態が回復すると一般病棟へ移動しますが、その際に「集中治療後症候群（post intensive care syndrome：PICS）」（**図1**）[1]が問題となります。

これは、2010年に米国集中治療医学会において提唱された概念であり、ICU在室中・ICU退室後・退院後に生じる運動機能障害・精神障害・認知機能障害の総称です[2]。運動機能障害は、4日以上の人工呼吸器装着患者の25〜80％で発症する[3]とされており、長期的な障害の残存が報告[4,5]されています。そのため、PICSの予防が重要となります。このPICSを予防するために、ICU入室中、早期からのABCDEFGHバンドル（**図2**）[6]の実践が提唱されています。

図1 集中治療後症候群（PICS）の概念

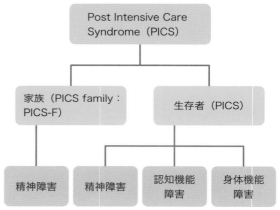

（文献1より引用）

図2 ABCDEFGHバンドル

A	Awaken the patient daily	毎日の鎮静覚醒トライアル
B	Breathing	毎日の人工呼吸器離脱トライアル
C	Coordination	A＋Bの毎日の実践、鎮静・鎮痛薬の選択
D	Delirium monitoring and management	せん妄のモニタリングとマネジメント
E	Early mobility and exercise	早期離床と運動
F	Family involvement, Follow up referrals, Functional reconciliation	家族を含めた対応
G	Good handoff communication	良好な申し送り
H	Handout materials on PICS and PICS-F	書面での情報提供

呼吸リハビリテーションはこの部分

（文献6より改変）

呼吸リハビリテーションの実際

ICU入室中から行っていたABCDEFGHバンドル（図2）の実践を、一般病棟に移動してからも継続することが大切です。PICS予防の1つである呼吸リハビリテーションは、バンドルの中の「E：Early mobility and exercise（早期離床と運動）」に相当します。

昭和大学病院のICUでは、多職種で構成されるチームで図3[7]のようなプロトコルに沿って早期離床を行っています。この図は、早期離床を行うために必要な

リハビリテーションを患者さんの状態ごとに示したものです。早期離床は、ガス交換能改善や人工呼吸器関連肺炎（VAP）の発症率の減少、人工呼吸器装着期間の短縮などの効果があります。ICUを退室される患者さんは、LEVEL3〜4の端座位や車椅子乗車を実施している場合が多いため、一般病棟でも早期離床を継続していくことがリハビリテーションの重要なポイントとなります。

PART 6 呼吸リハビリテーション

図3 Morrisのプロトコル

ICUへ入室 ←――――――――――――――――→ 一般病棟へ退室

LEVEL1	LEVEL2	LEVEL3	LEVEL4
他動的ROM-ex* 3回/日	他動的ROM-ex 3回/日	他動的ROM-ex 3回/日	他動的ROM-ex 3回/日
2時間ごとの体位変換	2時間ごとの体位変換	2時間ごとの体位変換	2時間ごとの体位変換
	自動的ROM-ex	自動的ROM-ex	自動的ROM-ex
	ベッド上座位 最低20分3回/日	ベッド上座位 最低20分3回/日	ベッド上座位 最低20分3回/日
		端座位	端座位
			車椅子へ最低20分

ICU退室時の患者さんはこのあたり。
早期離床にあたって、これらのリハビリテーションの継続が重要！

＊【ROM-ex】range of motion exercise：関節可動域訓練
（文献7より改変）

〈引用文献〉
1. Needham DM, Davidson J, Cohen H, et al：Improving long-term outcomes after discharge from intensive care unit：report from a stakeholders' conference. *Crit Care Med* 2012；40(2)：502-509.
2. 日本集中治療医学会・日本救急医学会合同 日本版敗血症診療ガイドライン2016作成特別委員会編：日本版敗血症診療ガイドライン2016：日本集中治療医学会雑誌 2017；24(2)：S194-S195.
3. Harvey MA, Davidson JE：Postintensive Care Syndrome：Right Care, Right Now…and Later. *Crit Care Med* 2016；44(2)：381-385.
4. Gries CJ, Engelberg RA, Kross EK, et al：Predictors of symptoms of posttraumatic stress and depression in family members after patient death in the ICU. *Chest* 2010；137(2)：280-287.
5. Cuthbertson BH, Roughton S, Jenkinson D. et al：Quality of life in the five years after intensive care：a cohort study. *Crit Care* 2010；14(1)：R6.
6. Hayhurst CJ, Pandharipande PP, Hughes CG：Intensive Care Unit Delirium：A Review of Diagnosis, Prevention, and Treatment. *Anesthesiology* 2016；125(6)：1229-1241.
7. Morris PE, Goad A, Thompson C, et al：Early intensive care unit mobility therapy in the treatment of acute respiratory failure. *Crit Care Med* 2008；36(8)：2238-2243.

呼吸リハビリテーションの目的と対象

鶴田かおり　松本有祐

POINT
- 呼吸リハビリテーションは、進行疾患の予防や健康状態の回復・維持を目的として急性期の段階から実施される
- 実施に際しては、多職種からなるチームで取り組み、カンファレンスを通じて適宜調整が行われる

呼吸リハビリテーションの定義

呼吸リハビリテーションに関するステートメントには、「呼吸リハビリテーションとは、呼吸器に関連した病気を持つ患者さんが、可能な限り疾患の進行を予防あるいは健康状態を回復・維持するため、医療者と協働的なパートナーシップのもとに疾患を自身で管理して、自立できるよう生涯にわたり継続して支援していくための個別化された包括的介入である」[1]と定義されています。

呼吸リハビリテーションの目的

各病期における呼吸リハビリテーションの目的を、**表1**にまとめました。

表1 病期別呼吸リハビリテーションの目的

病期	目的
急性期・急性期〜回復期	● 鎮静、人工呼吸器装着、臥床に伴う肺合併症予防 ● 臥床に伴う筋力低下などの身体機能低下予防（PICSの予防） ● ADL低下予防
周術期・術後回復期	● 全身麻酔や手術操作、臥床に伴う肺合併症予防 ● 臥床に伴う筋力低下などの身体機能低下予防（PICSの予防） ● 種々の術後合併症予防 ● ADLの回復
維持期	● 呼吸困難の軽減 ● 運動耐容能および身体活動量の向上、維持 ● ADLおよびQOLの維持
終末期	● 痛み、呼吸困難による苦痛の軽減 ● 廃用症候群の予防 ● 拘縮・褥瘡の予防

（文献1を参考に作成）

呼吸リハビリテーションの対象

　診療報酬上、呼吸リハビリテーションの対象患者は決まっています[2]。表2のいずれかに該当し、医師が個別に呼吸リハビリテーションが必要であると認める患者さんです。

表2 **呼吸リハビリテーションの対象患者**

1. **肺炎、無気肺、その他の急性発症した呼吸器疾患の患者**
   ※「急性発症した呼吸器疾患の患者」とは、肺炎、無気肺等のものをいう
2. **肺腫瘍、胸部外傷その他の呼吸器疾患またはその手術後の患者**
   ※肺腫瘍、胸部外傷、肺塞栓、肺移植手術、慢性閉塞性肺疾患(COPD)に対する肺容量減少手術LVRS (lung volume reduction surgery) 等の呼吸器疾患またはその手術後の患者
3. **COPD、気管支喘息その他の慢性の呼吸器疾患により一定程度以上の重症の呼吸困難や日常生活能力の低下をきたしている患者**
   ※COPD、気管支喘息、気管支拡張症、間質性肺炎、じん肺、びまん性汎細気管支炎(diffuse panbronchiolitis：DPB)、神経筋疾患で呼吸不全を伴う患者、気管切開下の患者、人工呼吸管理下の患者、肺結核後遺症等のものであって、次の①～③までのいずれかに該当する状態であるものをいう
   ①息切れスケール(Medical Research Council Scale：MRC)で2以上の呼吸困難を有する状態
   ②COPDで日本呼吸器学会の重症度分類のⅡ以上の状態
   ③呼吸障害による歩行機能低下や日常生活活動度の低下により日常生活に支障をきたす状態
4. **食道がん、胃がん、肝臓がん、咽・喉頭がん等の手術前後の呼吸機能訓練を要する患者**
   ※食道がん、胃がん、肝臓がん、咽・喉頭がん等の患者であって、これらの疾患にかかわる手術日からおおむね1週間前の患者および手術後の患者で、呼吸機能訓練を行うことで術後の経過が良好になることが医学的に期待できる患者

(文献2を参考に作成)

呼吸リハビリテーションの提供体制

　表2の患者さんに対してチーム医療を提供していきます。一例として、当院(昭和大学江東豊洲病院)のチーム体制を提示します(図1～2)。
　ICU入室中などの急性期では、医師・看護師・リハビリテーションスタッフ(PT、OT、ST)・臨床工学技士・管理栄養士・薬剤師が主にかかわります。必要に応じて、せん妄のリスクが高い患者さん、睡眠障害やせん妄を発症した患者さんに対しては精神科リエゾンチームがかかわります。褥瘡発症患者に対しては褥瘡ケアチームがかかわります。毎日チームカンファレ

図1 **当院でのチーム医療体制　ICU入室中**

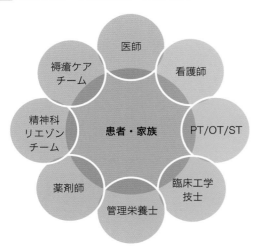

図2 **当院でのチーム医療体制　一般病棟**

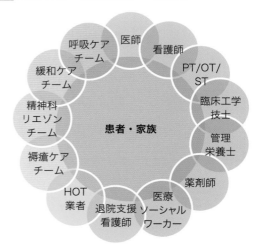

ンスを開催し、目的達成のためにプログラムの立案・修正・評価を実施しています。

一般病棟へ転棟後は、退院支援看護師、医療ソーシャルワーカー、在宅酸素療法（home oxygen therapy：HOT）業者がチームに加わって、自宅退院に向けての調整が始まります。

必要時、在宅酸素療法の機器の使用方法や、日常生活を送るうえでの介助方法など、家族への指導が加わります。必要に応じて、呼吸ケアチームによる人工呼吸器などからの離脱等の援助、緩和ケアチームによる

疼痛管理・精神面での援助、精神科リエゾンチームによるせん妄、睡眠障害、不安や適応障害に対する援助、褥瘡ケアチームによる褥瘡のケアが追加・継続されます。医療ソーシャルワーカーや退院支援看護師は、ICU入室中の早期からかかわることもあります。

〈引用文献〉
1. 植木純, 神津玲, 大平徹郎, 他：呼吸リハビリテーションに関するステートメント. 日本呼吸ケア・リハビリテーション学会誌 2018；27(2)：95-114.
2. 厚生労働省：令和4年度診療報酬改定 特掲診療料の施設基準等の一部を改正する件（告示）別表第九の七.
https://www.mhlw.go.jp/content/12404000/000908781.pdf
（2023.10.31アクセス）

呼吸リハビリテーションの実際

| 鶴田かおり　松本有祐 |

POINT
- 呼吸筋のリラクゼーション（ストレッチ、ポジショニング）と排痰法を実施する
- ポジショニングにおいては、実施することによってかえって患者さんに悪影響（圧の集中による褥瘡など）を与えないよう注意する

急性期の呼吸リハビリテーション

1. 急性期呼吸リハビリテーションの目的

急性期における呼吸リハビリテーションの目的は以下のとおりです。

- ベッド上臥床による肺合併症予防
- PICS予防
- ADL低下予防

2. 急性期呼吸リハビリテーションの内容

早期離床を行うための具体的なリハビリテーションとして、以下が勧められます。

1）呼吸補助筋のストレッチ（コンディショニング）

他動的・自動的な関節可動域訓練（range of motion exercise：ROM-ex）に、呼吸補助筋のストレッチを追加しましょう。痛みを確認しながら、各ストレッチ（**図1**）を10秒間3セット行います。

2）体位ドレナージ、排痰

2時間ごとの体位変換時は、排痰体位を意識しましょう。普段の体位変換時に排痰体位を意識する場合は、40〜60度の側臥位が推奨されています（**図2-①**）。聴診や胸部の画像所見にて痰が貯留している部位をアセスメントし、痰が貯留している部位を上にした排痰体位をとります（**図2-②**）。これらの体位変換を2時間ごとに行います。

図1 呼吸補助筋のストレッチ

①胸鎖乳突筋のストレッチ
- 頭部をゆっくりと左右へ回旋させる

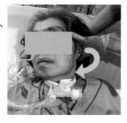

②僧帽筋上位線維のストレッチ
- 頭部と肩を引き離す

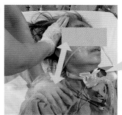

頭部の過剰な動きにより気管切開チューブが抜けやすくなるため注意する

③肩甲骨まわりのストレッチ
- 肩甲骨と肩を内側より外側へゆっくりと円状に動かすことを繰り返す

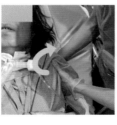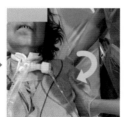

図2 ▶ 排痰体位

①普段、排痰体位を意識する場合

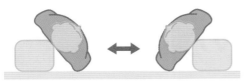

②痰の貯留部位がアセスメントできた場合

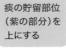
痰の貯留部位（紫の部分）を上にする

●背臥位

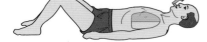

●腹臥位

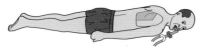

●側臥位

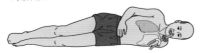

●前方に40〜60度傾けた側臥位

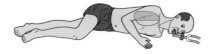

●後方に40〜60度傾けた側臥位

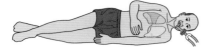

図3 ▶ 口すぼめ呼吸と腹式呼吸

●口すぼめ呼吸

①「1、2」とゆっくり数を数えながら、鼻から息を吸う

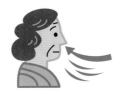

②「3、4、5、6」とゆっくり数を数えながら、吸ったときの倍の時間をかけて、ロウソクなどの火を消すときのように口をすぼめてゆっくりと息を吐く

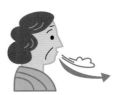

●腹式呼吸

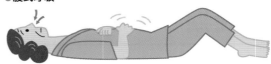

①仰向けに寝て、片手を腹部に、もう一方の手を胸部の上に置き、「1、2」とゆっくり数を数えながら、腹部が吸った空気で持ち上がるのを意識して鼻から息を吸う

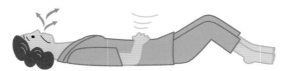

②「3、4、5」とゆっくり数を数えながら、腹部を軽く押さえながら口から息を吐く

（文献1を参考に作成）

図4 ▶ ベッド上座位・車椅子乗車時のポジショニング

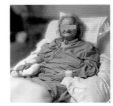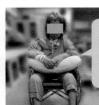

クッションや枕で支えて、上肢の重みを軽減させる

3）呼吸法

　口すぼめ呼吸や腹式呼吸を、1時間に1回促しましょう（図3）。

4）早期離床・ADLトレーニング

　ベッド上座位・車椅子乗車時にポジショニングを意識しましょう。

　仙骨座り（背もたれのある場合の座位で、殿部・太腿部が前方にずり落ちて仙骨に体圧がかかる座り方）にならないように注意しましょう。上肢の重みを軽減するために、**クッションや枕を使用**すると、呼吸補助筋がリラックスします（図4）。

　端座位や車椅子乗車が可能となれば、顔拭き・歯みがき・髭剃り・整髪などを行っていきましょう。食事摂取は呼吸困難を増強させることから、摂取エネルギーを増加させるために介助を優先することもあります。

3. 急性期呼吸リハビリテーション実施時の注意点

1）やりすぎに注意

初めて車椅子に移乗した日にいきなり2時間乗車するといった、リハビリテーションのやりすぎには注意しましょう。初回は15分程度をめどに、患者さんと相談しながら時間を決めましょう。

2）休憩を多くとる

低栄養状態の患者さんが多く疲労しやすい状況にあります。ケアとケアの間には休憩を多くとりましょう。

3）発熱時は、プログラムの強度を最小限に抑える

発熱時は、体力を消耗します。ベッド上でのROM-exやベッド上での座位など、軽負荷のプログラムとしましょう。

4）昼夜逆転に注意

睡眠不足はリハビリテーションの妨げになります。生活サイクルが不規則になっていないかを確認しましょう。

慢性期・維持期の呼吸リハビリテーション

1. 慢性期・維持期の呼吸リハビリテーションの目的

慢性期・維持期における呼吸リハビリテーションの目的は、以下のとおりです。

- ●呼吸困難の軽減
- ●ADLの維持
- ●全身持久力の向上
- ●自己管理能力の構築および再発予防

2. 慢性期・維持期の呼吸リハビリテーションの内容

社会生活に復帰していくための準備として、急性期と同様に「コンディショニング」「体位ドレナージ・排痰」「呼吸法」が勧められるほか、以下も有効です。

1）筋力トレーニング

椅子からの立ち座り運動（スクワット）やつま先立ち（カーフレイズ）が有効です（図5）。10回を1セットとして、1日2〜3回実施します。

2）有酸素運動

散歩を5〜30分程度行います。患者さんの状態に合わせ、休憩しながら行ってもよいです。

図5 スクワット、カーフレイズ

●スクワット

腰が反らないように行う

●カーフレイズ

1、2と数えてかかとを上げ、3、4で下ろす

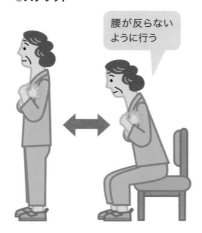

3) 感染予防

感染症に対する予防も呼吸リハビリテーションの1つです。

不織布のマスクを着けるよう指導するとともに、手指消毒・手洗いができているかを確認しましょう。

4) 栄養管理・薬物療法

管理栄養士・薬剤師と共同で取り組みましょう。

3. 慢性期・維持期の呼吸リハビリテーション実施時の注意点

1) 転倒・転落に注意

ADLが拡大していくと、転倒・転落のリスクが高まります。夜間・起床時の排尿時は特に注意しましょう。

2) 酸素療法の自己管理に注意

高濃度の酸素が投与されたときに呼吸の調節機能が異常をきたしていると、CO_2が排出されずに蓄積して意識障害が発生（CO_2ナルコーシス）する場合があるため、指示された酸素量かをチェックしましょう。

3) 呼吸困難の自覚症状が乏しい患者さんに注意

SpO_2が低下していても呼吸困難を訴えない患者さんがいます。パルスオキシメータなどを使用し、自己管理教育が必要となります。

4) やりすぎに注意

体重が減少している場合、活動量とエネルギー摂取量のバランスが悪いときがあります。リハビリテーションの内容を見直しましょう。

5) 昼夜逆転に注意

急性期同様、睡眠不足はリハビリテーションの妨げになります。

呼吸リハビリテーション実施時の観察・評価ポイント

呼吸リハビリテーション実施の際には、表1の項目を確認します。前回実施時と比べて、もし悪化がみられた場合には、プログラムを変更する必要があります。

〈引用文献〉
1. 長家智子, 室屋和子：事例でわかる！ 疾患別看護過程 慢性閉塞性肺疾患（COPD）. プチナース 2021；30(4)：別冊9.

〈参考文献〉
1. 高橋仁美, 宮川哲夫, 塩谷隆信編：動画でわかる呼吸リハビリテーション第2版, 中山書店, 東京, 2008：148.
2. 宮川哲夫編著：動画でわかるスクイージング 安全で効果的に行う排痰のテクニック. 中山書店, 東京, 2005：98.

表1 呼吸リハビリテーション実施時の観察項目

- ● リハビリテーション前後の呼吸数・SpO_2・脈拍・血圧の変化
- ● 呼吸補助筋使用の有無
- ● 呼吸困難の有無
- ● 自己喀出の有無
- ● 深呼吸
- ● 喀痰の量・性状
- ● 体重の増減
- ◯ 口すぼめ呼吸の習得度
- ● 筋力トレーニングの方法の理解度
- ● ADLの自立度
- ● 検査データ（感染徴候、栄養状態）
- ● 胸部X線写真の変化
- ● 階段昇降の可否
- ● 感染予防の実施状況
- ● 栄養療法・薬物療法についての理解・実践の可否

※「●」は急性期・慢性期共通の項目、「◯」は慢性期で確認する項目

人工呼吸器からの離脱

ウィーニングの進め方

| 住永有梨 |

POINT
- ウィーニングとは、人工呼吸器からの離脱を行い患者さん自身の呼吸へ切り替えていく過程のこと
- 「自発覚醒トライアル」→「自発呼吸トライアル」→「抜管」の流れで進む

「ウィーニング」とは、人工呼吸器による呼吸支援を受けている患者さんが、徐々に呼吸の支援を減らし、患者さん自身の呼吸に切り替えていく過程のことです（図1）[1]。これは、気管挿管患者も気管切開患者も変わりません。『人工呼吸器離脱に関する3学会合同プロトコル』[2]では、図1の3〜5の段階をウィーニングとしています。

人工呼吸器からの離脱が遅れると、人工呼吸器関連肺炎（VAP）や気管チューブによる気道損傷のリスクが増える一方、早すぎると再挿管のリスクが増えます。再挿管になると、死亡率の上昇や入院日数が延長するなどのデメリットがあります[3,4]。

ここでは、離脱可能性の評価から、抜管までを解説します。

自発覚醒トライアル（SAT）

自発覚醒トライアル（spontaneous awakening trial：SAT）とは、人工呼吸器からの離脱可能性を評価するために鎮静薬を中止または減量し、自発的に覚醒が得られるかを評価する試験のことです。SATの開始安全基準を**表1**[2]に示します。このとき、気管チューブや気管切開チューブによる苦痛が最小限になるよう麻薬などの鎮痛薬の使用は中止せず、継続します。

鎮静薬を中止または減量してから覚醒が得られるかどうかの観察は、30分〜4時間程度を目安に行います。

覚醒の程度は、RASS（p.121表3参照）などの鎮静スケールを用いて評価します。SATの成功基準を**表2**[2]に示します。

図1 人工呼吸の6つの段階

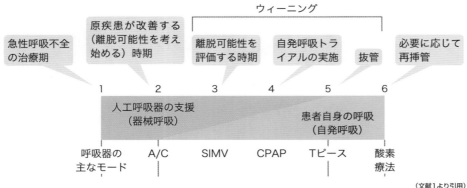

（文献1より引用）

自発呼吸トライアル（SBT）

　自発呼吸トライアル（SBT）とは、人工呼吸器による補助がない状態に患者さんが耐えられるかどうか確認するための試験のことです。患者さんが、表3[2]に示したSBT開始基準を満たせば、人工呼吸器の設定をCPAP、またはTピース（高流量酸素の吹き流し）に変更します。その後30分〜2時間観察し、患者さんが表4[2]に示したSBT成功基準を満たせば抜管を考慮します。

表1 ▶ SAT開始安全基準

以下の事項に該当する場合は見合わせる
- 興奮状態が持続し、鎮静薬の投与量が増加している
- 筋弛緩薬を使用している
- 24時間以内の新たな不整脈や心筋虚血の徴候
- けいれん、アルコール離脱症状のため鎮静薬を持続投与中
- 頭蓋内圧の上昇
- 医師の判断

（文献2より引用）

表2 ▶ SAT成功基準

①②ともにクリアできた場合を「成功」とする
① RASS：−1〜0
② 鎮静薬を中止して30分以上過ぎても、以下の状態とならない
- 興奮状態
- 持続的な不安状態
- 鎮痛薬を投与しても痛みをコントロールできない
- 頻呼吸（呼吸数≧35回/分、5分間以上）
- $SpO_2 < 90\%$が持続し対応が必要
- 新たな不整脈

（文献2より引用）

表3 ▶ SBT開始安全基準

①〜⑤をすべてクリアした場合「SBT 実施可能」とする
① 酸素化が十分である
- $F_IO_2 \leq 0.5$かつ$PEEP \leq 8cmH_2O$のもとで$SpO_2 > 90\%$
② 血行動態が安定している
- 急性の心筋虚血、重篤な不整脈がない
- 心拍数≦140bpm
- 昇圧薬の使用について少量は容認する
- （$DOA \leq 5\mu g/kg/min$、$DOB \leq 5\mu g/kg/min$、$NAD \leq 0.05\mu g/kg/min$）
③ 十分な吸気努力がある
- 1回換気量＞5mL/kg
- 分時換気量＜15L/分
- Rapid shallow breathing index（1分間の呼吸回数/1回換気量L）＜105/min/L
- 呼吸性アシドーシスがない（pH＞7.25）
④ 異常呼吸パターンを認めない
- 呼吸補助筋の過剰な使用がない
- シーソー呼吸（奇異性呼吸）がない
⑤ 全身状態が安定している
- 発熱がない
- 重篤な電解質異常を認めない
- 重篤な貧血を認めない
- 重篤な体液過剰を認めない

（文献2より引用）

表4 ▶ SBT成功基準

- 呼吸数＜30回/分
- 開始前と比べて明らかな低下がない（例えば$SpO_2 \geq 94\%$、$PaO_2 \geq 70mmHg$）
- 心拍数＜140bpm、新たな不整脈や心筋虚血の徴候を認めない
- 過度の血圧上昇を認めない
- 以下の呼吸促迫の徴候を認めない（SBT前の状態と比較する）
  ・呼吸補助筋の過剰な使用がない
  ・シーソー呼吸（奇異性呼吸）
  ・冷汗
  ・重度の呼吸困難感、不安感、不穏状態

（文献2より引用）

抜管

SAT、SBTの成功後には、抜管を行います。

表5[2]に示した危険因子がある場合には、抜管後の上気道狭窄に注意しましょう。また、抜管の前に、再挿管リスクの評価（表6）[2]を行うことが望ましいでしょう（低リスク群でも再挿管の準備を行う）。なお、「カフリークテスト陽性」が超高リスク群なのは、抜管後30分以内に咽頭浮腫が出現するリスクが高いためです。

人工呼吸器のウィーニングは、医師以外の職種であっても訓練された専門チームとして各施設でプロトコルを作成し、プロトコルに従い進めることで人工呼吸期間が短縮するといわれています。看護師も同じ知識をもって必要なアセスメントを行っていく必要があります。

表5 危険因子

- 長期挿管（＞48時間）
- 女性
- 大口径の気管チューブ
- 挿管困難
- 外傷症例 など

（文献2より引用）

表6 再挿管の危険因子についての評価

- **超高リスク群：主に上気道に問題があり抜管直後の再挿管を想定する場合**
  - 喉頭〜上気道の浮腫残存が否定できない場合や、気道アクセス制限、気道確保困難症などが含まれる
    （例）上気道（口鼻耳咽喉部）手術術後、頸部手術術後出血、両側反回神経麻痺、開口困難、頸椎術後頸部伸展困難、短頸、小顎、挿管困難の既往歴、カフリークテスト陽性など

- **高リスク群：抜管後呼吸不全が徐々に進行し再挿管が危惧される場合**
  - 気道分泌物クリアランスの低下、呼吸筋疲労、PEEP依存などが含まれる
    （例）COPD、慢性呼吸不全、気管支炎、低栄養、肥満、水分過多など

- **低リスク群：上記のどのリスクもない場合**
  - ただちに抜管可能と判断される

（文献2より引用）

〈引用文献〉
1. Boles JM, Bion J, Connors A, et al：Weaning from mechanical ventilation. *Eur Respir J* 2007；29(5)：1033-1056.
2. 日本集中治療医学会, 日本呼吸療法医学会, 日本クリティカルケア看護学会：人工呼吸器離脱に関する3学会合同プロトコル. https://www.jsicm.org/pdf/kokyuki_ridatsu1503b.pdf(2023.10.31アクセス).
3. Epstein SK, Ciubotaru RL, Wong JB：Effect of failed extubation on the outcome of mechanical ventilation. *Chest* 1997；112(1)：186-192.
4. Thille AW, Harrois A, Schortgen F, et al：Outcomes of extubation failure in medical intensive care unit patients. *Crit Care Med* 2011；39(12)：2612-2618.

コラム
Column　　ウィーニング／挿管中の覚醒って、患者さんは苦しくないの？

人工呼吸器装着中の患者さんは、非日常的な環境で入院生活を過ごしています。ウィーニング中は個人差がありますが、短期の気管挿管の場合、苦しいと感じる患者さんもいます。また、長期の気管挿管の場合、苦しくないと感じる患者さんもいます。気管挿管中で覚醒している患者さんは身体的・精神的苦痛を伴い、暴れたりすることもあります。

身体的苦痛としては、喉頭や気管へのチューブによる違和感、気管吸引による刺激や経口挿管による口腔内の乾燥などがあります。この身体的苦痛を緩和するための対応の1つとして、鎮痛・鎮静薬を使用します。

観察してほしいのは、患者さんの表情（苦痛様表情）、呼吸回数、1回換気量、呼吸パターン、バイタルサイン、著明な発汗の有無などです。

精神的苦痛は、コミュニケーションが図れないことへのストレスや、人工呼吸器やモニターアラームの騒音による睡眠障害で生じます。人工呼吸器による行動制限の不安・恐怖なども伴います。会話では筆談や文字盤を活用し、気管挿管や人工呼吸器の目的・必要性を伝え、現状の認知ができているのか、患者さんに寄り添う姿勢で声かけを行います。また、ナースコールを患者さんの手元に設置し、入眠時はアラームが鳴る前に気づくようにし、昼夜逆転のないように入眠の支援をします。

看護師は、多職種と協働し、患者さんのストレスを予防・緩和していくことが大切です。

（大井美子）

〈参考文献〉
1. 植村桜：3章 ベッドサイドケアで合併症を防ごう！ 精神的ストレス. 妙中信之編：なぜ起こる？ どう防ぐ？ イラストでわかる人工呼吸器合併症の予防＆ケア. 呼吸器ケア2012年夏季増刊, 2012；126：122-129.

在宅人工呼吸療法

人工呼吸器をつけて退院する
患者さんへの指導方法

| 和田麻依子 |

POINT
● 人工呼吸器を装着しての自宅退院に向けて、患者・家族の想いを受け止め、不安がなくなるように指導・支援していく
● 実際に使用する人工呼吸器を操作しながら指導・説明を行う

在宅人工呼吸療法とは

在宅人工呼吸療法とは、慢性呼吸器疾患・神経疾患・神経筋疾患等の患者さんでマスクや気管切開チューブを使用して在宅人工呼吸器にて在宅で療養することです（図1）。病態が安定しており、自宅での人工呼吸器の使用が必要であると医師が判断した患者さんが対象となります。

人工呼吸器の種類により、同じモードや設定でも患者さんの呼吸が合わずに呼吸困難感が強くなったり、

呼吸回数が増えたり、1回換気量や分時換気量が保たれない場合があります。そのため、入院中から在宅用人工呼吸器に変更して使用していきます。呼吸器の変更後は、呼吸回数、SpO_2、E_tCO_2、1回換気量、分時換気量、気道内圧、血液ガスデータをチェックします。患者さんの状態が安定するまで、医師と連携して呼吸器の設定を変更する必要があります。

図1▶ 在宅人工呼吸器と病院用の人工呼吸器の例

●在宅人工呼吸器の例

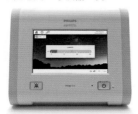

トリロジー Evoシリーズ
（写真提供：株式会社フィリップス・ジャパン）

●病院用人工呼吸器の例

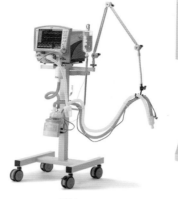

VELA
（写真提供：アイ・エム・アイ株式会社）

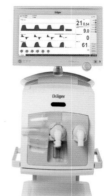

Evita V600
（写真提供：ドレーゲルジャパン株式会社）

退院患者・家族への指導の実際

在宅では、病院とは異なり24時間家族が中心となって患者さんを支えていく必要があります。神経疾患や神経筋疾患の患者さんの場合は呼吸器症状が進行するといつかは人工呼吸器を装着する可能性があるため、医師から事前に人工呼吸器について説明されていることが多いですが、大多数の患者・家族の場合は、自宅で人工呼吸器を装着しての生活は想像していないこともあり、自宅退院に向けて不安が強くなります。そこで、医療従事者は自宅退院に向けて患者・家族の不安がなくなるように支援していく必要があります。

自宅退院の方針となった時点から患者・家族への指導を開始しますが、動揺や不安を強く感じている家族に、人工呼吸器についての指導を急に開始しても受け入れることができないことが多いため、まずは医師からの説明の直後に、医師からどのような説明を受けた

のか、どう感じたのか、どこに不安を抱いているのか、などを確認する必要があります。家族の想いを受け止め、指導が受け入れられるように退院指導計画を立案していきます。

指導内容は、人工呼吸器、吸引、口腔ケア、おむつ交換、食事摂取（胃瘻）、内服薬投与、中心静脈注射、体位変換、緊急時の対応などさまざまなことで、手技を獲得できるようにします。家族は多くのことを短期間で学ばなければいけないため、指導が負担となることがあります。そのため、日々の指導内容や家族の反応を記録に残し、退院指導計画に修正が必要な場合は、修正しながら指導を進めていきます。また、家族に指導計画について説明し、目標を一緒に決めていきます。

人工呼吸器についての指導

1. 自宅退院に向けて患者・家族に指導しなくてはいけない項目

人工呼吸器本体の操作方法を、実際に人工呼吸器を操作しながら説明していきます。

①人工呼吸器についての指導項目
- 人工呼吸器の操作方法。
- 画面の見方と画面に出ている数値やグラフィックの意味。

基本的には、電源を入れたり切ったりしないように説明します。しかし、停電や誤って電源が切れてしまった場合などの緊急時は、家族が電源の操作をする場合があります。

換気設定は医療従事者が変更するため、家族には設定の変更方法については説明しません。機器によっては、医療従事者モードでしか設定変更ができない場合もあります。

②人工呼吸器が作動していることを確認するためのチェックポイント
- 人工呼吸器の画面を見ながら、どこの数値を見てほしいのか説明します。
- 1回換気量が低下していないか確認をしてもらいま

す。
- 呼吸状態の観察方法について、呼吸回数の見方、SpO_2の数値、胸郭の動きの見方、皮膚の色の確認方法、正常と異常との違いを説明していきます。

③加温加湿器について
- 加温加湿器への水の入れ方。
- 加温加湿器の手入れの仕方。
- 加温加湿器の役割、加湿が不足しているときの痰の性状。

④アラーム対応について
- アラームの確認方法。
- アラームの種類による対応方法。
- アラームの原因を検索している間に患者さんの状態が悪化する場合があるため、アラームが止まらない場合はバッグバルブマスクでの換気に切り替え、往診医への診察依頼や救急車を依頼するようにします。

呼吸器やアラームの設定は医療者だけが変更できるように、医療者モードなどの設定がある場合があります。

⑤**緊急時の対応について**

●自宅では家族が中心となって患者さんを支えるため、どのようなトラブルが発生するか、またそのときの対応について説明します。家族は、実際患者さんと生活していくとさまざまな不安や心配事などが出てきます。往診医や救急要請をするべき状態についても説明します。

●近年は自然災害も多く、停電時の対応や避難場所での対応を説明します。

※在宅用人工呼吸器は内部バッテリーにより数時間は電源がなくても作動することが可能なことや、在宅人工呼吸器を提供している会社では停電時のためにバックアップ電源を準備している場合があります。

●前述のとおり人工呼吸器が作動しなくなった場合、原因検索も必要ですが、原因がすぐにわからない場合はバッグバルブマスクでの換気に切り替える必要があります。どこに接続するのか、どのように使用するのか、換気回数は何秒に1回で行うのかを説明します。実際にバッグバルブマスクを使用して練習します。

⑥**吸引について**

吸引指導の項(p.210〜)を参照してください。

⑦**気管切開チューブ**

気管切開チューブの種類については、p.60を参照してください。

もし、気管切開チューブが抜けてしまった場合はバッグバルブマスクでの換気を開始し、訪問医や救急外来に連絡するように説明します。

2. 指導の実際

患者・家族の受け入れ状況や、手技の習得状況を確認しながら指導を進めていきます。在宅での患者さんの療養生活を支えるのは家族です。医療従事者ではないことを理解し、家族が手技を獲得できるようにするにはどのような方法が適切なのかをアセスメントしながら行います。パンフレットの使用や動画撮影などの工夫が必要となります。緊急時の対応は、具体的に説明をします。訪問医や訪問看護師等に連絡をする場合と、すぐに救急車を呼ぶ場合との違いを説明します。緊急時は家族も慌てる可能性があるため、わかりやすく表にまとめて、人工呼吸器の近くに置いてもらうのも1つの方法です。

指導時には家族の想いを聞きながら、できていることやがんばっていることを伝えていきます。患者や家族の状況によっては、すべての項目を説明することが困難な場合もあります。その場合は医師とカンファレンスを実施し、自宅に帰るために家族が必要最低限覚えなければならない項目について情報共有し指導を実施していきます。訪問看護師に指導の状況などを看護サマリーで情報共有し、在宅での療養に不安がないよう支援していきます。

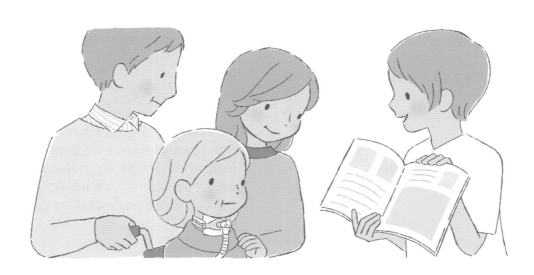

患者さんを支えるサポート体制（図2）

　往診医、訪問看護師、訪問介護、訪問リハビリテーション、ケアマネジャー等と退院前カンファレンスを開催します。退院前カンファレンスは、患者さんにかかわるすべての人が、患者さんを自宅で支えるために必要なことを情報共有する貴重な時間です。患者さんの現在の状況や今後の治療方針、指導やリハビリテーションの実施状況、家族の要望などのさまざまなことを、病院から在宅へ引き継げるようにカンファレンスを進めていきます。

　病棟看護師は、指導ができている項目、訪問時に確認してほしいこと、継続してほしい看護ケア、患者や家族の考えをカンファレンスで伝えます。往診医や訪問看護師から退院前に習得してほしい手技などを確認し、患者・家族指導につなげます。また、往診医、訪問看護師を呼ぶタイミングや救急車を要請するタイミングなども、退院前カンファレンスで往診医・訪問看護師と話し合っておきます。レスパイト入院*についても話し合っておく必要があります。

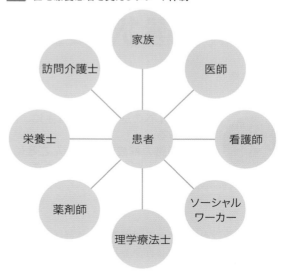

図2　在宅療養患者を支えるサポート体制

家族
訪問介護士
医師
栄養士
患者
看護師
薬剤師
ソーシャルワーカー
理学療法士

*【レスパイト入院】在宅での療養が困難となった場合や家族の休息が必要な場合などに短期入院すること。

まとめ

　人工呼吸器を装着して退院する場合、家族への指導が最も重要になります。家族の受け入れ状況を確認しながら、手技獲得に向けて、計画的に指導を進めていくことが必要です。

〈参考文献〉
1. 宮崎歌代子，鹿渡登史子編：在宅療養指導とナーシングケア−退院から在宅まで− 4．在宅人工呼吸器（気管切開口/鼻マスク）/在宅持続陽圧呼吸療法．医歯薬出版，東京，2004.
2. 泰川恵吾：ドクターゴンの知っておきたい在宅医療の機器・機材．薬事日報社，東京，2017.
3. 上野佳代，青山泉：看護の現場ですぐに役立つ訪問看護のキホン．秀和システム，東京，2021.
4. 全国訪問看護事業協会監修，篠田道子編：ナースのための退院支援・調整 院内チームと地域連携のシステムづくり．日本看護協会出版会，東京，2012.
5. 宇都宮宏子，三輪恭子編：これからの退院支援・退院調整 ジェネラリストナースがつなぐ外来・病棟・地域．日本看護協会出版会，東京，2012.

在宅人工呼吸器の種類と選択（適応）

高森修平

POINT
- 患者さんへの送気方法には主に、「マスクによるNPPV」と「気管切開によるTPPV」の2つがある
- 呼吸回路の構成は患者さんごとにさまざまなため、特に、呼出している箇所はどこかや、装置と呼吸回路に透明なチューブがつながっている場合は、何のためのチューブなのかを確認する

在宅人工呼吸療法とは呼吸器疾患や神経筋疾患などにより人工呼吸器の助けが必要な患者さんに対し、在宅で人工呼吸器を使用して呼吸の補助を行うものです。

行政の支援システムや病院・診療所などの地域の支援機関を活用し、患者さんは自宅で生活します。

病棟の看護師が在宅人工呼吸器に携わる場面は、もともと使用している患者さんが入院してくる、または病棟で導入して自宅や施設へお送りする、などです。

在宅人工呼吸療法の適応となる病態

在宅人工呼吸療法は、以下のような病態が適応となります。

- 呼吸するための通り道を確保する必要がある。
- 脳から出される呼吸調節の命令がうまく機能しない。
- 肺が膨らみにくい、または膨らんだ後、元の形に戻りにくい。
- 肺を取り囲む胸郭の変形により、肺が十分に膨らむことができない。

このように、呼吸機能障害はあるが**人工呼吸療法以外には入院の必要がない患者さんが対象**となりますが、高い酸素濃度での人工呼吸管理は在宅では難しいため、酸素需要が多い病態には不適です。

在宅人工呼吸器で「できること・できないこと」について患者さんや介助者の理解が必要です。

在宅人工呼吸療法・在宅酸素療法・CPAP療法

在宅人工呼吸療法（HMV）と、呼吸に関連した在宅医療の関係性を**図1**に示します。

在宅酸素療法（HOT）では酸素濃縮装置（酸素濃縮器）と呼ばれる室内の空気から酸素を生成する装置を使います。移動時は酸素ボンベを使うこともあります。

睡眠時無呼吸症候群などで使われるCPAP療法の機器を在宅人工呼吸器と呼ぶことがあるかもしれませんが、CPAPは在宅人工呼吸療法に含まれません。

図1 在宅人工呼吸療法と、呼吸に関連した在宅医療の関係

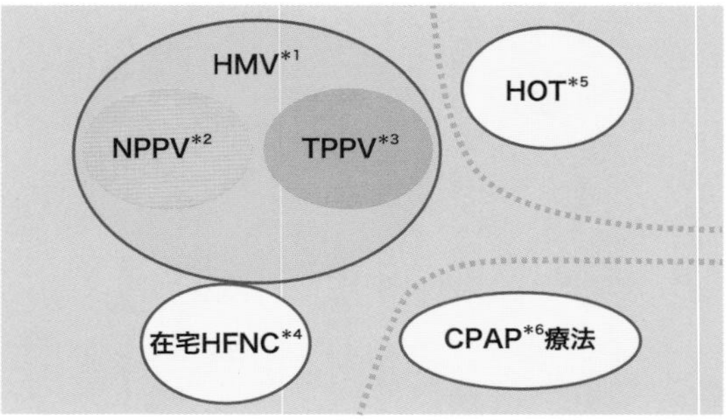

在宅人工呼吸器の特徴

在宅人工呼吸器と病棟で使用される人工呼吸器の違いを**表1**にまとめます。

在宅では、患者さんや介助者が誤って設定変更してしまわないように人工呼吸器の画面やボタンに対してロック機能を有効にすることが多いです。

また、自宅モードと医療施設モードの切り替えが可能な機種もあります。

表1 在宅人工呼吸器と病棟で使用される人工呼吸器の違い

	在宅人工呼吸器	病棟で使用される人工呼吸器
大きさ	持ち運びを考えて小さく設計されている	画面が大きく、数値や波形の視認性に優れる
バッテリー	内部バッテリーに加え、着脱できるバッテリーもある	内部バッテリーはあるが、何時間も動作できるものは少ない
医療ガス配管	なし	酸素配管のみ、または酸素・空気配管の両方
酸素濃度	チューブを接続して酸素を流すため、分時換気量やリーク量により酸素濃度は変化する 厳密なコントロールは難しい	21～100%まで任意で設定できる

送気のアクセスと装着時間からみた使用方法

患者さんへの送気方法は主に、「マスクによる非侵襲的陽圧換気（NPPV）」と「気管切開による気管切開下陽圧換気（TPPV）」の2つです。

装着時間は疾患によって異なり、生命維持のため常に装着しなければならない患者さんもいれば、限られた場面・時間だけ装着する患者さんもいます（**図2**）。

🔵 **ポイント**

● 人工呼吸器の添付文書に「生命維持としての使用を目的としていない」と記載されている機種が存在します。このような機種は、終日装着することを想定した設計ではありません。

限られた時間だけの使用だった患者さんが、疾患の進行や病態の悪化により終日装着することになった場合は機種変更が必要になることがあります。

図2 送気のアクセスと装着時間からみた使用方法

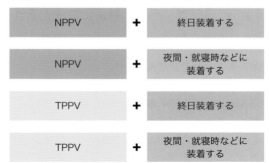

NPPV	+	終日装着する
NPPV	+	夜間・就寝時などに装着する
TPPV	+	終日装着する
TPPV	+	夜間・就寝時などに装着する

---

*1【HMV】home mechanical ventilation：在宅人工呼吸療法
*2【NPPV】non-invasive positive pressure ventilation：非侵襲的陽圧換気
*3【TPPV】tracheostomy positive pressure ventilation：気管切開下陽圧換気
*4【HFNC】high flow nasal cannula oxygen therapy：ハイフローセラピー、高流量鼻カニュラ酸素療法
*5【HOT】home oxygen therapy：在宅酸素療法
*6【CPAP】continuous positive airway pressure therapy：シーパップ療法、持続陽圧呼吸療法

回路構成

　在宅人工呼吸器にはたくさんの機種があり、呼吸回路の種類も多岐にわたるため、「入院してきたAさんとBさんでは、同じ機種なのに回路構成が違う！」などということがよくあります。

　新しい機種も続々と発売されており、呼吸回路や回路部品は改良され続けています。

　そこで、ここでは機器の仕様が変更になっても長く参考にしていただけるように、ポイントを絞って解説します。

　回路の種類と呼出する部品からみた構成は、NPPV、TPPVにおいてそれぞれ図3の組み合わせで存在します。多く遭遇する組み合わせもあれば、数少ないまれな組み合わせもあると思われます。ここで把握すべき大事なことを以下に記します。

- **吸気**：人工呼吸器から患者さんまで、**ガスの流れに沿って確認します**。
- **呼気**：どこで呼出しているか確認します（リークポート／呼気ポートからか、呼気弁からか）。

図3　回路の構成

1本回路	+	リーク／呼気ポート
1本回路	+	呼気弁（呼吸回路に組み込む）
2本回路	+	呼気弁（すでに人工呼吸器側に内蔵している）

- **透明のチューブが人工呼吸器本体と回路部品をつないでいる場合**：回路内圧を測定するためのもの、または呼気弁を制御するためのものです。

　呼吸回路は、ディスポーザブル（単回使用）かリユーザブル（再使用可能）のどちらかを選択して使用します。また、呼吸回路内の結露を除去するためのウォータートラップ付き回路を使用している場合があります。この場合は、カップがいっぱいになる前に溜まった水を捨てます。

NPPVマスクの注意点

　部品に穴が開いているからといって、リークポート／呼気ポートとは限りません。

　例えば、NPPVマスクにある「大気開放安全弁」と呼ばれる部分は、人工呼吸器からの送気が止まってしまった場合、患者さんが窒息しないよう室内気を吸えるための穴です（**図4**）。このタイプのNPPVマスクを使う場合は、回路に別途、リークポート／呼気ポートの部品をつける必要があります。

　さまざまなタイプがありますので、不明な点は確認しましょう。呼気を吐き出せなくなるのは大変危険です。

図4　マスクにある大気開放安全弁

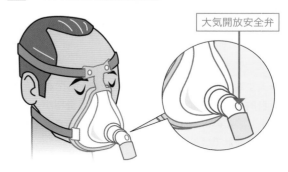

大気開放安全弁

加温・加湿

　院内の人工呼吸器管理と同様に、人工鼻と加温加湿器の2種類があります。加温加湿器には、「37℃」「40

℃」と温度設定したり、加湿のレベルを「1」「2」「3」などのように設定する機器もあります。

換気モード・換気設定

自宅では、患者さんや介助者が詳細な設定変更ができないようになっていますが、状況に応じてあらかじめプログラムしておいた設定に切り替えられる機能があります。

●例：日中はモードA、夜間はモードB、平時はモードC、体調不良時はモードD、など。

🔖 **ポイント**

●立ち上がり時間（＝ライズタイム）が患者さんに合わせて緩徐になっていることがあります。

吸気努力が強いために立ち上がりを早くして勢いよく送気する、といったことが急性期の人工呼吸器管理でみられることがありますが、それとは逆のことです。

アラーム設定

アラームは、異変を知らせてくれる大事な機能ですが、少しの変化で頻発するようでは患者さんや介助者が混乱してしまいます。

そのため、在宅人工呼吸器においては、病棟での人工呼吸器管理と比較して緩めに設定されていることがあります。

🔖 **ポイント**

●病院内と自宅では、環境が全く違います。

病院内では、患者さんの変化に気づけるよう生体情報モニタをつけることはもちろんのこと、アラーム設定も患者さんの状態に合わせ、必要に応じて見直しすることも大事です。

緊急時対応

慣れていない人工呼吸器、呼吸回路を目の前にして、呼吸回路の破損や人工呼吸器の不具合、バイタルサインの悪化などのトラブルが発生した場合、冷静に判断できるでしょうか。院内の人工呼吸器では対応できていても、機器の不具合かどうかも判断できずに頭が真っ白になってしまうかもしれません。

そこで、緊急時に備えてベッドサイドに用手換気ができる準備、予備回路の準備、メーカーの連絡先を掲示しておきます。そして院内の人工呼吸器に載せ替えできる体制を整えておくことも大切です。

〈参考文献〉
1. 3学会（日本胸部外科学会，日本呼吸器学会，日本麻酔科学会）合同呼吸療法認定士認定委員会編：新呼吸療法テキスト．アトムス，千葉，2012.
2. 並木昭義，氏家良人，升田好樹編：よくわかる人工呼吸管理テキスト 改訂第6版．南江堂，東京，2014.
3. 岡元和文編著：エキスパートの呼吸管理．中外医学社，東京，2008.
4. 日本呼吸療法医学会 小児在宅人工呼吸検討委員会編著：小児在宅人工呼吸療法マニュアル 第2版．メディカ出版，大阪，2022.
5. 宮本顕二：在宅酸素療法と在宅人工呼吸療法の適応基準について．日本呼吸管理学会誌2002；12(2)：177-181.
6. 大森健：在宅人工呼吸療法の持つ問題点．保健医療社会学論集 2016；26(2)：1-8.

〈取材協力〉
・アイ・エム・アイ株式会社
・株式会社フィリップス・ジャパン
・フクダ電子株式会社
・フクダライフテック東京株式会社
・チェスト株式会社

在宅で家族・介護職員が行う 気管吸引の技術、リスクアセスメント

| 横田裕子 |

POINT
- 在宅吸引が安全で安楽に行えるよう、自宅退院が決まった時点から医療者による指導を行う
- 在宅では病院とは異なる物品を使用するため、より在宅に近い物品で指導を行う

　病院における在院日数の短縮や地域包括ケアの推進により、医療依存度が高くても自宅で過ごされるケースが多くなってきました。ここでは、家族や所定の研修を受けた介護職員が、安全・安楽に気管吸引を行うための技術とリスクアセスメントを説明します。

在宅での吸引の目的・タイミングと適応

1. 吸引の目的
　気管孔もしくは気管切開チューブがある場合に行うもので、気道分泌物による気道閉塞を予防します。

2. 吸引のタイミング・適応
　本人が希望したときや、唾液や痰が溜まりゴロゴロした音がするとき、呼吸時にゼーゼーしていたり、荒い呼吸をしている場合に吸引を行います。

ポイント
- 患者さんによって吸引の必要なタイミングは異なります。訪問診療や訪問看護スタッフ等と、どういうタイミングで吸引を行うのか相談しておきましょう。

在宅での吸引方法

1. 必要物品

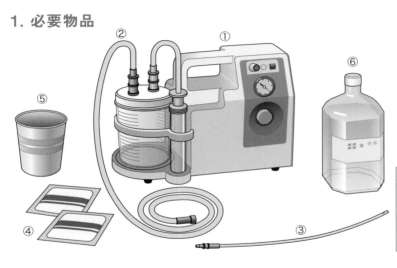

①吸引器
②連結管
③吸引カテーテル
④アルコール綿
⑤水道水（清潔な入れ物に用意）
⑥カテーテルの保管容器

2. 吸引の方法

1 手を石けんでしっかり洗うか、手指消毒薬で消毒します。

2 吸引後のカテーテルの洗浄用に、水道水を清潔な入れ物（紙コップなど）に入れて準備をしておきます。

3 吸引器の電源を入れ、吸引カテーテルを吸引器の接続管につなぎます。

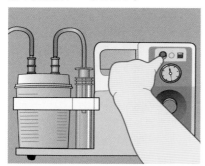

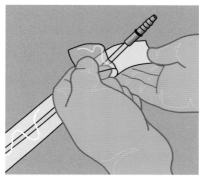

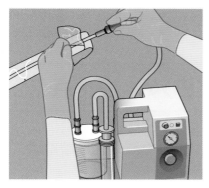

4 吸引圧の調整をします。

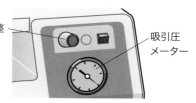

吸引圧調整つまみ　　　　吸引圧メーター

! 注意

● 吸引圧の確認は、吸引カテーテルの根元を塞ぎ完全に閉塞させた状態で行います。

● 気道粘膜損傷のリスクがあるため、吸引圧は20kPa（150mmHg）を超えないように設定します。

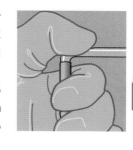

5 ディスポーザブル手袋を着用します。

6 不潔にならないように吸引カテーテルを取り出します。
利き手で吸引カテーテルの中央部分を持ち、利き手と反対の手でカテーテルの根元を持ちます。

👆 ポイント

● 利き手の親指と人差し指と中指で、鉛筆を持つようにカテーテルを持ちます。

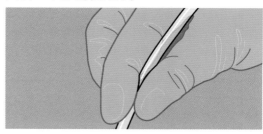

● 吸引カテーテルの先端から手で持っている場所まで（○）は清潔な箇所なので、どこにも触れないように注意します。

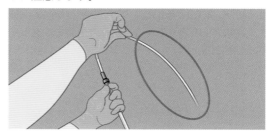

7 患者さんへの説明を行います。

（説明の例）
今から気管の痰をとらせていただきます。苦しいかもしれませんが、呼吸が楽になると思います

8 気管切開カニューレに接続されている人工鼻や呼吸器のコネクションチューブを外します。人工鼻やコネクションチューブが外しやすいよう、あらかじめ接続を緩めておき利き手で外し、非利き手でカテーテルを保持します。カテーテルは、保持している間も先端がほかに触れて不潔にならないように注意します。

9 吸引カテーテルの根元を指先で折り曲げ、吸引圧がかからない状態でゆっくりと気管切開カニューレに挿入していきます。気管損傷リスクがあるため、**カテーテルを挿入する長さは5〜10cmを目安とします。**

10 カテーテルを決められた長さまで挿入できたら、根元を押さえていた指を離して吸引圧をかけ、引き抜きながら吸引します。

ポイント
- 低酸素のリスクがあるため、1回の吸引時間は10〜15秒以内にします。
- 吸引の最中は患者さんの呼吸の様子や顔色、唇の色などを観察しながら行います。紫色になっていたり、苦しそうな様子が見られる際はすぐに吸引を中止します。

11 吸引後は、人工鼻や呼吸器のコネクションチューブを気管切開チューブにすぐに接続します。

12 カテーテル外側の付着物をアルコール綿で拭きます。吸引カテーテルの中央から先端に向かって、拭うように拭きましょう。

13 洗浄用の水を吸い上げ、カテーテルの中の付着物を流します。カテーテル内がきれいになるまで水で流します。

14 吸引器の接続管からカテーテルを外して、カテーテルを包み込むようにしながら手袋を外します。

15 吸引器の電源を切り、手を洗うか手指消毒薬で消毒します。

16 人工鼻や呼吸器のコネクションチューブが気管カニューレにしっかりと接続されているか、呼吸の様子や顔色、唇の色などに変化はないか観察します。もし異常がみられた場合は、すぐに緊急連絡先へ連絡しましょう。

在宅での吸引を安全に行うための注意点

在宅の場合、医療機関とは異なり医療職がいつも近くにいるわけではありません。状態が変化した際の連絡先（訪問診療や訪問看護など）を確認しておきましょう。また、在宅医療を行っている医師や訪問看護師等と、連絡ノート等で療養者の日々の情報を共有しておくことも大事です。

〈参考文献〉
1. 厚生労働省ホームページ：喀痰吸引等制度について．
https://www.mhlw.go.jp/seisakunitsuite/bunya/hukushi_kaigo/
seikatsuhogo/tannokyuuin/01_seido_01.html(2023.10.31アクセス)
2. 日本呼吸療法医学会 気管吸引ガイドライン改定ワーキンググループ：気管吸引ガイドライン2013(成人で人工気道を有する患者のための)．人工呼吸 2013；30(1)：75-91．
http://square.umin.ac.jp/jrcm/pdf/kikanguideline2013.pdf
(2023.10.31アクセス)
3. 長崎県委託事業「長崎県在宅医療従事者研修」テキスト「在宅における口腔・気管内吸引の手引き」．長崎在宅Dr.ネット，2011．
https://www.doctor-net.or.jp/js/kcysbox/upload/files/
kikannaikyuuintebiki.pdf(2023.10.31アクセス)
4. 国立行政法人国立長寿医療研究センター：気管切開吸引パンフレット．
https://www.ncgg.go.jp/hospital/overview/organization/zaitaku/
suisin/zaitakusien/kyuin/documents/brochure02.pdf
(2023.10.31アクセス)

写真で見てわかる！
機種別・人工呼吸器

髙森修平

Savina® 300

換気様式	VCV		PCV		DCV		
換気モード	SIMV	A/C	SIMV	A/C	SIMV	A/C	CPAP
人工呼吸器上での表示	VC-SIMV	VC-AC	PC-BIPAP	PC-AC	VC-SIMV AutoFlow	VC-AC AutoFlow	SPN-CPAP

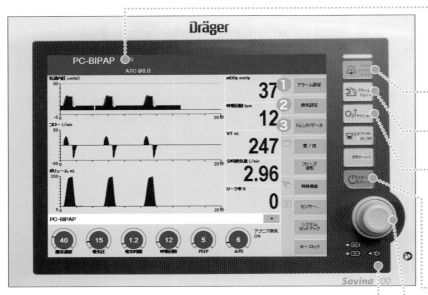

現在の換気モード

● 呼吸器が患者の自発呼吸を検出すると右図が表示される(トリガー記号)

アラーム消音ボタン(2分間)

アラームリセットボタン

3分間100%酸素投与ボタン

● 3分間100%酸素が流れる
● 3分以内にサクションのため開放されると2分間アラームが鳴らない
● 再接続後、2分間100%酸素が流れる

スタート／スタンバイの画面を開く

電源接続中は緑色が点灯

❶アラーム設定を確認

設定の変更

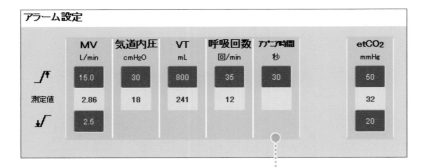

アラーム設定

	MV L/min	気道内圧 cmH₂O	VT mL	呼吸回数 回/min	アプニア時間 秒		etCO₂ mmHg
⌐	15.0	30	800	35	30		50
測定値	2.86	18	241	12			32
⌐	2.5						20

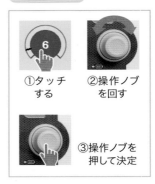

①タッチする
②操作ノブを回す
③操作ノブを押して決定

アプニア時間

● 無呼吸時間
● この時間内に呼吸が検出できなかった場合はバックアップ換気が作動する

❷換気条件を確認・変更

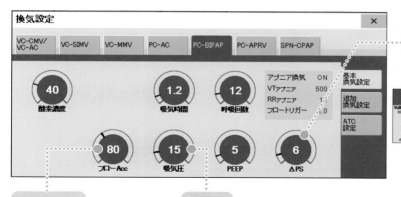

△PS

- PS

アプニア換気が作動している画面

- リセットボタンを押してアプニア換気をクリアすることで解除される

フローAcc

- 患者に送気する勢い
- 吸気努力が強い患者には設定値を大きくする

吸気圧

- 上図では設定値が15cmH$_2$Oで、最高気道内圧は15cmH$_2$O（PEEPが5cmH$_2$Oなので、圧較差は10cmH$_2$O）

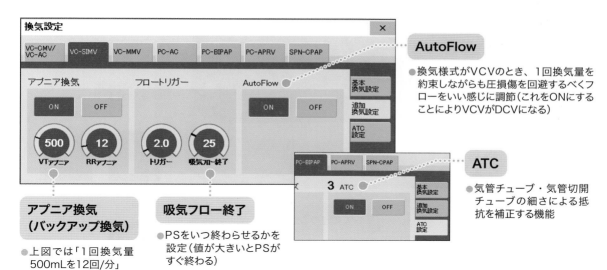

AutoFlow

- 換気様式がVCVのとき、1回換気量を約束しながらも圧損傷を回避するべくフローをいい感じに調節（これをONにすることによりVCVがDCVになる）

ATC

- 気管チューブ・気管切開チューブの細さによる抵抗を補正する機能

アプニア換気（バックアップ換気）

- 上図では「1回換気量500mLを12回/分」

吸気フロー終了

- PSをいつ終わらせるかを設定（値が大きいとPSがすぐ終わる）

❸数値情報を確認

すべてのイベントを確認

- アラーム履歴・操作履歴が確認可能

  呼気VT：呼気1回換気量／**VT**[1]：吸気1回換気量
  自発VT：PSでの1回換気量／**MV**：分時換気量
  自発MV[2]：PSでの分時換気量
  自発RR[3]：PSが何回入ったか（自発呼吸の回数ではない）※

※吸気努力がきっかけで入った強制換気と、吸気努力がきっかけで入ったPSがあった場合、PSの回数のみを表示。

*1【VT】tidal volume
*2【MV】minute volume
*3【RR】respiratory rate

資料

換気様式	VCV		PCV		DCV		
換気モード	SIMV	A/C	SIMV	A/C	SIMV	A/C	CPAP
人工呼吸器上での表示			DuoPAP	PCV+	SIMV+	(S)CMV+	SPONT

HAMILTON-C1

患者の自発呼吸を人工呼吸器が検出（トリガー記号）

アラーム機能

●アラーム履歴を確認

現在の換気モード

電源ボタン

●動作を停止し、スタンバイ状態にする

電源接続中は緑色が点灯

100%酸素投与ボタン

●2分間100%酸素が流れる

アラーム消音ボタン（2分間）

設定を変更

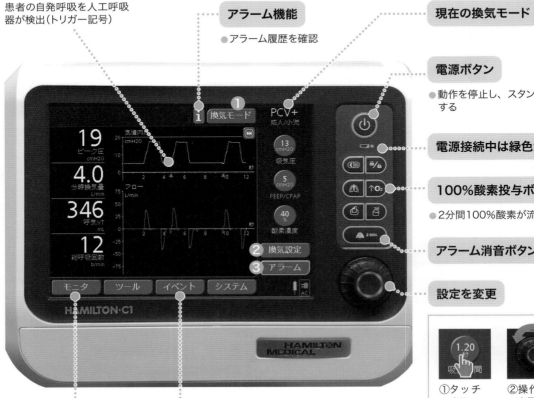

①タッチする

②操作ノブを回す

③操作ノブを押して決定

数値情報を確認

すべてのイベントを確認

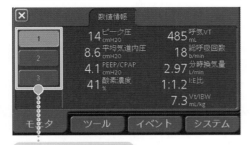

表示内容を切り替え

❶換気モードを変更

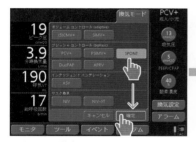

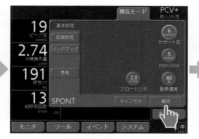

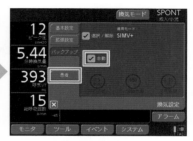

● 変更する換気モードをタッチし、確定をタッチ

● 換気設定を任意の条件にして確定をタッチ

● バックアップ換気は患者情報（□で確認）から、装置が自動で換気条件を設定（□の✓を外すと、任意の条件設定が可能）

❷換気設定を確認・変更

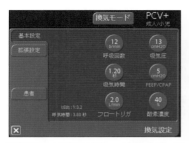

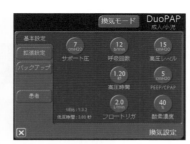

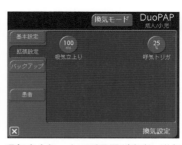

吸気圧：上図では13cmH$_2$Oだが、この強制換気でかかる最高気道内圧（この機種はピーク圧と表示）はPEEP5cmH$_2$Oに上乗せした値（つまり18cmH$_2$O※）。PEEPの上に乗せるので、「この吸気圧はabove PEEPである」という

※換気モードを変更した際、間違いやすいので注意

サポート圧：PS
高圧レベル：この換気モードにおける設定上限圧。上の例では15cmH$_2$Oなので最高気道内圧は15cmH$_2$O（絶対値であり、above PEEPではない）
高圧時間：高圧レベルを何秒保つか（吸気時間）

吸気立上り：人工呼吸器が患者に送気する勢い（吸気努力が強い場合は、数値を小さくする）
呼気トリガ：吸気時間の設定がないPS（この機種は「サポート圧」と表示）をいつ終わらせるか、という設定（値が大きいとPSはすぐ終わる）

❸アラーム設定を確認・変更

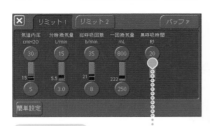

無呼吸時間

● この時間内に呼吸が検出できなかった場合はバックアップ換気が作動

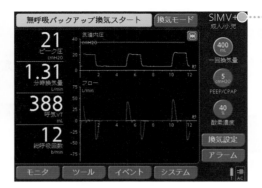

バックアップ換気中の換気モード

バックアップ換気が作動している画面
● アラームの無呼吸時間内に呼吸が検出できなかった場合、バックアップ換気が作動
● 連続2回の自発呼吸を検出すると、自動的に解除

換気様式	VCV		PCV		DCV		
換気モード	SIMV	A/C	SIMV	A/C	SIMV	A/C	CPAP
人工呼吸器上での表示	VC-SIMV	VC-A/CMV	BPRV-SIMV	BPRV-A/CMV	VTPC-SIMV	VTPC-A/CMV	VC-SPONT or BPRV-SPONT
アドバンス設定（画面右下）の選択 BASIC MECHANIC WEANING ADVANCED		ON オープンバルブ		ON オープンバルブ		ON オープンバルブ
		OFF ボリュームターゲット		ON ボリュームターゲット		OFF ボリュームターゲット

現在の換気モード

● 患者の自発呼吸を人工呼吸器が検出すると右図のように明るくなる（トリガー記号）

成人
BPRV - A/CMV

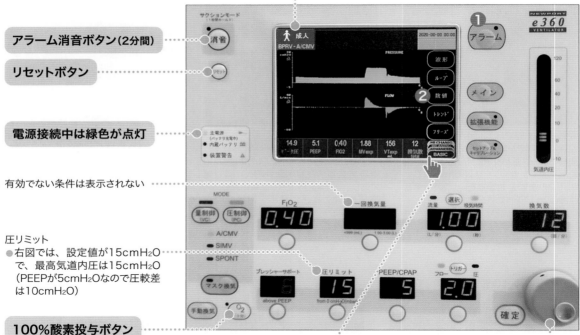

アラーム消音ボタン（2分間）

リセットボタン

電源接続中は緑色が点灯

有効でない条件は表示されない

圧リミット
● 右図では、設定値が15cmH₂Oで、最高気道内圧は15cmH₂O（PEEPが5cmH₂Oなので圧較差は10cmH₂O）

100%酸素投与ボタン

● 3分間100%酸素が流れる

アドバンス設定

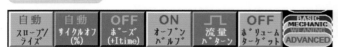

● スロープ/ライズ（自動、1〜19）：送気する勢い（1はなだらかに、19は勢いよく送気）
● サイクルオフ（自動、5〜55）：吸気時間の設定がないPSを、いつ終わらせるか（値が大きいとPSがすぐ終わる）

設定の変更

①ボタンを押す

②操作ノブを回す

③確定ボタンを押して決定

❶アラーム設定を確認

リーク許容範囲%

- リークを表示（人工呼吸器が送気した量と、患者が呼出して人工呼吸器に戻ってきた量の差を計測）
- リークが多い場合、回路構成部分からのリーク、カフ圧・声漏れ、気胸などに注意

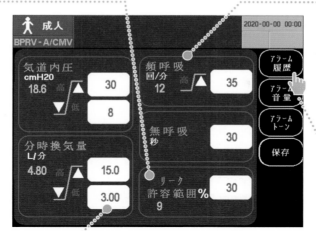

無呼吸

- この時間内に呼吸が検出されなかったときにアラームが鳴る※
- ※バックアップ換気が作動するきっかけではない（バックアップ換気が作動するのは、設定した分時換気量の下限値を下回ったとき。他の多くの機種と違うため注意）

すべてのイベントを確認

- アラーム履歴と操作履歴を確認

分時換気量の下限値

- 患者の分時換気量がこの値を下回ると、バックアップ換気が作動※
- ※多くの機種が"無呼吸時間"アラームをきっかけにバックアップ換気が作動するのに対し、本機種は異なるため注意

バックアップ換気が作動している画面

- 設定した分時換気量の下限値を下回ることによってバックアップ換気が作動（設定した低分時換気量のアラーム値を10%上回ると、このバックアップ換気は自動で解除）

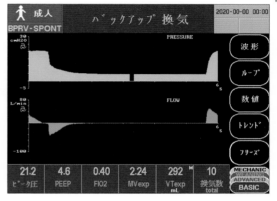

❷数値情報を確認

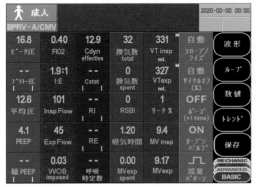

Insp Flow：吸気のフロー（吸ったときの勢い）
Exp Flow：呼気のフロー
WOB imposed：1分間あたりのトリガーにかかる呼吸仕事量
Cdyn effective：動的コンプライアンス
Cstat：静的コンプライアンス
換気数total：強制換気とプレッシャーサポートを合わせた回数
換気数spont：PSが何回入ったか（自発呼吸の回数ではない）※
VT insp：吸気の1回換気量
VT exp：呼気の1回換気量
リーク%：リーク（吸気と呼気の1回換気量の差を計算）
※吸気努力がきっかけで入った強制換気と、吸気努力がきっかけで入ったPSがあった場合、PSの回数のみを表示

電源を切る

- 装置背面の電源スイッチをOFFにする
- アラーム音が鳴るため、消音ボタンを押してアラーム音をクリアする

資料

索引

エキスパートナースコレクション

これだけおぼえて安心 人工呼吸ケア

2024年1月1日 第1版第1刷発行	編　集　三浦　まき、中村　綾子
	発行者　有賀　洋文
	発行所　株式会社　照林社
	〒112-0002
	東京都文京区小石川2丁目3-23
	電話　03-3815-4921 （編集）
	03-5689-7377 （営業）
	https://www.shorinsha.co.jp/
	印刷所　共同印刷株式会社

●本書に掲載された著作物（記事・写真・イラスト等）の翻訳・複写・転載・データベースへの取り込み、および送信に関する許諾権は、照林社が保有します。

●本書の無断複写は、著作権法上の例外を除き禁じられています。本書を複写される場合は、事前に許諾を受けてください。また、本書をスキャンしてPDF化するなどの電子化は、私的使用に限り著作権法上認められていますが、代行業者等の第三者による電子データ化および書籍化は、いかなる場合も認められていません。

●万一、落丁・乱丁などの不良品がございましたら、「制作部」あてにお送りください。送料小社負担にて良品とお取り替えいたします（制作部☎0120-87-1174）。

検印省略（定価はカバーに表示してあります）
ISBN978-4-7965-2606-7
©Maki Miura, Ayako Nakamura／2023／Printed in Japan